Vorsicht Bildschirm

Transfer ins Leben, Band 1

Manfred Spitzer

Vorsicht Bildschirm

Elektronische Medien,
Gehirnentwicklung,
Gesundheit und Gesellschaft

Ernst Klett Verlag

Stuttgart Düsseldorf Leipzig

Fast alle Markennamen, Hardware- und Softwarebezeichnungen, die in diesem Buch erwähnt werden, sind gleichzeitig auch eingetragene Warenzeichen und sollten als solche betrachtet werden.

Auflage   8 7 6 5 4 3 | 09 08 07 06 05

Die letzten Zahlen bezeichnen jeweils die Auflage und das Jahr des Druckes.

Das Werk und seine Teile sind urheberrechtlich geschützt.
Jede Nutzung in anderen als den gesetzlich zugelassenen Fällen bedarf der vorherigen schriftlichen Einwilligung des Verlages. Hinweis zu §52a UrhG: Weder das Werk noch seine Teile dürfen ohne eine solche Einwilligung eingescannt und in ein Netzwerk eingestellt werden. Dies gilt auch für Intranets von Schulen und sonstigen Bildungseinrichtungen. Fotomechanische oder andere Wiedergabeverfahren nur mit Genehmigung des Verlages.

Die Verlage haften nicht für unverlangt eingereichte Manuskripte, Daten, Angebote o.Ä. Diese können nur zurück gegeben werden, wenn Rückporto beigefügt ist. Die Annahme solcher Einreichungen erfolgt grundsätzlich nur schriftlich.

© Ernst Klett Verlag GmbH, Stuttgart 2005
Alle Rechte vorbehalten.
Internetadresse: www.klett.de

Autor: Manfred Spitzer
Redaktion: Gabriele Ernst, Icking
Grundkonzeption Layout, Illustrationen: Manfred Spitzer
Titelbild: Getty Images

Entstanden in Zusammenarbeit mit dem Projektteam des Verlages.

DTP/Satz: Manfred Spitzer
Druck: Auer-Druck, Donauwörth
Printed in Germany
ISBN 3-12-010170-2

Inhalt

Vorwort zur Reihe *Transfer ins Leben*	IX
Vorwort	XI

1 Einleitung

	1
Input Nummer eins	3
Kinder am Bildschirm	3
Schulkinder und Bildschirm-Medien	7
Öffentlich-rechtlich versus kommerziell	10
Zusammenfassung und Schlussfolgerungen	11

2 Körperliche Gesundheit

	13
Messen im Quer- und im Längsschnitt	13
Supersize Me: Ursache und Wirkung im Experiment	16
Körpergewicht und Body Mass Index	17
Macht Fernsehen dick?	20
Risikofaktor Cholesterin	27
Tausend Kinder als Erwachsene	29
Risikofaktor Bluthochdruck	33
Warum macht Fernsehen dick? Die Wirkungsmechanismen	34
TV-Teufelskreis: bewegen – zunehmend ungern	39
Alters-Diabetes – bei Kindern	40
Rechnen mit dem Risiko	42
Rauch, Licht und Schatten	46
Zusammenfassung und Schlussfolgerungen	48

3 Erfahrung und Aufmerksamkeit

	51
Mit zwei Jahren zwei Stunden vor dem Bildschirm	51
Neuronen im Gehirn	53
Synapsenstärken ändern sich durch Erfahrung	54

Gedächtnisspuren durch Gebrauch	58
Babys als Regelgeneratoren	60
Regeln in der Welt	63
Aufmerksamkeit: Vigilanz, Scheinwerfer und Konzentration	66
Selektive Aufmerksamkeit im Experiment	68
Aufmerksamkeit entwickelt sich	70
Lippen hören und Stimmen sehen	73
Gemeinschaft der Sinne: die bewegte klappernde Rassel	74
Die Welt erleben – aber nicht am Bildschirm!	79
Wovon Konzentration abhängt	81
Aufmerksamkeitsstörungen: jenseits von Dogmen und Meinungen	83
Wechselwirkungen in der Steinzeit und heute	85
Zappelphilipp und Fernsehen	88
Zusammenfassung und Schlussfolgerungen	89

4 Gehirnentwicklung und Werbung   **93**

Kinder als Kunden	94
Kinder und Werbung	96
Kinder versus Erwachsene	98
Vom Reflex zur Informationsverarbeitung	99
Verbindungen zwischen Bereichen der Gehirnrinde	102
Karten der Erfahrung	106
Hochstufige komplexe Repräsentationen	108
Verbindungen in Entwicklung	111
Zwanzigtausend Werbespots im Jahr	116
Von der Schleichwerbung zum Product Placement	118
Zusammenfassung und Schlussfolgerungen	119

5 Leistungen in der Schule   **121**

Fernsehalltag bei Kindern	122
Schulnoten und der Bildschirm als Erzieher	123
EKG in der Schule	125
Lesen lernen	133
Internet für die Mädchen	140
Lernen am Computer? – Macht Punkt mit PowerPoint!	143
Zusammenfassung und Schlussfolgerungen	153

6 Gewalt im Fernsehen   **155**

TV-Selbstmord und reale Tote	157
TV-Gewalt weltweit	159

Gewalt im deutschen Fernsehen	162
Empirische Untersuchungen	166
Feldexperimente	168
Feldstudien	173
Metaanalysen	175
Effekte: groß und klein versus wichtig und unwichtig	181
Gewalt im Labor: von der Psychologie zur Neurobiologie	183
Medienwirkungsforschung praktisch angewendet	187
Was Bilder im Gehirn bewirken	188
Kinder und Kinderprogramm	191
Gewaltdarstellungen schaden Jungen und Mädchen	195
Medienkommissionen und Schönrednerei	198
Gesetze gegen Gewalt	200
Medizin gegen Gewalt	203
Zusammenfassung und Schlussfolgerungen	205

7 Computer- und Videospiele — 207

Zunehmend real, gewaltbeladen und geschmacklos	207
Virtuell spielen, real morden	211
Gewalt wird aktiv trainiert	213
Gewalt wird belohnt	215
Studien zu Gewalt in Computer- und Videospielen	218
Metaanalysen zu Gewalt in Computer- und Videospielen	223
Andere Folgen von Computer- und Videospielen	225
Soziale Folgen des Internet-Gebrauchs	227
Im Internet spielen	229
Wirkungsmechanismen	231
Besser durch Computerspiele?	239
Zusammenfassung und Schlussfolgerungen	240

8 Was tun? — 245

Bildschirm-Medien sind wie Umweltverschmutzung	246
Der Markt allein versagt	248
Jeder kann etwas tun!	249
Das Richtige zeigen	250
Dosis: Weniger ist mehr	252
Intervention im Kindergarten versus Einstiegsdroge *Teletubbies*	253
Außenseiter ohne Fernsehen?	255
Versager ohne Computer?	257
Alle müssen etwas tun	261

Einschaltquoten und Zielgruppenkontaktchancen	262
Gebühren	264
Warum wir zuschauen	267
Medienerziehung, Medienkompetenz, Medienforschung und Medienpädagogik	269
Katharsis – Theorie mit Schönheitsfehler	273
Gewalt nicht verharmlosen!	274
Gewalt durch die Medien – in den Medien	277
Zum Schluss: Wir dürfen nicht zuschauen	281
Literatur	285
Register	299

Vorwort zur Reihe
Transfer ins Leben

Beim jährlichen Kongress der *Society of Neuroscience* treffen sich etwa 30.000 Wissenschaftler aus aller Welt, um ihre neuen Ergebnisse zur Arbeitsweise des Gehirns und seiner Bauteile, der Nervenzellen, zu diskutieren. Die Gehirnforschung hat dank der Entwicklung neuer Methoden in den letzten Jahren enorme Fortschritte gemacht, sodass wir beginnen, das Gehirn als Organ des Lernens zu verstehen. Lernen ist damit *das* Thema der Neurowissenschaft.

Ganz praktisch findet Lernen im Kindergarten, in der Schule, in der Aus- und Weiterbildung und an Universitäten statt. *Lebenslanges Lernen* gewinnt angesichts längerer Lebenszeit und damit auch Lebens*arbeits*zeit immer mehr an Bedeutung. Unser Land der Dichter und Denker, der Tüftler und Autobauer, der Software- und Systementwickler hat nur einen Rohstoff: die Gehirne der nächsten Generation.

Aus diesen Prämissen folgt nahezu zwangsläufig der Gedanke, die Erkenntnisse der Neurowissenschaften in die Bereiche des praktischen Lernens zu übertragen. Die Organisation für wirtschaftliche Zusammenarbeit und Entwicklung *(OECD)* hat daher bereits im Jahr 1999 das Projekt *Lernwissenschaften und Gehirnforschung* gestartet, und in Ulm wurde im Frühjahr 2004 das *Transferzentrum für Neurowissenschaften und Lernen (ZNL)* gegründet. Die Mitarbeiter dieses seiner Natur nach interdisziplinären Zentrums – Psychologen, Pädagogen und Neurowissenschaftler – sind dieser Idee des Transfers verpflichtet und versuchen den schwierigen Brückenschlag zwischen

Grundlagenwissenschaft und Anwendungsforschung. Die Schriftenreihe des ZNL *Transfer ins Leben* soll diesem Gedanken der konkreten
Anwendung neurowissenschaftlicher Erkenntnisse zur Verbesserung
des Lernens von der Wiege bis ins Alter Ausdruck und weite Verbreitung verleihen.

Ulm, im Herbst 2004   Manfred Spitzer

Vorwort

Warum ein Buch, das vor Bildschirmen warnt? Ist das nicht unnötige Panikmache? Haben wir uns nicht schon um viel zu viele Dinge Sorgen zu machen: um die steigenden Preise und die Arbeitslosen, die schwindenden Renten und die Zukunft der jungen Leute, die gefährliche Umweltverschmutzung, unser stressvolles Leben, die kriegerischen Konflikte in der Welt? – Bildschirme, so scheint es dagegen zunächst, sind harmlos. Sie verändern unser Leben und manchmal verschönern sie es, je nachdem: Wir werden dafür bezahlt, dass wir tagsüber im Büro vor ihnen sitzen (und sie unser Leben verändern), und wenn wir abends und am Wochenende vor ihnen sitzen (auf dass sie das Leben verschönern), dann zahlen wir dafür. Gefährlich scheinen Bildschirme jedenfalls nicht. Sie sind vielmehr, ebenso wie Autos und Krankenhäuser, Faxgeräte und Kraftwerke oder Mikrowellenherde und Shopping-Zentren Bestandteil unserer friedlichen und harmlosen Zivilisation. So könnte man meinen.

Die Fakten sehen anders aus. Betrachten wir als Beispiel das Auto. Stellen Sie sich vor, es gäbe keine Autos und es landete ein Raumschiff mit Wesen von einem anderen Stern, die deutlich intelligenter sind als wir. Nehmen wir nun an, diese Wesen würden uns erklären, dass wir unsere Transportprobleme durch eine genial-einfache Verknüpfung von Verbrennungsmotoren und Rädern lösen könnten. Sie würden uns das gesamte Know-how überlassen, als Gegenleistung jedoch würden diese Wesen von uns fordern, dass wir ihnen dafür jährlich eine Million Menschenopfer liefern – zufällig ausgewählt. Ein Aufschrei ginge um die Welt! „Niemals werden wir unserer Faulheit zuliebe Menschen opfern; lieber schleppen wir uns ab; barbarischer Kerl, wer so etwas gutheißt!", würden die Menschen sagen. Und erfanden selbst das Auto – mit nicht nur etwa einer Million Verkehrstoten weltweit jährlich, sondern auch mit weiteren 20 Millionen Verletzten (oft mit lebenslanger Behinderung als Folge), mit der Versiegelung der Oberflächen (und gesteigerter Hochwassergefahr), Lärm und Gestank (und all den dadurch bedingten Folgen für die Umwelt).

Oder betrachten wir die Kraftwerke zur Stromerzeugung. Sie führen zu einer höheren Belastung der Menschen mit Kohlendioxid, Rußpartikeln oder Radioaktivität und damit zu gesundheitlichen Risiken und Gefahren. Verglichen mit dem Auto sterben an Kraftwerken jährlich jedoch nur wenige Menschen, selbst wenn man die kleinen Zwischenfälle oder die großen Unfälle von Sellafield, Three Mile Island, Harrisburgh, Chernobyl und Tokaimura mit einbezieht. Viele Menschen nehmen dennoch beispielsweise die Kernkraft so ernst, dass sie gegen sie auf die Straße gehen.

Man kann berechnen, dass durch Bildschirm-Medien in Deutschland jährlich deutlich mehr Menschen den Tod finden als durch Autos und Kraftwerke zusammen genommen. Bildschirme erzeugen darüber hinaus ein hohes Ausmaß an Behinderung und Leid. Warum hat eigentlich noch nie jemand gegen Bildschirm-Medien demonstriert?

Ähnlich wie beim Auto oder bei Kernkraftwerken und anders als beispielsweise bei einem Kohlekraftwerk merken die meisten Menschen die schädlichen Effekte von Bildschirm-Medien nicht. Den qualmenden Schornstein sehe ich jeden Tag und er stört mich deswegen jeden Tag; einen Unfall hat man im Durchschnitt jedoch nur alle 27 Jahre. Also hat jeder Autofahrer aus seiner Erfahrung guten Grund zur Annahme, dass ihm schon nichts passieren wird. Und bei den elektronischen Medien kommt hinzu, dass die wenigsten Menschen überhaupt wissen, welche Gefahren vom Bildschirmkonsum ausgehen können. Und was man nicht weiß, macht einen nicht heiß.

Dieses Buch will daher aufklären und Fakten präsentieren. Es geht mir dabei nicht darum, Bildschirme in Bausch und Bogen abzulehnen oder die Medien insgesamt zu verteufeln. Ich selbst schreibe dieses Buch an einem *Powerbook G4* Computer mit großem 15-Zoll-

Bildschirm, trete wöchentlich in der Sendung *Geist und Gehirn* des Bayerischen Bildungskanals BRalpha im Fernsehen auf, und eines meiner wissenschaftlichen Projekte besteht in der Entwicklung des Internet-basierten (und damit Bildschirm-gestützten) Systems *CASPAR* zur Diagnose und Therapie von Sprachstörungen im Kindesalter. Mein Leben kann ich mir ohne Bildschirme kaum noch vorstellen. Dennoch habe ich mich seit nunmehr fünf Jahren immer wieder gegen den kritiklosen Konsum des Fernsehens gewandt (Spitzer 1999), habe auf die Gefahren von Computerspielen ebenso hingewiesen (Spitzer 2001) wie auf die Probleme der Benutzung von Bildschirmpräsentationssoftware (Spitzer 2004). Ich habe also schon lange aus neurobiologischer bzw. aus medizinischer Sicht für Vorsicht gegenüber Bildschirm-Medien plädiert (Spitzer 2002, 2004).

Vor längerer Zeit schon kam mir daher der Gedanke, meine Publikationen in einem kleinen Buch zusammenzufassen, das zunächst nur von der Gewalt im Fernsehen handeln sollte. Dann wurde die Gefahr der Medien daraus und daraus wiederum entwickelte sich dieses Buch als Informationsquelle zu Bildschirm-Medien. Die Gründe hierfür sind vielfältig und liegen sowohl in der Menge und Qualität der Daten als auch darin, dass die Argumente erst in der Zusammenschau etwa von Kriminalität und Cholesterinspiegel oder von Aufmerksamkeitsstörungen und Übergewicht so richtig plastisch werden. Es ist meine Hoffnung, dass die Erweiterung der Thematik des vorliegenden Buchs auf vielfältige körperliche und seelisch-geistige Folgeschäden des Konsums von Bildschirm-Medien das Verständnis der Zusammenhänge erleichtert.

Was zu tun ist, kann ich nur andeuten, zumal sich jeder seine eigenen Gedanken machen kann. Wer kleine Kinder hat, kann dafür sorgen, dass sie möglichst gar nicht mit Bildschirmen in Kontakt kommen. In Kindergärten und Grundschulen haben Bildschirm-Medien aus meiner Sicht ebenso fast nichts verloren. Zwölfjährigen Buben würde ich keinen Zugang zum Internet verschaffen, zwölfjährigen Mädchen durchaus. Für diese Konsequenzen finden sich Daten und Argumente in diesem Buch.

Ich selbst habe fünf Kinder und keinen Fernsehapparat. Vielleicht liegt dies an meinen drei wissenschaftlichen Aufenthalten in den USA. Dort hatte ich Gelegenheit zu erleben, was es heißt, in einer Gesellschaft zu leben, in der Gewalt an der Tagesordnung ist, in der jeder 32. Mann im Gefängnis sitzt und in der etwa ein Drittel der Jugendlichen glaubt, dass sie nicht eines natürlichen Todes sterben werden, sondern vielmehr als Opfer eines Gewaltverbrechens enden. Die folgende kleine Begebenheit hat mich vielleicht mehr zu diesem Buch motiviert als alle Daten und Fakten aus der wissenschaftlichen Literatur: Während meines dritten Forschungsaufenthaltes in den USA vertrat ich im Wintersemester 1994 den frei gewordenen Lehrstuhl für klinische Psychologie an der Harvard University. Wir wohnten ganz in der Nähe des Campus und sogar eine öffentliche Schule für die drei älteren Kinder befand sich in unserer Straße etwa ein Dutzend Häuser weiter. Die *Martin Luther King School* sah von außen eher wie ein Gefängnis aus – grauer schmuckloser Beton – und wurde auch ähnlich bewacht. Man konnte sie nicht einfach betreten, denn das Tor war verschlossen. Seitens der Schulleitung, der Lehrer, der Nachbarn und Freunde wurde uns damals der dringende Rat gegeben, die Kinder trotz des nur wenige Meter langen Schulwegs zu begleiten. Wollte man sein Kind abholen, so musste man sich – zur Vermeidung von Kidnapping – entweder ausweisen oder zuvor hierzu die schriftliche Berechtigung einholen. Wohlgemerkt, wir wohnten in Cambridge, Massachusetts, einer Nachbargemeinde von Boston, der vielleicht „europäischsten" Stadt der Ostküste der USA, und nicht etwa in irgendeiner Stadt in Texas oder Arizona. Meine beiden großen Mädchen kannten amerikanische Schulen schon von früheren Aufenthalten, mein ältester Sohn kam jedoch in die erste Klasse. Bald nach seiner Einschulung erreichte uns ein an die Eltern der neuen Schüler gerichteter Brief des Direktors der Schule, den wir zur Kenntnis nehmend unterschrieben zurücksenden mussten. *In diesem Brief war unter anderem vermerkt, dass es verboten war, den Kindern Handfeuerwaffen mit in die Schule zu geben.*

Wir haben uns daran gehalten. Und ich begann damit, die wissenschaftlichen Erkenntnisse zur Entstehung von Gewalt zu sichten. Die Episode macht vielleicht deutlicher als alle Statistiken, wie es sich mit der Neigung zu Gewalttaten in der reichsten Nation der Erde verhält.

In den USA hatte ich Gelegenheit, mit Wissenschaftlern ganz unterschiedlicher Fachzugehörigkeit zu sprechen und zu arbeiten. An der *Harvard University* beschäftigten sich Sozialpsychologen mit den sozialen Entstehungsbedingungen von Gewalt, während ein paar Kilometer weiter am Zentrum für Bildgebung des Gehirns des *Massachusetts General Hospital* Neurowissenschaftler damit angefangen hatten, Bilder des lebendigen Gehirns und seiner Funktion zu machen. So lernte ich sowohl Psychologie als auch kognitive Neurowissenschaft aus erster Hand kennen. Was man damals nicht ahnen konnte: Knapp zehn Jahre später lässt sich beides verbinden! Die Theorien der Sozialpsychologen wurden einerseits klarer und damit empirisch testbarer, und die Untersuchungen der höheren geistigen Leistungen mit den Methoden der modernen Gehirnforschung machen beim Sehen, Hören und Denken nicht halt, sondern lassen sich auch auf das Verstehen sozialer Zusammenhänge anwenden (vgl. hierzu Spitzer 2004e).

Eine der Ursachen dieser vergleichsweise extremen Gewaltbereitschaft in der Bevölkerung – die häufigste Todesursache für Männer mittleren Alters in den USA ist Mord – ist das Fernsehen, bis heute *das* Bildschirm-Medium schlechthin. Dies ist keineswegs nur eine Vermutung oder unbewiesene Behauptung, sondern lässt sich aus der vorhandenen Datenlage ebenso klar ableiten, wie die TV-bedingten körperlichen Schäden. Und was nach dem Fernsehen kam – Filme auf Video, Computerspiele, interaktives, Web-basiertes gegenseitiges Abschießen etc. – ist nicht besser, sondern schlimmer.

Wir haben im Hinblick auf die Umwelt erkannt, dass die Mechanismen des Marktes allein nicht ausreichen, um der Verschmutzung Herr zu werden. Die Auswirkungen der Bildschirm-Medien auf die Körper und Köpfe der Menschen sind aus der Sicht der Medizin und der Neurowissenschaft nicht weniger dramatisch. Es wird daher Zeit, dass wir über unsere visuell-geistige Diät und vor allem die unserer Kinder ernsthaft nachdenken. Wir dürfen nicht länger zuschauen.

Ich bin sehr froh darüber, Mitarbeiter und Freunde zu haben, die mir Arbeit abnehmen und zudem den großen Gefallen erweisen, sich mit meinen Gedanken auseinander zu setzen: Michael Fritz, Georg Groen, Katrin Hille, Thomas Kammer, Ulrike Mühlbayer-Gässler,

Claudia Steinbrink und Katrin Vogt haben Teile des Manuskripts gelesen und mit mir diskutiert. Birgit Sommer half bei der Beschaffung und Ordnung der Literatur. Ohne die Hilfe von Bärbel Herrnberger wäre das Buch ebenso wenig fertig geworden wie ohne die Hilfe meiner Frau. Für alle verbliebenen Fehler und unausgemerzten Verständnishürden bin allein ich selbst verantwortlich. Meine Kinder Ulla, Anja, Thomas, Stefan und Markus haben kräftig mitdiskutiert und meine arbeitsbedingte Abwesenheit (einschließlich der abwesenden Blicke, wenn ich körperlich anwesend war, aber an die Arbeit dachte) hoffentlich unbeschadet ertragen. Ihnen gilt mein ganz besonderer Dank!

Ulm, im November 2004   Manfred Spitzer

1 Einleitung

Bildschirme und Bildschirm-Medien gibt es schon lange. Dass sie einen wesentlichen Teil unseres Lebens ausmachen, ist jedoch neu. In Deutschland gab es bis vor etwa 20 Jahren zwei bis drei Fernsehprogramme, die wochentags am späteren Nachmittag begannen und vergleichsweise wenig Wahlmöglichkeiten beinhalteten. Computer gab es vor 20 Jahren praktisch noch gar nicht. Der Gebrauch von Bildschirmen beschränkte sich damit auf das Fernsehen und betrug 1970 weniger als zwei Stunden pro Tag. Während der letzten beiden Jahrzehnte stieg der Fernsehkonsum kräftig an auf deutlich mehr als drei Stunden pro Tag (Abb. 1.1). Heute werden wir von kommerziellen Sendern mit Dutzenden von Programmen rund um die Uhr versorgt. Damit ist das Fernsehen das wichtigste Bildschirm-Medium. Der Computer ersetzt nach neueren Studien das Fernsehen nicht. Er kommt vielmehr noch hinzu.

In 98 % aller deutschen Haushalte findet sich heute (mindestens) ein Fernsehgerät. Hinzu kommt ein Trend zu Fernsehgeräten in Kinderzimmern, der seit etwa einem guten Jahrzehnt immer deutlicher wird. In den USA haben 24 % der Zwei- bis Fünfjährigen, 48 % der Sechs- bis Elfjährigen und 60 % der 12- bis 17-Jährigen einen Fernsehapparat in ihrem Zimmer. Kinder mit in diesem Sinne „eigenem" Fernsehapparat sehen im Mittel 5,5 Stunden pro Woche mehr fern als andere in ihrer Altersstufe (Woodard & Gridina 2000; Gentile & Walsh 1999).

In Deutschland standen im Jahr 2000 in 49 % aller Haushalte zwei und mehr Fernsehapparate. Einen PC gab es im Jahr 2000 in 54 % der Haushalte, wobei diese Zahl noch 1995 nur 23 % betrug. Im Jahr 2002

2 Vorsicht Bildschirm

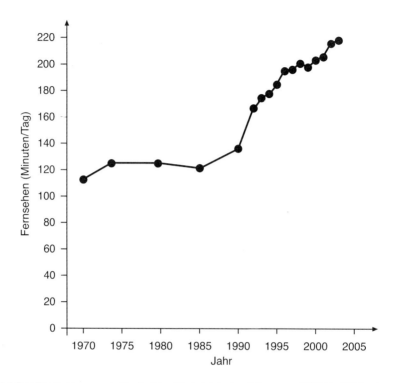

1.1 Der Fernsehkonsum in Deutschland hat sich in den Jahren von 1970 bis 2003 nahezu verdoppelt. Der Kurvenverlauf macht deutlich, dass es mit der Einführung der kommerziellen Sender im Jahr 1984 zu einem markanten Anstieg des Fernsehkonsums kam. Die Zeit, die täglich mit dem Lesen von Büchern verbracht wird, ging dagegen von 22 Minuten im Jahr 1980 auf 18 Minuten im Jahr 2000 zurück (Van Eimeren & Ridder 2001).

hatten bereits über 80% der Jugendlichen von zuhause aus die Möglichkeit des Internetzugangs (Van Eimeren & Ridder 2001; Gerhards & Klingler 2003). In den USA verbringen bereits die Zweijährigen täglich zwei Stunden vor einem Bildschirm (siehe unten), und auch hierzulande geht der Trend eindeutig in diese Richtung.

Input Nummer eins

Das Aufkommen des Personalcomputers (PC) in den 80er Jahren hat das Monopol des Fernsehens als Einsatzbereich von Bildschirmen ebenso verändert wie die Verbreitung von Flachbildschirmen verschiedenster Bauart und Größe. Die Zeiten, in denen die „Flimmerkiste in der Wohnzimmerecke" der einzige Bildschirm im Hause war, sind vorbei. Bildschirme durchdringen mittlerweile alle Lebensbereiche, ob wir wollen oder nicht. Kaum noch ein Arbeitsplatz, der nicht mit einem Bildschirm versehen ist, im Büro sowieso, aber auch in der Produktionsanlage, im Labor, im Krankenhaus oder an der Universität.

Besondere Bedeutung hat in den vergangenen Jahren das Internet erlangt (Abb. 1.2). Brauchte das Radio noch fast 40 Jahre, um weltweit 50 Millionen Nutzer zu erreichen, und betrug diese Zeit beim Fernseher 13 Jahre und beim PC sogar 16 Jahre, so hat das Internet diesen Wert in weniger als fünf Jahren erreicht (Ridder 2002). Wie bereits erwähnt, ist hierbei besonders interessant, dass der Internet-Gebrauch praktisch nicht zu einer Abnahme des Fernsehkonsums führt. Online-Surfen kommt einfach hinzu. Die Zeit hierfür wird offensichtlich woanders, nicht jedoch beim Gebrauch anderer Bildschirm-Medien, eingespart (Gerhards & Klingler 2003).

Im Auto halten Bildschirme gerade ebenso Einzug wie auf den Rückwänden von Digitalkameras oder den Fronten von Näh- und Waschmaschinen. Und dies wird erst der Anfang sein. Halbleiterelemente aus Plastik versprechen billige und vor allem aufrollbare Bildschirme (Abb. 1.3), die dafür sorgen werden, dass ihre Verbreitung noch weiter zunimmt.

Kinder am Bildschirm

Bildschirme versorgen uns also nicht einfach hin und wieder mit visuellen Informationen. Sie sind vielmehr für viele Menschen heute der Input Nummer eins. Dies trifft nicht nur für Erwachsene zu, deren Arbeitswelt von Bildschirmen nur so wimmelt, sondern auch für Kinder, die ihre Zeit vor allem vor dem unterhaltenden Bildschirm verbringen.

„American children spend more time watching television and videotapes and playing videogames than doing anything else except sleeping", bemerkt hierzu lapidar ein US-amerikanischer Forscher (Robinson 1999, S. 1561).

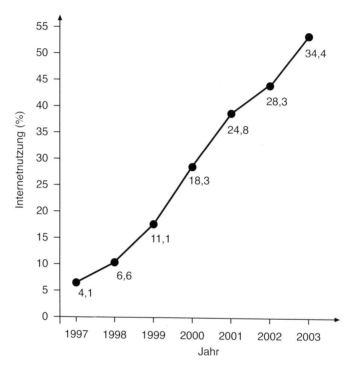

1.2 Entwicklung der Internetnutzung in Deutschland (nach Van Eimeren et al. 2003, S. 340). Dargestellt sind die Online-Nutzer ab 14 Jahren in Prozent der Bevölkerung. Die Zahlen neben den Datenpunkten geben die Absolutwerte in Millionen Nutzern an. Im Zeitraum von 1997 bis 2003 kamen somit gut 30 Millionen Internet-Nutzer in Deutschland hinzu.

Wie in den Kapiteln 3 und 4 genauer dargestellt werden wird, besteht eine wesentliche Funktion des Gehirns darin, Regelmäßigkeiten in der Erfahrung der Umgebung zu entdecken und zu repräsentieren (vgl. Spitzer 2002, 2004). Das Gehirn kann gar nicht anders! Einzelne Erfahrungen sind zufälliger Natur und langfristig wenig hilfreich. Demgegenüber sind Erfahrungen der Umgebung, die sich wiederholen und damit eher einem regelhaften Zusammenhang in der Welt entsprechen, dazu geeignet, uns in Zukunft besser in der Umgebung zurechtzufinden. Daher ist es wichtig, dass unser Gehirn genau diese Erfahrungen in sich aufnimmt und in Zukunft für das Handeln in der Welt verwendet. Das Gehirn bedient sich hierzu statistischer Lernprinzipien: Wir extrahieren die Mittelwerte (sowie Maße der Variabilität; vgl. Kording et al. 2004) von Variablen, die hinter einzelnen Ereignissen stecken, und formen hierdurch unser „Bild" der Welt, das nicht nur optisch gemeint ist und nicht einmal nur sensorisch, sondern auch kognitiv, emotional und motorisch. Wann immer wir Verhalten produzieren, greifen wir auf geschätzte wahre (Mittel-) Werte aus früheren Erfahrungen zurück.

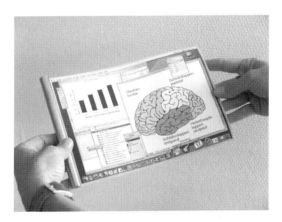

1.3 So ähnlich werden Bildschirme in Zukunft auch aussehen können und dadurch noch weitere Verbreitung finden.

Da frühe Erfahrungen aus mehreren Gründen besonders wichtig sind, sollte man darüber nachdenken, was es heißt, wenn die Erfahrungen junger Menschen zu einem nicht unwesentlichen Teil über Bildschirme und Lautsprecher erfolgen. Kinder sind – im Vergleich zu Erwachsenen – in vielerlei Hinsicht wesentlich formbarer. Damit geht leider auch das Risiko einher, dass sie durch ungünstige Einflüsse leichter *ver*formbar sind als Erwachsene. Dies kann man ganz wörtlich nehmen: Wer vor dem Bildschirm sitzt, bewegt sich nicht und gerät aus der Form. Bei Kindern ist das Sitzen vor dem Bildschirm mittlerweile die wichtigste Ursache für Übergewicht, mit all den damit verbundenen ungünstigen körperlichen und seelischen Folgen (Kapitel 2). Wenn wir die Entwicklung so weiter laufen lassen wie bisher, dann verursachen Bildschirme im Jahr 2020 hierzulande jährlich etwa 40.000 zusätzliche und vermeidbare Tote aufgrund von Herzinfarkten, Zuckerkrankheit und Schlaganfällen sowie Lungenkrebs. Diese Zahlen sind vorsichtig geschätzt, stellen also eher die untere Grenze dessen dar, womit man rechnen muss. Es kann deutlich schlimmer kommen.

Die leichte Verformbarkeit von Kindern betrifft Körper und Geist. Weil sich frühe Einflüsse auf ein Menschenleben über fast dessen gesamte Dauer auswirken, haben jegliche formende Erfahrungen umso größere Auswirkungen, je früher sie im Leben eines Menschen erfolgen. Wir sehen dies gleich im nächsten Kapitel: Wer als Kind dick ist, hat gute Chancen, als Erwachsener ebenfalls dick zu sein. Ist ein Lebensweg erst einmal eingeschlagen, so ist er im Erwachsenenalter nur noch schwer zu korrigieren. Man spricht heute zuweilen davon, dass auch das Fettgewebe eine Art Gedächtnis hat.

Die Auswirkungen von Bildschirm-Medien betreffen daher in erster Linie Kinder und Jugendliche. Hier sind die Effekte mit Abstand am stärksten, weil sie sich schon rein körperlich am längsten auswirken. Richtig wichtig wird die besondere Betrachtung von Kindern jedoch vor allem dann, wenn es um *Geist und Gehirn* geht. Hier kommen Entwicklungs-, Reifungs- und Lernprozesse, die bis zum Ende des zweiten Lebensjahrzehnts ineinander greifen, hinzu.

Vor diesem Hintergrund gibt die folgende Tatsache zu denken: In den USA verbringen Zweijährige im Durchschnitt bereits zwei Stunden täglich vor dem Bildschirm. Sie werden also bereits sehr früh sehr heftig an das Medium Bildschirm gewöhnt. Gerade bei Säuglingen und Kleinkindern ist jedoch der Ersatz von wirklicher Wahrnehmung durch den Bildschirm besonders problematisch. Die vom Bildschirm vermittelten Wahrnehmungserlebnisse sind von der normalen Wahrnehmung verschieden, und es ist dieser Unterschied in der *Form* der Wahrnehmungserlebnisse, der sich auf die Formung des kindlichen Geistes ungünstig auswirkt. Bildschirme können noch so bunt sein, das Bild ist flach und der Inhalt verglichen mit der Wirklichkeit arm, riecht nicht, schmeckt nicht und lässt sich nicht anfassen. Wenn kleine Kinder einen wesentlichen Teil ihrer Zeit vor dem Bildschirm verbringen, dann muss dies ungünstige Auswirkungen auf deren Entwicklung haben, wie in den Kapiteln 3 und 4 ausführlich diskutiert und mit Daten belegt wird.

Schulkinder und Bildschirm-Medien

Mit dem Fernsehen ist es wie mit Beton: Es kommt darauf an, was man draus macht. Man kann sich auf Tier- oder Kulturfilme beschränken und vor allem dafür sorgen, dass Kinder und Jugendliche mit dem Medium Fernsehen nur „wertvolle" Inhalte zur Kenntnis nehmen. Die Realität sieht jedoch anders aus. Wie sie genau aussieht, wird in Kapitel 5 anhand der wenigen guten Daten, die es für Deutschland gibt, diskutiert.

Fernsehen im Vorschul- und Schulalter wirkt sich nachteilig auf die Entwicklung der Fähigkeit des Lesens aus. Was man hierüber weiß und was man tun könnte, ist ebenfalls Gegenstand von Kapitel 5. Wieder kann man ausrechnen, dass wir im Jahr 2020 hierzulande aufgrund der Nutzung von Bildschirm-Medien jährlich mehrere zehntausend zusätzliche Fälle von Schulproblemen in Form von Aufmerksamkeits- und Lesestörungen haben werden, vorsichtig geschätzt, wenn wir nichts tun und die Dinge einfach so laufen lassen wie bisher.

Nicht erst seit den Ereignissen von Erfurt im April 2002 ist den Menschen bewusst, dass die Gewaltbereitschaft unter den Jugendlichen zunimmt. Bereits die in den USA während der Jahre davor aufgetretenen spektakulären Ausbrüche von Gewalt in Schulen machten deutlich, dass Gewalt im Leben der Schüler eine zunehmende Rolle spielt. Bei einer im Jahr 1993 in den USA durchgeführten Umfrage sagten 35 % aller amerikanischen Schüler im 12. Schuljahr, sie würden nicht alt, denn sie glauben, vorher erschossen zu werden.

Weil die Bedeutung von Spielkonsolen und des Mediums Computer zunimmt und die Effekte dieser Spiele einerseits noch weniger untersucht sind, andererseits jedoch über die des Fernsehens nach den vorliegenden Daten hinauszugehen scheinen, werden in

Kapitel 6 vor allem die Folgen der im Fernsehen dargestellten Gewalt besprochen (Abb. 1.4). Wären Bildschirme nie erfunden worden, dann gäbe es allein in den USA jährlich etwa 10.000 Morde und 70.000 Vergewaltigungen weniger sowie 700.000 weniger Gewaltdelikte gegen Personen, wie schon Anfang der 90er Jahre der Epidemiologe Brandon Centerwall (1992, 1993) berechnet hat.

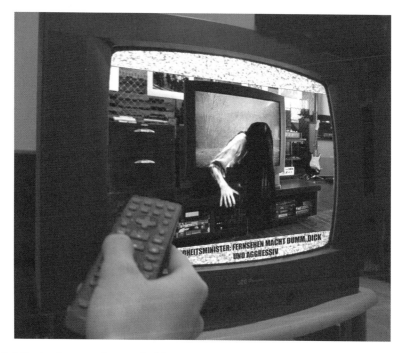

1.4 Fernbedienungen bergen Gefahren. Im Jahr 1996 wurden vom Südwestfunk Werbespots gegen Gewalt im Fernsehen produziert, die teilweise preisgekrönt wurden. Einer davon trägt den Titel *Die Waffe* und verdeutlicht, dass sich mit der Fernbedienung in einer Woche 14 Vergewaltigungen, 44 Folterungen und 536 Morde abrufen lassen (vgl. Ludwig & Pruys, 1998, S. 27).

Überträgt man diese Zahlen auf Deutschland, so kann man wiederum davon ausgehen, dass wir mit den üblichen etwa zehn Jahren Verzögerung amerikanische Verhältnisse bekommen, und berücksichtigt man zweitens die Tatsache, dass die Auswirkungen des Medienkonsums mit einer Verspätung von 10 bis 15 Jahren manifest werden, so ergibt sich folgendes Bild: Wenn wir die Entwicklung so weiter laufen lassen wie bisher, dann verursachen Bildschirme im Jahr 2020 hierzulande jährlich zusätzlich einige hundert Morde, einige tausend Vergewaltigungen und zehntausende von Gewaltdelikten gegen Personen. Ändern sich die politischen Verhältnisse und damit auch die kulturellen Gepflogenheiten zusätzlich (z.B. durch die Auswirkungen von Globalisierung und Migration), dann kann es auch deutlich schlimmer kommen.

Die erstaunlich rasche Verbreitung von Spielkonsolen und Computerspielen und die Folgen für die Spielenden sind Thema von Kapitel 7. Berichte über positive Auswirkungen halten einer kritischen Bewertung nicht stand. Man muss vielmehr davon ausgehen, dass in Computerspielen die Gewalt noch aktiver eingeübt wird als beim passiven Fernsehkonsum.

Es lohnt sich also, einmal darüber nachzudenken, was es bedeutet, dass Bildschirme unsere Wahrnehmungswelt verändert haben. Das Sehen stellt die mit Abstand wichtigste Modalität der Wahrnehmung dar. Bildschirme versorgen uns zunehmend mit visuellem Input, ersetzen also die wirkliche Welt als Wahrnehmungsgegenstand. Dies hat Konsequenzen – so die einfache These dieses Buches.

Diese Konsequenzen beziehen sich erstens auf die formalen Aspekte des Wahrgenommenen (ein Auto auf einem Bildschirm ist etwas anderes als ein wirkliches Auto), zweitens auf die über Bildschirm-Medien verbreiteten Inhalte (in Deutschland nach dem oben angeführten Spot des SWR beispielsweise 536 Morde pro Woche) und drittens auf die Veränderung unserer alltäglichen Lebensgewohnheiten (wir verbringen zehnmal mehr Zeit vor dem Bildschirm als mit körperlicher Bewegung an der frischen Luft). Man muss sich also fragen, warum wir – und vor allem, warum Kinder und Jugendliche – so sehr an den Bildschirmen kleben und was man tun kann, um die drohenden ungünstigen Entwicklungen zu verhindern (Kapitel 8).

Öffentlich-rechtlich versus kommerziell

Bildschirm-Medien kann man analog zu Produktionsanlagen betrachten. Diese schaffen Werte in der Welt, Bildschirme produzieren Werte in den Köpfen. Fabriken und Bildschirme können aber auch die Welt bzw. die Körper und Gehirne der Menschen beeinträchtigen. Die negativen Auswirkungen von Bildschirm-Medien sind daher zu handhaben wie die negativen Folgen von Produktionsanlagen oder Kraftwerken. Wird alles dem Spiel des freien Marktes überlassen, überlebt derjenige, der am billigsten produziert, was oft gleichbedeutend ist damit, dass er auch am dreckigsten produziert. Keiner will eine verdreckte Umwelt, aber ohne den politischen Willen aller und die dadurch möglichen Regelungen wird der Dreckigste am Markt überleben. Entsprechend verhält es sich mit Fernsehgesellschaften, die von Werbeeinnahmen leben, die wiederum durch die Einschaltquoten bestimmt werden. Es überlebt nur derjenige langfristig am Markt, der die Aufmerksamkeit der Zuschauer mit entsprechenden Mitteln ködert.

Im Hinblick auf das bedeutendste Bildschirm-Medium, das Fernsehen, gibt es in Deutschland die besondere Situation der kommerziellen und der öffentlich-rechtlichen Anstalten. Die zweitgenannten unterliegen prinzipiell nicht nur den Mechanismen des Marktes, sondern auch dem öffentlichen Interesse und werden über Gebühren, also nicht allein über Werbeeinnahmen, finanziert. Eine Analyse des Angebots kommerzieller und öffentlich-rechtlicher Sender ergab im Hinblick auf das Gewaltprofil des deutschen Fernsehprogramms, dass kommerzielle Sender mehr Gewalt und Aggression ausstrahlen als die öffentlich-rechtlichen Programme (vgl. Groebel & Gleich, 1993, S. 124). Dennoch haben sich die öffentlich-rechtlichen Sendeanstalten in den vergangenen Jahren immer mehr im Hinblick auf die Programmgestaltung den kommerziellen Sendern angenähert. Sie verhalten sich insgesamt uneinheitlich, um nicht zu sagen inkonsequent.

Einerseits wird die Einschränkung des Fernsehkonsums ganz allgemein von manchen Politikern immer wieder gefordert. So beispielsweise vom ehemaligen Kanzler Helmut Schmidt, der bereits vor 25 Jahren für einen fernsehfreien Tag pro Woche in der Familie plä-

dierte. Ganz ähnlich äußerte sich kürzlich erneut Kulturstaatsminis-
terin Christina Weiss (2004) anlässlich ihrer Rede zum 20-jährigen
Bestehen von 3sat. Im Besonderen forderten praktisch alle Bundesre-
gierungen fast mit Regelmäßigkeit immer wieder eine Einschränkung
von Gewaltdarstellungen in Film- und Fernsehprogrammen, worauf
die öffentlich-rechtlichen Rundfunkanstalten jeweils versprachen,
etwas in dieser Hinsicht zu unternehmen. Man kann die von diesen
Anstalten gesendeten Spots gegen Gewalt als Alibi verstehen oder
sogar als geschickt getarnte Image-Kampagnen im Konkurrenzkampf
mit den kommerziellen Sendern. Andererseits begründen die öffentlich-rechtlichen Sender mit dem Verweis auf die häufigen Gewaltdarstellungen in den kommerziellen Sendern die Ausstrahlung von
Gewalt auch in ihrem Fernsehprogramm, ganz nach dem Motto: Die
anderen machen diesen Unfug, und wenn wir konkurrenzfähig bleiben sollen, müssen wir diesen Unfug auch machen (weil die
Zuschauer ihn gerne sehen). So heißt es in einem Bericht der ARD/
ZDF Medienkommission:

> „Der öffentlich-rechtliche Rundfunk ist nur einer unter vielen
> Medienanbietern. Selbst dann, wenn er in seinen Programmangeboten
> sämtlichen Kommissions-Vorschlägen folgen würde, würde sich die
> Gesamtsituation kaum ändern. Vielmehr bestünde in Anbetracht der
> Fülle der Angebote nach den bisherigen Erkenntnissen des Zuschauer-
> verhaltens die Gefahr, dass der Fernsehinteressierte sich noch mehr von
> den öffentlich-rechtlichen Anbietern abwendet und den privatwirt-
> schaftlichen zuwendet" (ARD/ZDF Medienkommission 1990, S. 93).

Wer so argumentiert, der gibt indirekt zu, dass er schon resigniert
hat. Und wer mit Argumenten gegen Gebührenerhöhungen auf Stim-
menfang geht, der plädiert indirekt dafür, dass sich die öffentlich-
rechtlichen Fernsehanstalten noch mehr den Marktgesetzen unter-
werfen müssen und damit noch weniger die Chance haben, den kommerziellen Sendern etwas entgegenzusetzen.

Zusammenfassung und Schlussfolgerungen

Die westlichen Industrienationen haben längst erkannt, dass zum
Schutz der Umwelt Regeln eingeführt und eingehalten werden müssen: Treibhausgase oder Mikrostaub haben langfristige und kom-

plexe, aber dennoch handgreifliche Auswirkungen auf die uns umgebende Welt und damit unsere Lebensqualität. Die Auswirkungen der Bildschirm-Medien auf die Körper und Köpfe der Menschen sind aus der Sicht der Medizin und der Neurowissenschaft nicht weniger dramatisch. Die Zahlen sprechen für sich und seien daher nochmals zusammenfassend wiederholt:

Aufgrund der Bildschirm-Medien wird es in Deutschland im Jahr 2020 jährlich etwa 40.000 Todesfälle durch Herzinfarkt, Gehirninfarkt, Lungenkrebs und Diabetes-Spätfolgen geben; hinzu kommen jährlich einige hundert zusätzliche Morde, einige tausend zusätzliche Vergewaltigungen und einige zehntausend zusätzliche Gewaltdelikte gegen Personen. Einige zehntausend zusätzlicher Fälle von Schulproblemen in Form von Aufmerksamkeits- und Lese-Rechtschreibstörungen erscheinen in diesem Licht fast harmlos. Diese Zahlen sind aus meiner Sicht vorsichtig geschätzt, stellen also eher die untere Grenze dessen dar, womit man rechnen muss. Und ich habe nur die unmittelbaren und leicht zähl- bzw. messbaren Folgen aufgelistet: Die unglücklichen, von ihren Freundinnen verlassenen dicken jungen Mädchen sind ebenso wenig erwähnt wie die ängstlichen jungen erwachsenen Frauen, die im Gefängnis sitzenden jungen Männer oder die Rollstuhl fahrenden älteren Männer mit Halbseitenlähmung oder die am Stock gehenden älteren Menschen mit Arthrosen der Hüft-, Knie- und Fußgelenke. Kurz: Weder sagen diese Zahlen etwas über die hinter ihnen stehenden Einzelschicksale, noch sind die meisten dieser bevorstehenden Einzelschicksale in den Zahlen überhaupt enthalten! Es ist deshalb unerlässlich, dass wir über die Auswirkungen der Bildschirm-Medien auf unsere körperliche und seelische Gesundheit – und vor allem die unserer Kinder – ernsthaft nachdenken.

Warum also ein Buch über Bildschirm-Medien, geschrieben von einem Mediziner und Neurowissenschaftler? – Weil Bildschirme krank machen, weil sie sich auf die Leistungen in der Schule ungünstig auswirken und weil sie zu vermehrter Gewaltbereitschaft führen. Die Folgen haben wir alle zu tragen, und es wird Zeit, dass wir handeln. Wir dürfen nicht länger zuschauen!

2 Körperliche Gesundheit

Das Verweilen vor einem Bildschirm kann aus verschiedenen Gründen zu gesundheitlichen Problemen und langfristig zu körperlichen Schäden bis hin zum Tode führen. Obgleich diese ungünstigen Auswirkungen vielfältig und noch nicht bis in alle Einzelheiten untersucht sind, wissen wir doch schon einiges. Beispielsweise ist erwiesen, dass es einen Zusammenhang zwischen Bildschirm-Medienkonsum und Körpergewicht gibt, und es ist weiterhin bekannt, dass Fettleibigkeit im vergangenen Jahrzehnt die Ausmaße einer Epidemie angenommen hat. Daher ist es unumgänglich, sich mit den Grundlagen der hierdurch entstehenden Krankheiten vertraut zu machen. Und wie wir sehen werden, genügt das bereits heute, um Vorsicht im Umgang mit Bildschirm-Medien zu rechtfertigen.

Um die Daten und Argumente zu verstehen, muss man weiterhin zumindest einige wenige Grundprinzipien wissenschaftlicher Untersuchungen kennen. Welche Beobachtungen kann man machen? Wie geht man beim Messen vor? Wie kann man Zusammenhänge finden und deren Stärke und Gewicht beurteilen?

Messen im Quer- und im Längsschnitt

Untersucht man den Zusammenhang von Fernsehkonsum mit anderen Messgrößen, die in der Forschung Variablen genannt werden, so kann man auf unterschiedliche Weise vorgehen. Am einfachsten durchzuführen sind so genannte *Querschnittstudien*. In diesen werden zu einem bestimmten Zeitpunkt sowohl der Fernsehkonsum als auch andere Variablen (z. B. das Körpergewicht oder der Cholesterinspiegel) bei Menschen einer bestimmten Gruppe erfasst.

Findet man in solchen Studien einen Zusammenhang (d. h. eine statistische Korrelation) zwischen Fernsehkonsum und beispielsweise Körpergewicht, so ist ein solcher Zusammenhang prinzipiell mit Vorsicht zu interpretieren. Keineswegs zeigt der Zusammenhang schon Ursache und Wirkung, also dass Fernsehen dick macht. Es könnte auch sein, dass dicke Menschen lieber fernsehen, und dass es aus diesem Grund einen Zusammenhang zwischen Fernsehkonsum und Übergewicht gibt. Eine Korrelation zwischen A und B kann also erstens heißen, dass A durch B verursacht wird oder zweitens B durch A. Zudem gibt es drittens noch die Möglichkeit, dass etwas ganz anderes, nennen wir es C, einen Einfluss sowohl auf A als auch auf B hat und es deswegen nur so scheint, dass A mit B zusammenhängt. Um bei unserem Beispiel zu bleiben: Unterschichtkinder, deren Mütter arbeiten müssen, könnten einerseits mehr Zeit vor dem Fernseher verbringen und andererseits vor allem ungesündere Nahrungsmittel (hochkalorische Snacks und Fast Food) zu sich nehmen. In diesem Falle wäre der Zusammenhang zwischen Fernsehkonsum und erhöhtem Körpergewicht zwar statistisch vorhanden, es würde sich aber gerade *nicht* um einen Zusammenhang der Ursache und Wirkung handeln. Wie kommt man hier weiter?

Eine Möglichkeit, die Richtung von Ursache und Wirkung bei solchen Zusammenhängen aufzuklären, besteht in *Längsschnittstudien*. Solche Studien sind keineswegs einfach durchzuführen, denn man muss hierzu die beteiligten Personen mehrfach – über Wochen, Monate, Jahre oder gar Jahrzehnte (!) – untersuchen. Man stelle sich einmal den Aufwand vor, den es bedeutet, bei z. B. tausend Kindern einerseits immer wieder den Fernsehkonsum zu erfassen und andererseits 20 oder 25 Jahre nach Beginn der Studie nochmals nachzuschauen, wie es um die Gesundheit dieser Menschen steht, die dann bereits erwachsen geworden sind. Die Leute ziehen um, manche versterben, und manche haben einfach keine Lust zu antworten. Und auch der Untersucher hat Probleme, denn er forscht über Jahrzehnte ohne vorzeigbares Ergebnis. Er steht beständig unter Rechtfertigungsdruck gegenüber Geldgebern, ob seine Forschung denn überhaupt sinnvoll und vielleicht nicht schon längst veraltet sei.

Fängt man eine solche Studie also mit tausend Probanden an, so hat man am Ende keineswegs tausend analysierbare Fälle. Was aber ist, wenn gerade diejenigen, die nicht mehr erfasst wurden (man spricht von *Drop-outs*), aus systematischen Gründen fehlen? Betrachten wir beispielsweise die Hypothese, dass der Fernsehkonsum im Kindesalter zu mehr Todesfällen bei Erwachsenen führt. Wenn der Untersucher bei der Längsschnittstudie die Probanden nach 15 Jahren nur zuhause aufsucht, dann wird er sich womöglich über nicht aufzufindende Studienteilnehmer und fehlende Daten beklagen. Wird den Ursachen für diese Drop-outs nicht weiter nachgegangen (vielleicht liegen sie ja alle auf dem Friedhof!), so würde die Analyse der Daten ergeben, dass kein Zusammenhang besteht. Man würde also schließen, dass das Fernsehen nicht zu gesundheitlichen Schäden führt. Und dieser Schluss wäre falsch, wie in diesem Kapitel sehr deutlich werden wird.

Das Beispiel mag trivial sein, soll jedoch aufzeigen, dass die Planung und Durchführung guter Untersuchungen durchaus eine Wissenschaft für sich ist; man kann sogar sagen, es hat etwas von einer Kunst. Es müssen viele Entscheidungen getroffen werden, für die man eine ungenügende Datenbasis hat (sonst bräuchte man die Untersuchung nicht zu machen). Der Forscher braucht daher so etwas wie eine „Nase" dafür, wo der Hase im Pfeffer liegt, wo die Dinge interessant sein könnten und welche Fragen man in zehn, 20 oder gar 30 Jahren vielleicht noch stellen wird. Hat er die Nase dafür nicht, wird seine Forschung dadurch zwar nicht falsch, sie wird aber langweilig und unwichtig.

Führt man sich den Aufwand und den erforderlichen sehr langen Atem der Forscher bei einer Längsschnittstudie vor Augen, so wird ersichtlich, welche große Leistung hinter manchen Studien steckt. Zuweilen gelang es tatsächlich, hunderte Probanden über mehr als zwei Jahrzehnte zu untersuchen. Ein solch beträchtlicher Aufwand lohnt sich jedoch, denn die in diesen Studien gewonnenen Daten sind durch nichts zu ersetzen, zumal dann, wenn die Ergebnisse zu konsequentem Handeln Anlass geben.

Supersize Me: Ursache und Wirkung im Experiment

Endgültige Klarheit im Hinblick auf die Zusammenhänge von Ursache und Wirkung gibt letztlich nur das Experiment. Der Film *Supersize Me*, in dem sich der Hauptdarsteller einen Monat lang von Fast Food ernährt und 12 kg zunimmt, verdeutlicht in drastischer Form, was ein Experiment – im Prinzip jedenfalls – ist.

Ein Experiment besteht ganz allgemein darin, dass man Variablen nicht nur misst, sondern auch kontrolliert *verändert*. Wenn ich einen Monat lang normal esse und nicht zunehme und dann einen Monat anders esse und zunehme, liegen Ursache und Wirkung ziemlich klar auf der Hand. Weil jedoch im Einzelfall noch immer nicht auszuschließen ist, dass andere Faktoren eine wichtige Rolle gespielt haben, macht eine einzige Beobachtung noch keine experimentelle Studie. Ich könnte beispielsweise im Februar 20 kg abgenommen haben, dann im März sehr viel Sport gemacht und bei einer Fast-Food-Kette gegessen und im April nur vegetarisch gelebt haben, ohne jeglichen Sport zu machen. Wenn ich im April dann 12 kg zugenommen hätte, wäre es falsch, zu schließen, dass vegetarische Kost dick macht.

Aus diesem Grund ist es wichtig, Experimente an Gruppen durchzuführen. Je größer diese sind, desto wahrscheinlicher ist es, dass sich lebensgeschichtlich-individuell bedingte Einzelheiten „herausmitteln". Zudem ist wichtig, möglichst viele Variablen, von denen man annehmen kann, dass sie einen Einfluss auf den Ausgang des Experiments haben, zu messen und damit in die Interpretation der Ergebnisse einzubeziehen.

Der eigentliche Punkt des Films sei an dieser Stelle ebenfalls kurz angesprochen: Im Jahr 2001 waren 65 % der erwachsenen amerikanischen Bevölkerung übergewichtig (noch 1994 waren es „nur" 56 %), und 31 % waren schlicht krankhaft zu dick, also fettleibig (1994 waren es 23 %). Man schätzt, dass im Jahr 2008 bei Weiterbestehen des gegenwärtigen Trends 39 % der Gesamtbevölkerung krankhaft übergewichtig sein werden (Hill et al. 2003; Ristow & Tschöp 2004).

Körpergewicht und Body Mass Index

Das Körpergewicht eines Menschen steht im Verhältnis zu seiner Größe. Normalgewicht, Übergewicht und Fettleibigkeit (die eindeutig krankhafte Steigerung von Übergewicht) werden daher anhand des so genannten *body mass index* (BMI) definiert. Dieser wird berechnet aus dem Körpergewicht geteilt durch das Quadrat der Körpergröße in Metern. Ist also beispielsweise jemand 180 cm groß und wiegt 80 kg, berechnet sich sein *body mass index* wie folgt:

$$\frac{80}{1,8^2} = 24,7 \,.$$

Bei einem BMI von 20 bis 25 liegt Normalgewicht vor. Die Person in unserem Beispiel wäre damit – gerade noch – normalgewichtig. Übergewicht ist beim erwachsenen Menschen definiert als BMI von 25 bis 30 und jeder Mensch mit einem BMI von über 30 wird als krankhaft übergewichtig oder fettleibig bezeichnet.

Wer schon einmal versucht hat abzunehmen weiß, wie schwierig es ist, Übergewicht zu reduzieren. Daher liegt heute das Hauptaugenmerk auf dessen Prävention, d. h. darauf, die Entstehung von Übergewicht von Anfang an zu vermeiden (Hill & Peters 1998; Robinson 2003). Und weil aus übergewichtigen Kindern oft dicke Erwachsene werden (siehe unten), sind Maßnahmen, die Übergewicht bei Kindern verhindern, im Hinblick auf den Gesundheitszustand der Gesamtbevölkerung von großer Bedeutung.

Bei Kindern lassen sich die Werte des BMI berechnen wie bei Erwachsenen, müssen jedoch noch zum Alter in Beziehung gesetzt werden, um Übergewicht oder Fettleibigkeit zu bestimmen (Cole 2003). Man definiert ein Kind dann als übergewichtig, wenn es einen höheren BMI aufweist als 85 % aller Kinder seiner Altersklasse.

Um die Veränderungen des Körpergewichts von Kindern über die Jahre hinweg zu untersuchen, muss man dann allerdings den Bezug konstant halten, sonst würde das Übergewicht einer Einzelperson davon abhängen, wie viel die anderen wiegen (wenn alle dick sind, wäre niemand mehr dick, weil Dicksein das statistisch Normale wäre). Dies ist medizinisch nicht sinnvoll. Daher erfolgte in den USA der Bezug auf die erste große Stichprobe (wobei man sich auf die älteste große Untersuchung von 1971 bis 1974 bezog) und wurde seither nicht verändert (Taubes 1998).

Man geht also davon aus, dass noch in den frühen 70er Jahren das Körpergewicht in etwa „normal" verteilt war (Abb. 2.1). Man muss leider die Daten aus den USA auch für den Rest der Welt verwenden, weil sich in der Vergangenheit kaum ein Land den Aufwand großer Längsschnittstudien zum Körpergewicht leisten konnte.

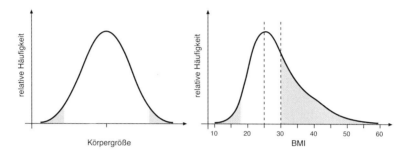

2.1 Körpergröße (links schematisch) und Körpergewicht (rechts; nach Hill et al. 2003, S. 853). Die Körpergröße ist eine statistisch (einigermaßen) normal verteilte Größe. Damit ist gemeint, dass es wenige ganz kleine (graue Fläche links), viele mittelgroße und wenige ganz große Menschen (graue Fläche rechts) gibt. Will man wissen, ob ein Kind zu groß ist, dann misst man die Körpergröße vieler Kinder in diesem Alter, hat damit die Verteilung der Körpergröße in dieser Altersklasse und definiert eine bestimmte Abweichung vom Mittelwert als „zu klein" oder „zu groß". Die Verteilung des Körpergewichts bzw. des BMI weicht erheblich von der Normalverteilung ab. Der Scheitelpunkt der Kurve liegt bei einem BMI von über 25 und sehr viele Menschen sind mit einem BMI von mehr als 30 fettleibig (graue Fläche rechts). Bei Kindern kann man ähnlich vorgehen. Bestimmt man den BMI von Kindern einer Altersgruppe, gibt es Extremwerte in der Verteilung, die man als Unter- bzw. Übergewicht definieren kann.

Als fettleibig gilt ein Kind, das einen höheren BMI als 95% aller Kinder der Alterklasse aufweist (Abb. 2.2). Nach diesen Definitionen ist heute in den USA ein Viertel aller Kinder übergewichtig oder sogar fettleibig (Troiano & Flegal 1998). Dort hat sich die Zahl übergewichtiger Kinder und Jugendlicher innerhalb von 20 Jahren in der Altersgruppe der Sechs- bis Elfjährigen verdoppelt und in der Altergruppe der 12- bis 17-Jährigen verdreifacht (Dietz 2004). Die Folgen sind drastisch:

„Zwischen 1979 und 1999 haben sich die Kosten für Krankenhausaufenthalte aufgrund von Erkrankungen, die mit Übergewicht in Zusammenhang stehen, wie beispielsweise Schlafapnoe und Erkrankungen der Gallenblase, bei den 6- bis 17-Jährigen verdreifacht" (Dietz 2004, S. 855).

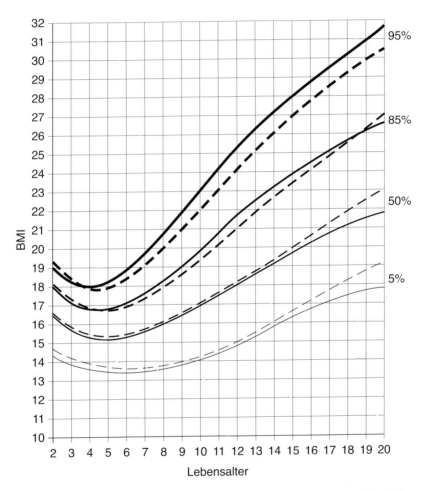

2.2 BMI für Mädchen (durchgezogene Linien) und Jungen (gestrichelte Linien) in Abhängigkeit vom Lebensalter (nach Lahti-Koski & Gill 2004, S. 9f). Dargestellt ist jeweils die fünfte, fünfzigste, fünfundachtzigste und fünfundneunzigste Perzentile. Die Linien geben jeweils an, wie viel Prozent der Kinder bei einem bestimmten Alter einen höheren BMI haben als 5%, 50%, 85% oder 95% der Kinder der Vergleichsgruppe. Kinder, die über der 85%-Linie liegen, haben Übergewicht, wer über 95% liegt, ist krankhaft fettleibig.

Entsprechende Zahlen für deutsche Kinder im Alter von fünf bis sechs Jahren wurden von Kalies und Mitarbeitern (2002) für den Zeitraum von 1982 bis 1997 vorgelegt. Danach sind 11 % der Jungen und 13,6 % der Mädchen übergewichtig und jeweils 2,8 % fettleibig. Im Vergleich zu 1982 war 1997 ein Anstieg von 45 % bei den Jungen und von 43 % bei den Mädchen zu verzeichnen. Für einzelne Bundesländer liegen ebenfalls Zahlen vor: In Brandenburg waren im Jahr 1999 bei Schulbeginn 5,8 % der Jungen und 4,9 % der Mädchen fettleibig, in Hamburg waren im Jahr 1998 bei den 13- bis 15-Jährigen 5,2 % der Jungen und 6,4 % der Mädchen fettleibig (Böhler 2004).

Neueste Daten wurden auf dem Kongress für Kinder- und Jugendmedizin in Weimar vorgestellt. Laut den Ergebnissen aus 227 Kinder- und Jugendarztpraxen sind deutschlandweit derzeit (2004) 6,9 % der Jungen und 7,1 % der Mädchen fettleibig. Dass Übergewicht und krankhafte Dickleibigkeit nicht nur in manchen Ländern vorkommen, sondern mittlerweile die Ausmaße einer weltweiten Epidemie angenommen haben, zeigt Tabelle 2.1.

Macht Fernsehen dick?

Bereits vor 20 Jahren wurde im amerikanischen Kinderheilkundefachjournal *Pediatrics* die Frage aufgeworfen, ob Fernsehkonsum zu Fettleibigkeit führen kann (Dietz & Gortmaker 1984, 1985). Für ihren Forschungsbericht, der mit *Do we fatten our children at the television set?* überschrieben ist, hatten die Autoren Daten von 6.965 Kindern im Alter von sechs bis elf Jahren und von 6.671 Jugendlichen im Alter von zwölf bis 17 Jahren ausgewertet. Die Datenerhebung erfolgte zu verschiedenen Zeitpunkten, sodass in 2.153 Fällen die Befragten dieselben waren. Hierdurch war auch ein Vergleich im Längsschnitt, d.h. über die Zeit hinweg, möglich. Man konnte also nicht nur im Querschnitt nachsehen, ob derjenige, der dick ist, viel fernsieht, sondern auch untersuchen, ob derjenige, der als Kind viel ferngesehen hat, auch einige Jahre später als Jugendlicher dick ist.

Um es kurz zu machen: Die Antwort der Studie auf diese Fragen lautete eindeutig „Ja". Selbst wenn man andere Variablen, die vielleicht einen Einfluss haben könnten, mitberücksichtigte und mittels

Körperliche Gesundheit **21**

Tabelle 2.1 Prävalenz von Übergewicht und Fettleibigkeit sowie jährlicher durchschnittlicher Anstieg des Übergewichts im Beobachtungszeitraum (nach Ege & von Kries 2004, S. 42f, Bellizzi et al. 2003, S. 26 sowie Kain et al. 2003). (m)=Jungen, (w)=Mädchen

Land, Jahr	Alter	Übergewicht (%)	Anstieg (%/Jahr)	Fettleibigkeit (%)
Ägypten, 2000	0–5	8,6	15	
Australien, 1995	4–6	10,4 (m) 15,3 (w)	3,5	3,0 (m) 4,2 (w)
Brasilien, 1997	6–9	12 (m) 17 (w)	11	
Chile, 2000	6			14,7 (m) 15,8 (w)
China, 1997	6–9 10–18	11,3 6,2	3	
Deutschland, 1997	5–6	11 (m) 13,6 (w)	3	2,8 (m) 2,8 (w)
Dominikanische Republik, 1996	0–5	4,9	7	
England, 2001	4–11	9 (m) 13,5 (w)	4	1,7 (m) 2,6 (w)
Holland, 2003	10	4,5 (m) 6,7 (w)		0 (m) 0,6 (w)
Italien, 2003	10	22,2 (m) 23,3 (w)		7,5 (m) 8,1 (w)
Ghana, 1996	0–3	1,9	21	
Haiti, 1995	0–5	2,8	28	
Japan, 1996	6 12	4,5 10,5 (m) 8 (w)	11	
Marokko, 1992	0–5	6,8	25	
Russland, 1998	6–9 10–18	10,2 8,5	9	
USA, 1994	6–9 10–18	22 27,3	4	
USA, 2000	2–5 6–11 12–19	20,6 30,3 30,4		10,4 15,3 15,5

statistischer Verfahren aus den Ergebnissen „herausrechnete", blieb der Zusammenhang zwischen Fernsehkonsum und Fettleibigkeit erhalten. Es lag also nicht am sozioökonomischen Status der Familie, an der Herkunft der Eltern, an der Bevölkerungsdichte oder an einer zuvor bereits bestehenden Fettleibigkeit. Vielmehr lieferte die Studie erstmals sehr deutliche Hinweise darauf, dass das Fernsehen zu Übergewicht führt.

„Eine Studie ist keine Studie", sagt der Skeptiker. Es ist daher von Bedeutung, dass es nicht bei der einen bereits genannten Studie geblieben ist, sondern dass mittlerweile etwa 50 (!) entsprechende Studien durchgeführt wurden, deren Ergebnis letztlich immer wieder das gleiche war (vgl. Ludwig & Gortmaker 2004). Tabelle 2.2 gibt eine Übersicht hierzu.

Ein Blick auf einige dieser Studien lohnt sich, weil sie die Vielschichtigkeit des Problems „Fernsehen und Übergewicht" verdeutlichen können. So fand eine Längsschnittstudie (Gortmaker et al. 1996) an 746 Kindern und Jugendlichen im Alter von zehn bis 15 Jahren eine klare Dosisabhängigkeit des Körpergewichts von der Zeit vor dem Fernseher. Sowohl der Anteil der Übergewichtigen zu einem bestimmten Zeitpunkt (Prävalenz; Abb. 2.3) als auch der Anteil der neu hinzugekommenen Übergewichtigen innerhalb des Beobachtungszeitraums von vier Jahren (Inzidenz; Abb. 2.4) nahmen mit der Zeit, die täglich vor dem Fernseher verbracht wurde, signifikant zu.

Man untersuchte sogar den umgekehrten Fall: die Auswirkung des Fernsehkonsums auf die Wahrscheinlichkeit, dass ein zuvor übergewichtiges Kind zu einem normalgewichtigen Jugendlichen heranwächst. Aufgrund der geringen Zahl dieser Fälle fand man hier nur einen statistischen Trend: Je weniger Zeit die Kinder mit Fernsehen zubrachten, desto größer war die Chance, dass sie ihr Übergewicht vier Jahre später verloren hatten.

> „Die Wahrscheinlichkeit, übergewichtig zu werden, nimmt mit jeder zusätzlichen Stunde Fernsehen pro Tag um den Faktor 1,2 zu [… und die] Wahrscheinlichkeit, übergewichtig zu bleiben nimmt mit jeder zusätzlichen Stunde Fernsehen/Tag um den Faktor 1,3 zu", kommentieren Gortmaker et al. (1996, S. 360) ihre Ergebnisse.

Körperliche Gesundheit **23**

Tabelle 2.2 Studien zum Zusammenhang von Fernseh- und Videokonsum und Überge-wicht bei Kindern und Jugendlichen (N: Anzahl, D: Design, L: Längsschnitt, Q: Quer-schnitt, Alter in Jahren)

Land	N	Alter	D	Zusammenhang zwischen	Referenz
USA	2831	6	Q	Übergewicht und Videospielen (Mädchen); Jungen: komplexer kurvilinearer Zusammenhang	Vandewater et al. 2004
USA		6–16	Q	Fernsehkonsum und BMI bei Kindern und Jugendlichen: signifikant	Storey et al. 2003
Mexi-ko	712	9–16	Q	Fernsehkonsum und Körperge-wicht bei Kindern und Jugendli-chen: signifikant	Hernandez et al. 1999
China	1.385	6–11	Q	kein Zusammenhang (Daten von 1997)	Waller et al. 2003
China	9.356	4–16	Q	deutlicher Zusammenhang (Daten von 2000)	Ma et al. 2002
Brasi-lien	446	7–10	Q	Fernsehkonsum und Körperge-wicht bei Kindern: signifikant	Da Costa Ribeiro et al. 2003
Kana-da	7.216	7–11	Q	Fernseh- und Videospiele-Kon-sum und Körpergewicht bei Kin-dern: signifikant (Daten von 1994)	Tremblay & Willms 2003
USA	106	4	L	Fernsehkonsum über die Kindheit und BMI im Alter von 11 Jahren: signifikant	Proctor et al. 2003
USA	671 Mäd-chen	12,4	Q L 279	Fernsehkonsum und Übergewicht bei Mädchen	Robinson et al. 1993
USA	4.069	8–16	Q	Fernsehkonsum und Körperge-wicht: bei Mädchen signifikant, bei Jungen nur numerisch, nicht signifikant	Crespo et al. 2001
USA		9–12		Fernsehkonsum und Computer-gebrauch und BMI bei Kindern: signifikant	Arluk et al. 2003

24 Vorsicht Bildschirm

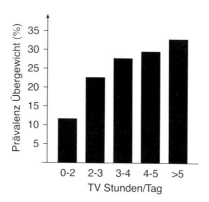

2.3 Prozentualer Anteil der übergewichtigen Kinder (Prävalenz) in Abhängigkeit vom täglichen Fernsehkonsum (nach Daten von Gortmaker et al. 1996)

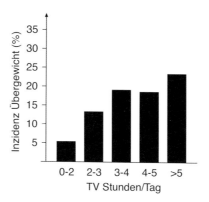

2.4 Prozentualer Anteil der neu hinzugekommenen übergewichtigen Kinder (Inzidenz) in Abhängigkeit vom täglichen Fernsehkonsum im Verlauf des Beobachtungszeitraums von 1986 bis 1990 (nach Daten von Gortmaker et al. 1996)

Was ist nun mit dem Einwand, dass Dicke eben lieber fernsehen? Könnten nicht Ursache und Wirkung genau andersherum liegen als hier behauptet? Da die Studie als Längsschnittstudie (also über die Zeit hinweg) angelegt und die Datenlage sehr klar war, ließen sich hierzu eindeutige Aussagen machen: Gortmaker und Mitarbeiter analysierten ihre Daten dahingehend, ob Übergewicht zum ersten Messzeitpunkt (d.h. im Jahr 1986) sich auf den Fernsehkonsum im

Jahr 1990 auswirkte. Die Analyse der Daten zeigte hier keinen Zusammenhang. Damit war in dieser Untersuchung klar, dass die Kausalität ganz eindeutig vom Fernsehen auf das Übergewicht geht. Wer zu viel fernsieht, wird dick.

Da sich in der Studie ebenfalls herausstellte, dass nur 11 % der untersuchten Kinder und Jugendlichen weniger als zwei Stunden täglich vor dem Fernseher verbrachten (und die übrigen 89 % täglich mehr als zwei Stunden ferngesehen hatten), folgern die Autoren mit Recht, dass in den USA die meisten Kinder und Jugendlichen von den Empfehlungen der nationalen Akademie für Kinderheilkunde *(American Academy of Pediatrics)* profitieren könnten. Diese lautet, dass Kinder täglich höchstens zwei Stunden fernsehen sollten.

Solche Zusammenhänge gelten nicht nur für die USA, wie aus Tabelle 2.2. hervorgeht. Die für Deutschland vorliegenden Daten zeigen Folgendes: Verbringen Vorschulkinder mehr als zwei Stunden täglich vor elektronischen Bildschirm-Medien, dann erhöht sich ihr relatives Risiko, übergewichtig zu werden, um 70 % (Kalies et al. 2001).

Interessant ist in diesem Zusammenhang die Entwicklung im bevölkerungsreichsten Land der Erde. China schien zunächst eines der wenigen Länder zu sein, das die Probleme übergewichtiger Kinder und Jugendlicher nicht kennt. Noch 1997 schauten nur 8 % von 2.675 untersuchten Kindern in China im mittleren Alter von 11,5 Jahren mehr als zwei Stunden täglich fern. Weniger als 1 % sahen mehr als vier Stunden fern. Zudem waren die Kinder mit dem Fahrrad unterwegs und verbrachten darüber hinaus Zeit mit moderater körperlicher Aktivität (vgl. Tudor-Locke et al. 2003). Entsprechend fand sich in diesen Daten aus dem Jahr 1997 des *China Health National Survey* noch kein Zusammenhang zwischen Fernsehkonsum und Körpergewicht. Der Konsum von Snacks machte gerade einmal 0,9 % der Energieaufnahme chinesischer Kinder aus und war daher unbedeutend (Waller et al. 2003).

Diese Situation hat sich jedoch mittlerweile geändert. Lag die Anzahl der Fernsehgeräte pro 100 Haushalte in China noch im Jahr 1985 bei 17,2, so erhöhte sich diese Zahl auf 111,6 im Jahr 1999 (Ma 2003). Ma und Mitarbeiter fanden dem entsprechend im Jahr 2000 (also lediglich drei Jahre später!) in einer großen Studie einen deutlichen Zusammenhang von Fernsehkonsum und Übergewicht (Abb. 2.5), der bei Mädchen ausgeprägter war als bei Jungen. Obwohl die Absolutwerte des Übergewichts damit in China noch wesentlich geringer sind als in den USA, ist der Trend Besorgnis erregend. Bedenkt man zudem, dass es sich bei der Prävalenz um prozentuale Angaben handelt, die auf die Gesamtbevölkerung (einer bestimmten Altersklasse) bezogen sind, dann wird deutlich, dass – *in absoluten Zahlen* (d.h. bei Multiplikation der Prozentwerte mit der Anzahl der Menschen in der Altersklasse) – China die USA im Hinblick auf übergewichtige Kinder mittlerweile überholt hat!

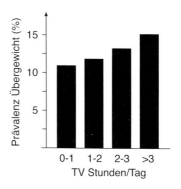

2.5 Prozentualer Anteil der übergewichtigen Kinder (Prävalenz) in Abhängigkeit vom täglichen Fernsehkonsum in China (nach Daten von Ma et al. 2002). Beim Vergleich mit den Daten aus Abbildung 2.3 ist die unterschiedliche Skalierung zu beachten.

Übergewicht in der Kindheit wirkt sich auf verschiedene Weise ungünstig aus. Am wichtigsten dürfte sein, dass nach einer großen Studie (*Bogalusa Heart Study*; vgl. Friedman et al. 2001) an Kindern und Jugendlichen im Alter von zwei bis 17 Jahren eine Nachuntersuchung etwa 17 Jahre später (im Alter zwischen 18 und 37 Jahren) ergab, dass 77% der fettleibigen Kinder (BMI > 95%; Abb. 2.2) als Erwachsene ebenfalls fettleibig (BMI > 30kg/m^2) waren. Auch eine Kieler Studie (*Kiel Obesity Prevention Study, KOPS*) hatte zum Ergebnis, dass 87,5% der übergewichtigen oder fettleibigen Kinder (fünf bis sieben Jahre) in der Pubertät noch immer übergewichtig oder fettleibig waren (Müller et al. 2004). Es erfolgt also ein nicht unwesentlicher

Transfer des Übergewichts von der Kindheit ins Erwachsenenalter (Hauner 2004).

Bis heute liegen leider noch keine gesundheitsökonomischen Studien vor, mit deren Hilfe sich die Auswirkungen kindlichen Übergewichts genau darstellen lassen (Stratmann et al. 2000; Böhler 2004). Man ist daher bei der Abschätzung der langfristigen Folgen des Übergewichts und der Dickleibigkeit bei Kindern auf indirekte Daten und Modellrechnungen angewiesen (siehe unten).

Übergewicht und Dickleibigkeit stellen nicht nur selbst einen Risikofaktor für sehr viele Erkrankungen dar, sondern bedingen zudem die Entstehung weiterer Risikofaktoren, unter denen ein erhöhter Cholesterinspiegel, ein erhöhter Blutzuckerspiegel und ein erhöhter Blutdruck die wichtigsten sind (Zwiauer 2004; Freedman 2004; Freedman et al. 2003; Freedman et al. 2002).

Risikofaktor Cholesterin

Das Molekül Cholesterin ist ein Bestandteil von Zellmembranen und wird im Körper für die Synthese mancher Hormone und von Gallensäure gebraucht. Es ist deswegen so bekannt, weil seine Konzentration im Blutplasma einen Risikofaktor für die Entstehung von Arteriosklerose darstellt. Diese Verhärtung der Blutgefäßwände wiederum ist wesentliche Ursache für Durchblutungsstörungen von Herz oder Gehirn, die als Herzinfarkt oder Schlaganfall bekannt sind. Zu viel Cholesterin im Blut ist daher ungesund, und ein erhöhter „Cholesterinspiegel" – als Richtgröße gilt ein Wert von über 200 mg/dl (zwei Gramm Cholesterin je Liter Blutplasma) – ist langfristig ungesund.

Wer aber denkt beim Thema Fernsehen schon an den Cholesterinspiegel? Glücklicherweise gab es einige Ärzte, die diesem Zusammenhang nachgegangen sind. Dies hat seinen Sinn unter anderem deswegen, weil der Prozess der Arteriosklerose bereits in der Kindheit beginnen kann. Hierfür hatte man seit langem Hinweise aus Obduktionsberichten junger, in Kriegen gefallener Soldaten. Eine Studie aus dem Jahre 1998 an 93 Kindern und jungen Erwachsenen, die (meist durch Unfälle) verstorben waren und obduziert wurden, bestätigte diese älteren Befunde. Zeichen einer beginnenden Arteriosklerose waren umso deutlicher vorhanden, je mehr kardiovaskuläre Risikofaktoren vorhanden waren (Tabelle 2.3). Der Krankheitsprozess der Arteriosklerose beginnt also bereits in der Kindheit und Jugend. Daher muss man einen erhöhten Cholesterinspiegel gerade in jungen Jahren besonders ernst nehmen.

Tabelle 2.3 Fettige Auflagerungen (*fatty streaks*) der Innenfläche der Körperhauptschlagader (Intima der Aorta) in Abhängigkeit von der Anzahl vorliegender Risikofaktoren für Herz-Kreislauferkrankungen. Angegeben ist die von den Auflagerungen bedeckte Fläche in Prozent der gesamten Innenfläche (nach Berenson et al. 1998)

Anzahl der Risikofaktoren	Größe der Fläche mit Ablagerungen in Prozent der Gesamtfläche
0	19,1
1	30,3
2	37,95
3 oder 4	35,0

Nathan Wong und Mitarbeiter (1992) vom kardiologischen Präventionsprogramm der Universität von Kalifornien, Irvine, untersuchten 1.081 Kinder und Jugendliche im Alter von zwei bis 20 Jahren (mittleres Alter 7,4 Jahre) im Hinblick auf deren Fernsehgewohnheiten, ihre sportlichen Aktivitäten, ihre Ernährungsgewohnheiten und ihre erbliche Belastung mit Fettstoffwechselstörungen und Herzinfarkten. Gemessen wurden also u. a. Fernsehkonsum und Cholesterinspiegel. Im Einzelnen betrug das relative Risiko, einen erhöhten Cholesterinspiegel zu haben, bei genetischer Belastung mit Fettstoffwechselstörungen 1,6. Dies bedeutet, dass ein Mensch mit erblicher Neigung zu Fettstoffwechselstörungen 1,6 mal eher einen erhöhten Cholesterinspiegel hat als ein Mensch ohne erbliche Belastung. Bei zwei bis vier Stunden Fernsehkonsum lag das relative Risiko hingegen bei 2,2; bei mehr als vier Stunden Fernsehen sogar bei 4,8 (jeweils verglichen mit Kindern und Jugendlichen, die weniger als zwei Stunden täglich vor dem Fernseher verbrachten). Zum Erstaunen der Forscher ergab die Studie damit, dass von allen untersuchten Einflussfaktoren der Fernsehkonsum den deutlichsten Zusammenhang mit dem Cholesterinspiegel aufwies.

Tausend Kinder als Erwachsene

Im Sommer 2004 wurde eine Längsschnittstudie zu den körperlichen Auswirkungen des Fernsehens publiziert, die alle zuvor veröffentlichten Untersuchungen in den Schatten stellt, wenn man sich den Aufwand und den erforderlichen sehr langen Atem der Forscher vor Augen führt. Robert Hancox und Mitarbeiter (2004) führten eine so genannte prospektive Geburtskohortenstudie durch. Hierzu wurden zunächst alle Kinder erfasst, die im neuseeländischen Dunedin, einer Stadt auf der Südinsel, vom April 1972 bis März 1973 geboren worden waren (vgl. Silva & Stanton 1996). Als die Kinder drei Jahre alt waren, wurden die Familien erstmals befragt, wodurch man eine Gruppengröße von 1.037 Kindern erhielt. In weiteren Abständen von zwei bis drei Jahren (d. h. im Alter von 5, 7, 9, 11, 13, 15, 18 und 21 Jahren) wurden dann weitere Befragungen durchgeführt. Zuletzt geschah dies im Alter von 26 Jahren, wo es immerhin gelang, 980 (96%) der 1.019 noch lebenden Teilnehmer der Studie zu untersuchen.

Als die Kinder fünf, sieben, neun und elf Jahre alt waren, wurden die Eltern nach der Zeit des durchschnittlichen Fernsehkonsums an einem Wochentag befragt. Bei den späteren Befragungen im Alter von 13, 15 und 21 Jahren wurden die Teilnehmer selbst zu ihrem Fernsehkonsum an Wochentagen und an Wochenenden befragt. Aus diesen Daten wurde die mittlere Fernsehdauer zwischen fünf und 15 Jahren berechnet. Darüber hinaus wurde der Fernsehkonsum für die Zeiträume Kindheit (fünf bis elf Jahre) und Jugend (13 bis 15 Jahre) separat berechnet.

Im Alter von 26 Jahren wurde der Gesundheitszustand durch die Bestimmung einer Reihe von Variablen erfasst, wie beispielsweise Körpergröße, Gewicht, Blutdruck, Belastung auf dem Fahrradergometer sowie verschiedene Laborwerte im Blut. Mittels eines Fragebogens wurde zudem der sozioökonomische Status der Herkunftsfamilie (berechnet als Mittelwert der Beurteilungen zwischen der Geburt und dem Alter von 15 Jahren) erfasst, und im Alter von 15 Jahren wurde mittels eines weiteren Fragebogens die körperliche Aktivität gemessen. Weiterhin waren bereits im Alter von drei bzw. fünf Jahren der BMI der Kinder bestimmt worden. Auch der BMI der Eltern war gemessen worden, als die Kinder elf Jahre alt waren. Zudem wurden die Rauchergewohnheiten der Eltern erfasst, als die Kinder neun, elf und 13 Jahre alt waren. Der Fernsehkonsum der Kinder im Alter zwischen fünf und 15 Jahren korrelierte mit geringerem sozioökonomischen Status, vermehrtem Rauchen der Eltern, höherer Fettleibigkeit der Eltern und einem größeren BMI im Alter von fünf Jahren.

Im Hinblick auf den Bildschirm-Medienkonsum wurde Folgendes festgestellt: Je länger die Kinder in Kindheit und Jugend (also im Alter zwischen fünf und 15 Jahren) vor dem Fernseher saßen, desto größer war ihr BMI (Abb. 2.6). Man konnte weiterhin berechnen, dass 17% des Übergewichts der Erwachsenen auf das Konto des Fernsehkonsums in der Kindheit gingen. Dieses Ergebnis ist aus mehreren Gründen von besonderer Bedeutung. Zunächst ist die Studie der neuseeländischen Forscher aufgrund der großen Zahl der Fälle und des methodischen Aufwands wichtig. Vor allem jedoch der Längsschnittcharakter der Daten machen diese wertvoll: Es geht hier nicht um Querschnittsdaten (also die Messung von Gewicht oder BMI und die Erfassung der Fernsehgewohnheiten), sondern um die langfristigen Konsequenzen des Fernsehkonsums in der Kindheit für den Gesundheitszustand von Erwachsenen. Die Daten haben damit wesentlich mehr Gewicht als Ergebnisse von Querschnittstudien.

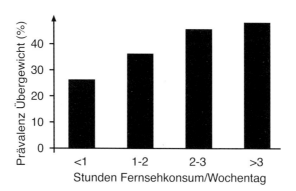

2.6 Prävalenz des Risikofaktors *Übergewicht* in Abhängigkeit vom täglichen Fernsehkonsum an einem Wochentag im Alter von 5 bis 15 Jahren (gemittelt über mehrere Einzelbeobachtungen zu verschiedenen Zeitpunkten). Die relativen Gruppengrößen betrugen 6,8% (<1 Stunde), 32,2% (1 bis 2 Stunden), 40,9% (2 bis 3 Stunden) und 20,2% (mehr als 3 Stunden). Die Unterschiede des Übergewichts zwischen den Fernsehkonsum-Gruppen sind mit einer Irrtumswahrscheinlichkeit p=0,0001 hoch signifikant.

Weitere Ergebnisse der Studie waren unter anderem, dass auch die körperliche Fitness der Erwachsenen vom Fernsehkonsum in der Kindheit abhängig war. Je länger die Menschen als Kind vor dem Fernseher saßen, desto geringer war ihre körperliche Belastbarkeit auf dem Fahrradergometer (Abb. 2.7).

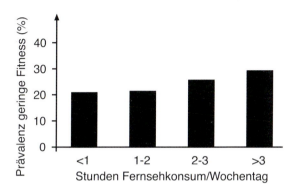

2.7 Prävalenz des Risikofaktors *geringe körperliche Fitness* in Abhängigkeit vom täglichen Fernsehkonsum an einem Wochentag im Alter von 5 bis 15 Jahren (gemittelt über mehrere Einzelbeobachtungen zu verschiedenen Zeitpunkten). Relative Gruppengrößen wie in Abbildung 2.6. Die Unterschiede der geringen körperlichen Fitness zwischen den Fernsehkonsum-Gruppen sind mit p = 0,0432 signifikant.

Auch der Serumcholesterinspiegel der Erwachsenen hing mit dem Fernsehkonsum in der Kindheit zusammen: Je länger in Kindheit und Jugend vor dem Fernseher gesessen wurde, desto höher lag die Wahrscheinlichkeit eines erhöhten Cholesterinspiegels im Serum der Erwachsenen (Abb. 2.8) und desto größer war sogar die Wahrscheinlichkeit, dass sie mit 26 Jahren rauchten (Abb. 2.9).

Wie beim Übergewicht wurde der Effekt beim Rauchen mit ebenfalls 17% berechnet. Anzumerken ist hierzu, dass in Neuseeland bereits seit 1963 – vor Beginn der Studie – Fernsehwerbung für Zigaretten verboten ist (http://www.healthnz.co.nz/h_chron.htm). Wie kann Fernsehkonsum dann überhaupt einen Effekt auf das Rauchen haben? – Um diese Frage zu beantworten, ist es wichtig, sich zu verdeutlichen, dass Bildschirm-Medien das Verhalten der Menschen nicht nur über die Werbung beeinflussen, sondern auch über das aus-

32 Vorsicht Bildschirm

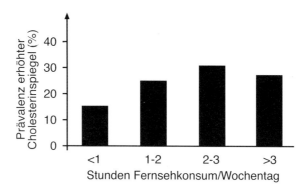

2.8 Prävalenz des Risikofaktors *erhöhter Cholesterinspiegel* in Abhängigkeit vom täglichen Fernsehkonsum an einem Wochentag im Alter von 5 bis 15 Jahren (gemittelt über mehrere Einzelbeobachtungen zu verschiedenen Zeitpunkten). Relative Gruppengrößen wie in Abbildung 2.6. Die Unterschiede des erhöhten Cholesterinspiegels zwischen den Fernsehkonsum-Gruppen sind mit p=0,0321 signifikant.

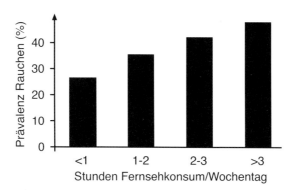

2.9 Prävalenz des Risikofaktors *Rauchen* in Abhängigkeit vom täglichen Fernsehkonsum an einem Wochentag im Alter von 5 bis 15 Jahren (gemittelt über mehrere Einzelbeobachtungen zu verschiedenen Zeitpunkten). Aus den Daten ließ sich wie beim Übergewicht berechnen, dass 17% der Rauchgewohnheiten der Erwachsenen auf das Konto des Fernsehkonsums in der Kindheit gingen. Relative Gruppengrößen wie in Abbildung 2.6. Die Unterschiede im Hinblick auf das Rauchen zwischen den Fernsehkonsum-Gruppen sind mit p=0,0002 hoch signifikant.

gestrahlte Programm (vgl. hierzu auch Kapitel 4). Indirekt wird immer dann für das Rauchen geworben, wenn sich der Held im Western oder Krimi oder auch in der Familienkomödie eine Zigarette ansteckt. Dies kommt entsprechenden Untersuchungen zufolge recht häufig vor, insbesondere dann, wenn direkte Werbung verboten wird.

Der Zusammenhang zwischen Fernsehkonsum und BMI, körperlicher Fitness, Cholesterinspiegel und Rauchen blieb selbst dann bestehen, wenn man den sozioökonomischen Status der Kinder statistisch aus den Daten herausrechnete. Und selbst dann, wenn man den BMI der Kinder im Alter von fünf Jahren *und* den BMI der Eltern herausrechnete, blieb der Zusammenhang zwischen Fernsehkonsum in Kindheit und Jugend einerseits und BMI im Alter von 26 Jahren andererseits bestehen. Mit anderen Worten: Es sind weder die dicken Eltern noch das schon vorbestehende eigene Übergewicht als Kleinkind für den Zusammenhang von Fernsehen in der Kindheit und Übergewicht im Erwachsenenalter verantwortlich.

Die Studie zeigt damit, dass der Fernsehkonsum in Kindheit und Jugend die Anzahl der im Alter von 26 Jahren bestehenden Gesundheitsrisikofaktoren deutlich erhöht. Zu diesem Lebenszeitpunkt haben diese sich zwar noch nicht messbar negativ ausgewirkt, entfalten jedoch ihre ungünstigen Effekte und führen langfristig – dies ist heute sehr gut erforscht – zu Krankheit und Tod (siehe unten).

Risikofaktor Bluthochdruck

Übergewicht bei Kindern führt zu einer etwa dreifach erhöhten Wahrscheinlichkeit, bereits als Kind an Bluthochdruck zu erkranken (Sorof & Daniels 2002). Man weiß zudem aus Längsschnittstudien zu den Folgen des Übergewichts bei Kindern, dass es häufig zu Bluthochdruck im Erwachsenenalter führt (Hauner 2004).

In der oben diskutierten Studie von Hancox et al. (2004) fand sich kein Zusammenhang zwischen Fernsehkonsum und Blutdruck. Dies ist insofern nicht unerwartet, als ein erhöhter Blutdruck sich als Folge von Übergewicht oft erst nach dem dritten Lebensjahrzehnt manifestiert. Man muss ferner zu bedenken geben, dass im vergangenen Jahrzehnt auch bei Kindern und Jugendlichen eine Steigerung der Häufigkeit des Bluthochdrucks zu verzeichnen war, was zumindest teilweise mit einem vermehrten Vorkommen von Übergewicht zu erklären ist

(Muntner et al. 2004). Man kann also insgesamt davon ausgehen, dass sich in der Studie von Hancox et al. (2004) der Effekt des Fernsehens auf den Blutdruck *noch nicht* zeigt, weil der Fernsehkonsum sich via Übergewicht auf den Blutdruck auswirkt und die entsprechenden Effekte noch nicht zum Durchschlagen kamen.

Studien, die an Erwachsenen durchgeführt wurden, zeigten entsprechend einen solchen Zusammenhang. In einer großen epidemiologischen Untersuchung zu den Risikofaktoren von Herz-Kreislauferkrankungen (*EPIC-Norfolk-Studie*; vgl. Jakes et al. 2003) an insgesamt 15.515 Männern und Frauen im Alter von 45 bis 74 Jahren war der Fernsehkonsum mit Übergewicht, hohem Blutdruck und erhöhten Blutfetten assoziiert. Dieser Zusammenhang blieb auch dann noch bestehen, wenn man Alter, Rauchgewohnheiten, Alkoholkonsum, eine Bluthochdruckbehandlung sowie körperliche Aktivität aus den Daten „herausrechnete".

Dass diese Zusammenhänge auch anderswo auf dem Erdball gelten, zeigt eine Studie an 724 Frauen im Alter von 20 bis 59 Jahren aus Hanoi, Vietnam. Auch hier ergab sich ein klarer Zusammenhang zwischen Fernsehkonsum und Übergewicht sowie zwischen Übergewicht und Bluthochdruck (Hop & Xuan 2004).

Warum macht Fernsehen dick? Die Wirkungsmechanismen

Es ist eine Sache, einen Zusammenhang aufzudecken und eine zweite, den Zusammenhang zu erklären. Dass das Fernsehen dick macht, ist durch die Ergebnisse der genannten Studien nachgewiesen. Es bleibt aber die Frage: Warum macht das Fernsehen dick? Es geht hier um das, was in der Medizin im Hinblick auf die Wirkung eines Medikaments als *Wirkungsmechanismus* bezeichnet wird. Auch im medizinischen Bereich weiß man oft, *dass* eine Substanz X bei der Krankheit Y wirkt. *Warum* dies der Fall ist, weiß man jedoch keineswegs immer.

In der Literatur werden für die gesundheitsschädlichen Wirkungen des Fernsehens drei Mechanismen diskutiert (vgl. Ludwig & Gordmaker 2004): (1) Die vor dem Bildschirm verbrachte Zeit geht auf Kosten der Zeit körperlicher Aktivität. (2) Das Fernsehen hat ungünstige Auswirkungen auf die Ernährungsgewohnheiten (während des Fernsehens und danach). (3) Der Energieverbrauch ist beim Fernsehen geringer als bei anderen Tätigkeiten. Betrachten wir diese Mechanismen genauer.

Zu (1) Die bildschirmbedingte Sofa-Kartoffel

Wer vor dem Bildschirm hockt, rennt nicht draußen herum. Dieser einfache Zusammenhang fällt den meisten Menschen als Erstes ein, wenn sie über Fernsehen und Übergewicht diskutieren. Im angloamerikanischen Sprachraum spricht man von der *couch potato* (Sofa-Kartoffel) als einer dicken Person, die viel Zeit (halb-)liegend auf dem Sofa verbringt.

Was die wissenschaftlichen Daten anbelangt, ist dieser Mechanismus jedoch derjenige, zu dem es am wenigsten Studien gibt. Und die wenigen Studien, die es gibt, legen nur einen schwachen Zusammenhang nahe. So fanden weder Andersen und Mitarbeiter (1998) noch Crespo und Mitarbeiter (2001) in großen, in den USA durchgeführten nationalen Erhebungen einen Zusammenhang zwischen körperlicher Aktivität und Übergewicht (obwohl in beiden Studien ein Zusammenhang zwischen Fernsehen und Übergewicht klar nachgewiesen wurde). Eine Längsschnittstudie (Berkey et al. 2000) fand dagegen einen Zusammenhang von gesteigerter körperlicher Aktivität und geringerem BMI; er war jedoch kleiner als der zwischen Fernsehkonsum und erhöhtem BMI.

Am deutlichsten gegen den Sofa-Kartoffel-Mechanismus sprechen die Ergebnisse einer experimentellen Interventionsstudie. Thomas N. Robinson (1999) von der Abteilung für Kinderheilkunde an der kalifornischen Stanford-Universität führte sie von September 1996 bis April 1997 an insgesamt 198 Dritt- und Viertklässlern durch (vgl. auch Robinson 2003). Er wollte herausfinden, ob man das Übergewicht von Schulkindern dadurch verringern kann, dass man ihnen beibringt, weniger Zeit mit Fernsehen, Video und Videospielen zu verbringen. Zwei vergleichbare Schulen eines Schulbezirks wurden ausgewählt, alle Beteiligten verpflichteten sich zum Mitmachen, und dann wurde per Zufall entschieden, an welcher Schule das Programm durchgeführt wurde. Es bestand in 18 Schulstunden zu je 30 bis 50

Minuten, die vom regulären Lehrer der dritten und vierten Klasse durchgeführt wurden und die Kinder dazu anleiteten, auf das Fernsehen, den Videorekorder und die Computerspiele zu verzichten bzw. den Konsum einzuschränken.

Die Ergebnisse dieser Studie zeigten insgesamt die Wirksamkeit des Programms: Bei den teilnehmenden Kindern nahmen der Fernseh-, Video- und Computerspielkonsum im Vergleich zur Kontrollgruppe signifikant ab. Ebenfalls deutlich geringer waren im Vergleich zur Kontrollgruppe auch der BMI, die Taillenweite und die Breite einer Hautfalte am Armstreckmuskel (*Musculus triceps*). Diese Maße der Fettleibigkeit reagierten also auf das Interventionsprogramm. Es zeigt damit, dass man durch Verminderung der Zeit vor Bildschirm-Medien eine Gewichtsreduktion bei Kindern erreichen kann. Keine Auswirkungen des Programms hingegen fand man im Hinblick auf das Ausmaß sportlicher körperlicher Aktivität.

Wenn aber das Vor-dem-Bildschirm-Hocken nicht durch Sport ersetzt wurde, wieso nahmen dann die Kinder ab? Robinson hatte auch nach dem Essverhalten gefragt. Mahlzeiten bei laufendem Fernseher sind in den USA seit langem gang und gäbe und haben sich auch hierzulande längst in das Verhaltensrepertoire von Kindern eingeschlichen. Diejenigen Kinder, die am Schulprogramm teilgenommen hatten, nahmen wesentlich weniger Mahlzeiten bei laufendem Fernseher ein. Dies leitet über zur zweiten Hypothese.

Zu (2) Bildschirm und Essgewohnheiten

Eine Reihe von Untersuchungen legt die Annahme nahe, dass die Benutzung von Bildschirm-Medien die Essgewohnheiten in eine ungünstige Richtung verändert. Dies kann auf verschiedene Weise geschehen (vgl. hierzu auch Kapitel 4). Zum einen dadurch, dass die Schauspieler im Fernsehen eher ungesunde Nahrungsmittel zu sich nehmen und damit zu ungünstigen Rollenvorbildern werden (vgl. Kaufman 1980, Story et al. 1990). Zum anderen kann das Kind auf die Fernsehwerbung „hereinfallen" und die beworbenen zumeist hochkalorischen Nahrungsmittel (Gamble & Cotugna 1999) bevorzugen. Dies geschieht tatsächlich in beträchtlichem Ausmaß (Jahns et al. 2001). Mehrere Studien konnten einen Zusamenhang zwischen Fernsehkonsum und dem Essen von süßen oder salzigen Snacks sowie dem Trinken gesüßter Limonadengetränke nachweisen (Burdine et al. 1984, Signorelli & Lears 1992, Signorelli & Staples 1997).

Coon und Mitarbeiter (2001) fanden in einer Querschnittstudie an 91 Eltern mit Kindern im mittleren Alter von zehn Jahren, dass das Einnehmen von Mahlzeiten bei laufendem Fernseher die Qualität der Mahlzeiten ungünstig beeinflusste: Kinder aus Familien, in denen der Fernsehapparat während zweier oder mehr Mahlzeiten täglich lief, unterschieden sich von Kindern aus Familien, in denen der Fernseher entweder gar nicht bei den Mahlzeiten oder nur bei einer Mahlzeit lief, wie folgt: Sie aßen 6% mehr Fleisch (p < 0,01), 5% mehr Pizza, salzige Snacks und süße Limonaden (p < 0,01) sowie 5% weniger Obst, Gemüse und Obstsäfte (p < 0,001). Sie aßen signifikant weniger Kohlehydrate und signifikant mehr Fett. Außerdem gab es einen Trend dahingehend, dass sie insgesamt mehr aßen.

Mehrere Studien zeigten zudem unabhängig von dem, *was* gegessen wird, einen signifikanten Zusammenhang zwischen Fernsehkonsum und Kalorienaufnahme. Wer viel vor dem Fernseher sitzt, isst auch viel und nimmt deswegen zu. Bei 1.912 Schülern im Alter von etwa 14 Jahren wurde beispielsweise eine hoch signifikante Korrelation von 0.23 (p < 0,0001) zwischen der Zeit vor dem Fernseher und der Menge dessen, was gegessen wird, gefunden (Robinson & Killen 1995; Robinson 1998). Das wesentliche Ergebnis der vom gleichen Autor federführend gezeichneten oben beschriebenen Interventionsstudie wurde bereits genannt: Wer vor dem Fernseher sitzt, isst mehr und nimmt deswegen zu.

Ein ähnliches Ergebnis hatte eine Untersuchung von Crespo und Mitarbeitern (2001): Mädchen, die fünf und mehr Stunden pro Tag fernsahen, nahmen im Durchschnitt täglich 175 Kilokalorien (732,2 kJ) mehr zu sich als Mädchen, die weniger als eine Stunde pro Tag fernsahen. Angemerkt sei hier noch, dass auch für die oben beschriebene Entwicklung in China hin zur Fettleibigkeit der vermehrte Konsum von Fast Food zumindest mit verantwortlich gemacht wird (Cheng 2004).

Auch bei Erwachsenen hat das Fernsehen übrigens ungünstige Auswirkungen auf das Essverhalten. Junge Frauen, sofern sie noch alleinstehend sind oder neben Familie und Kindern zum Teil sehr viel Zeit zum Fernsehen haben, sind besonders gefährdet. Stroebele und Castro (2004) konnten in einer Studie an 76 überwiegend weiblichen Studenten den Zusammenhang zwischen Fernsehkonsum und vermehrten Mahlzeiten und damit vermehrter Energieaufnahme zeigen. Gore und Mitarbeiter (2003) fanden bei 74 Frauen einen Zusammenhang zwischen Übergewicht und der Menge an Snacks, die während des Fernsehens konsumiert wurden. Für Frauen aus 1.176 Familien in Peru (nicht für die Männer) wurde ebenfalls ein Zusammenhang zwischen Fernsehkonsum und Übergewicht gefunden (Jacoby et al. 2003).

Zu (3) Bildschirm und Energieverbrauch

Wer dauernd herumzappelt, verbraucht mehr Energie und wird nicht so leicht dick. Dies war das Ergebnis einer im Wissenschaftsmagazin *Science* publizierten experimentellen Studie. Dabei mussten 16 normalgewichtige Versuchspersonen über einen Zeitraum von acht Wochen täglich 1.000 Kilokalorien zu viel zu sich nehmen (Levine et al. 1999). In diesem Experiment nahmen manche mehr als 4 kg zu, manche fast gar nicht. Dieser Unterschied war auf körperliche Aktivität zurückzuführen, die mit „Sport" nichts zu tun hat, sondern in kleinen Zappelbewegungen und anderen muskulären Beanspruchungen (z. B. zur Körperhaltung) besteht. In der angloamerikanischen Literatur wird von *nonexercise activity thermogenesis (NEAT)* gesprochen, also davon, dass jemand Energie verbraucht (und Wärme produziert), ohne zu schwitzen und einer sportlichen Aktivität nachzugehen. Kurz: Es wurde experimentell nachgewiesen, dass derjenige, der dauernd herumzappelt, kein Fett ansetzt. Bis zu einem Drittel des täglichen Energieverbrauchs geht auf das Konto dieser praktisch kaum sichtbaren und im Hinblick auf das Problem des Übergewichts bislang vernachlässigten Komponente (Levine 2004).

Könnte es sein, dass das Vor-dem-Bildschirm-Hocken dadurch zu Übergewicht führt, dass die Kinder dabei weniger zappeln? Erste Untersuchungen in dieser Hinsicht ergaben einen signifikanten, aber kleinen Effekt: DuRant und Mitarbeiter (1996) beobachteten das Ausmaß körperlicher Aktivität (einschließlich Zappeln) bei insgesamt

191 Kindern im Alter von drei oder vier Jahren direkt zu Hause. Es zeigte sich hierbei, dass die Kinder sich vor dem Fernseher tatsächlich am wenigsten bewegten. Zwei weitere Studien erbrachten ebenfalls Hinweise auf die alte Elternweisheit, dass Kinder zuweilen „wie gebannt" (d.h. erstaunlich regungslos) vor dem Bildschirm sitzen, wenn auch die Effekte wiederum eher schwach ausgeprägt waren (Robinson et al. 1993; Crespo et al. 2001).

Direkte Messungen des kindlichen Stoffwechsels unter verschiedenen Bedingungen (jeweils 15 Minuten Fernsehen, Lesen, Stillsitzen) bei Mädchen wurden von Dietz und Mitarbeitern (1994) durchgeführt. Sie zeigten, dass sich die Mädchen vor dem Bildschirm wenig bewegten und dass die Veränderungen der Stoffwechselrate mit den gemessenen und beobachteten Bewegungen der Kinder zusammenhingen. Coon und Tucker (2002, S.431) bemerken in ihrer Übersicht zum Thema entsprechend das Folgende:

> „Über längere Zeit könnte die Tendenz des Fernsehens, das kindliche Zappeln oder andere kleine Bewegungen der Kinder zu unterdrücken, den durchschnittlichen kindlichen Energieverbrauch beeinflussen und dadurch zu einer positiven Energiebilanz beitragen."

Mit anderen Worten: Wer viel Zeit wie gebannt vor dem Bildschirm verbringt, verbraucht weniger Energie, was zur Ansammlung dieser Energie in Form von Fettgewebe und damit zu Übergewicht führt.

TV-Teufelskreis: bewegen – zunehmend ungern

Aus mehreren Gründen wird durch das Fernsehen eine Art Teufelskreis angestoßen, aus dem sich Kinder und Jugendliche nur schwer befreien können. Wer vor dem Fernseher sitzt, bewegt sich nicht und nimmt zu. Wer dick ist, der bewegt sich ungern, weil das Bewegen zunehmend schwer fällt. So werden entsprechende Freizeitbeschäftigungen immer seltener ausgeführt, was zu noch mehr Fernsehkonsum führen kann, denn fernsehen kann auch der Dickste.

Hinzu kommt eine soziale Dimension des Teufelskreises: Fragt man ganz normale Kinder, mit wem sie gerne zusammen sind, so schneiden dicke Kinder schlechter ab als Kinder mit anderen Formen der Behinderung (Richardson et al. 1961; Goodman et al. 1963; Latner & Stunkard 2003). Und auch die Medien stoßen in dieses Horn: Eine Untersuchung von jeweils fünf Episoden der zehn meistgesehenen Fernsehserien zur besten Sendezeit (*prime time*) zeigte nicht nur, dass die dicken Jungen und Mädchen in den Medien im Vergleich zur wirklichen Welt deutlich unterrepräsentiert sind. Es wurde auch ersichtlich, dass den Dicken im Fernsehen im Vergleich zu den Schlanken negative Charaktereigenschaften zugeschrieben wurden. Sie verabreden sich nicht, werden als nicht attraktiv dargestellt, haben keine erotischen Beziehungen und werden nicht selten essend (um nicht zu sagen: „mampfend") dargestellt (Greenberg et al. 2003). Kurz: Kinder mögen nicht mit Dicken zusammen sein, denn Dicke, das weiß man sogar aus dem Fernsehen, sind irgendwie negativ. Das führt bei den dicken Kindern dann zu zunehmender sozialer Isolation, was wiederum den Fernsehkonsum – fernsehen kann man auch allein – fördert. Gerade von dicken Mädchen weiß man, dass sie auf ihren Körper mit sozialem Rückzug, Passivität und innerer sowie äußerer Isolation reagieren (Monello & Mayer 1963; Butor 2004).

Übergewicht bedingt zudem krankhafte Veränderungen im Bereich der Knochen und Gelenke und führt vor allem im Bereich der Füße, Knie- und Hüftgelenke zu Arthrosen (Günther 2004). Für übergewichtige Kinder gilt hier wiederum das oben Gesagte: Je länger die Gelenke überhöhte Lasten zu tragen haben, desto größer ist die Wahrscheinlichkeit, dass krankhafte (und vor allem schmerzhafte) Veränderungen in Erscheinung treten. Die Frau, die nach den Wechseljahren aufgrund geringeren Energieverbrauchs (aber gleicher Essgewohnheiten) zunimmt, hat vielleicht Glück und erlebt ihre Arthrose nicht mehr. Diese Hoffnung kann das dicke Mädchen, das vier bis fünf Stunden täglich vor dem Bildschirm sitzt, nicht hegen.

Alters-Diabetes – bei Kindern

Zu den besorgniserregendsten Trends, die in den letzten Jahren von der modernen Medizin festgestellt wurden, gehört die starke Zunahme des so genannten *Typ-II-Diabetes* bei Kindern. Dies ist deswegen so ungewöhnlich, weil es sich hierbei zwar um die häufigste

Form der Zuckerkrankrankheit handelt, die jedoch bislang vor allem bei älteren Menschen auftrat und daher früher auch Altersdiabetes genannt wurde (Bühler et al. 2004; Saenger 2004). Warum erkranken heute in der westlichen Welt so viele Kinder und Jugendliche an Altersdiabetes?

Eine indische Studie an 1.492 Männern und Frauen im Alter von 26 bis 32, die von Geburt an alle sechs Monate gewogen und gemessen wurden und bei denen im Erwachsenenalter die Neigung zu erhöhtem Blutzuckerspiegel (mittels Glukosetoleranztest) bzw. eine bestehende Zuckerkrankheit festgestellt wurde, ergab wertvolle Hinweise (Bhargava et al. 2004): Steigt der BMI bereits in der frühen Kindheit (im Alter von zwei Jahren) stärker an als üblich, besteht trotz weiterhin vorhandenem Normalgewicht eine größere Wahrscheinlichkeit, später an einer Zuckerkrankheit zu erkranken. Die Autoren interpretieren daher das starke Ansteigen des Typ-II-Diabetes in Indien als Folge des übermäßig starken Anstiegs des BMI der Betroffenen im Alter zwischen zwei und zwölf Jahren. Sie halten es daher für wichtig, dass Kinder nach dem zweiten Lebensjahr vor überdurchschnittlich starkem Anstieg des BMI bewahrt werden.

Vor diesem Hintergrund gewinnen Tabellen wie die in Abbildung 2.2 dargestellte eine besondere Bedeutung: Aus ihnen lässt sich für ein Kind jeden Alters ablesen, ob es sich im Vergleich zu den Daten anderer Kinder seiner Altersklasse auf einer ungünstigen Entwicklungslinie befindet. Hierbei ist nach neueren Erkenntnissen zusätzlich noch die ethnische Herkunft des Kindes von Bedeutung, denn diese bestimmt das Risiko, bei einem bestimmten Ausmaß an Übergewicht an Typ-II-Diabetes zu erkranken, ganz wesentlich mit (Abb. 2.10).

Übergewicht wird sich demnach in China oder einigen afrikanischen Ländern mit wirtschaftlichem Aufschwung negativer auf die Lebenserwartung auswirken als hierzulande.

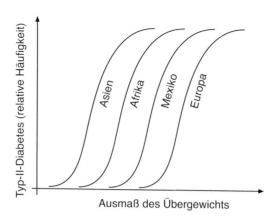

2.10 Abhängigkeit des Risikos der Entwicklung eines Typ-II-Diabetes vom Übergewicht und der ethnischen Zugehörigkeit (schematisch nach Bühler et al. 2004, S.172). Die europäischen Einwanderer in den USA besitzen das geringste Risiko, bei einem bestimmten Grad von Übergewicht einen Typ-II-Diabetes zu entwickeln. Beim gleichen Übergewicht sind mexikanische Einwanderer schon eher erkrankt, die schwarze Bevölkerung noch eher und am stärksten trifft es die Asiaten.

Rechnen mit dem Risiko

Es wurde oben schon angesprochen: Das Tückische am Bestehen von Risikofaktoren wie Übergewicht, Typ-II-Diabetes oder Fettstoffwechselstörungen *im Jugendalter* ist, dass ihnen deutlich mehr Zeit bleibt, sich ungünstig auszuwirken als beim Auftreten im späteren Erwachsenenalter. Anders ausgedrückt: Wer seinen erhöhten Blutdruck oder Blutzuckerspiegel oder Cholesterinspiegel erst mit 60 bekommt, hat gute Chancen, vor seinem Herzinfarkt auf andere Art zu versterben, sodass sich dieser Risikofaktor letztlich für sein Leben nicht weiter tragisch auswirken kann. Diese Hoffnung kann man beim Vorliegen der genannten Risikofaktoren in der Kindheit nicht haben. Man kann sich also recht sicher sein, dass sie deutliche, das Leben verkürzende Auswirkungen haben werden – wesentlich deutlicher als bei deren Auftreten im Erwachsenenalter.

Hierzu einige Daten. Anna Peeters und Mitarbeiter (2003) von der Abteilung für *Public Health* der Niederländischen Erasmus-Universität in Rotterdam gingen den langfristigen Folgen von Übergewicht für die Lebenserwartung bei 3.457 Teilnehmern der *Framingham-Herz-Studie* nach. In den Jahren 1948 bis 1951 wurden insgesamt 5.209 Erwachsene im Alter von 28 bis 62 Jahren aus der Kleinstadt Framingham, Massachusetts, rekrutiert, die dann weiter verfolgt und untersucht wurden. Über die Auswirkungen des Übergewichts im Hinblick auf verlorene Lebensjahre informiert Tabelle 2.4.

Tabelle 2.4 Verminderung der Lebenserwartung einer 40-jährigen Person in Jahren, getrennt nach Geschlecht, in Abhängigkeit von Übergewicht, Fettleibigkeit und Nikotinkonsum, jeweils im Vergleich zu normalgewichtigen Nichtrauchern (Daten aus Peeters et al. 2003). Wie üblich war Übergewicht als BMI zwischen 25 und 29,9 und Fettleibigkeit als BMI von 30 und mehr definiert.

Risikogruppe	Verringerung der Lebenserwartung in Jahren
weiblich, Nichtraucher, Übergewicht	3,29
männlich, Nichtraucher, Übergewicht	3,05
weiblich, Nichtraucher, Fettleibigkeit	7,08
männlich, Nichtraucher, Fettleibigkeit	5,82
weiblich, Raucher, Fettleibigkeit	13,7
männlich, Raucher, Fettleibigkeit	13,3

Wer also mit 40 Übergewicht hat, stirbt drei Jahre früher; wer zudem raucht, stirbt sechs bis sieben Jahre früher. Besonders interessant war, dass ein erhöhter BMI mit 40 selbst dann noch bedeutsam war, wenn sich das Körpergewicht später änderte und diese Änderung „herausgerechnet" wurde. Mit anderen Worten: Auch wer später wieder abnimmt, schleppt seine verringerte Lebenserwartung aufgrund früheren Übergewichts weiter mit sich herum.

Diese Daten zeigen deutlich, wie wichtig es ist, im Hinblick auf das Übergewicht früh einzuschreiten. Schließlich kann es – wie das Rauchen auch – noch Jahrzehnte später ungünstige Folgen haben. In jedem Fall wirkt es sich insgesamt umso stärker aus, je länger es besteht. Risikofaktoren können sich zudem gegenseitig bedingen: Bei etwa 60 % der übergewichtigen Kinder und Jugendlichen liegt ein zusätzlicher Risikofaktor für Herz-Kreislauferkrankungen vor (z.B.

erhöhter Blutdruck, eine Fettstoffwechselstörung oder erhöhter Blutzuckerspiegel) und bei 25 % sogar zwei oder mehr Risikofaktoren.

Man kann die langfristigen Auswirkungen einzelner Risikofaktoren in der Kindheit auf den Lebensverlauf gegenwärtig nur abschätzen, denn es liegen noch keine Studien vor, die durch sehr lange Beobachtung vieler Menschen direkte Daten hierzu liefern. Dennoch weiß man, wie oben angesprochen, aus Studien zu Erwachsenen, dass es beim Bestehen von Risikofaktoren über zwei bis drei Jahrzehnte zu manifesten Krankheitserscheinungen kommt, die zum Tode führen können.

Aufgrund einer zusammenfassenden Auswertung der Daten von sechs großen prospektiven Studien wurden die langfristigen Auswirkungen von Fettleibigkeit und Übergewicht wie folgt eingeschätzt (Allison et al. 1999): In den USA wird die Anzahl der Menschen, die jährlich an den Folgen von Fettleibigkeit versterben, auf etwa 300.000 geschätzt. Diese Zahl ist als eine Richtgröße zu bewerten, denn die Schätzungen schwanken je nach den statistischen Vergleichsannahmen zwischen 240.000 bis 380.000. Nimmt man Übergewicht als Risikofaktor hinzu, so erhöht sich diese Zahl, vorsichtig geschätzt, auf 400.000 Tote im Jahr (vgl. auch Marshall 2004).

Nehmen wir diese Zahl als Ausgangspunkt weiterer Berechnungen. In der oben beschriebenen Studie von Hancox und Mitarbeitern (2004) ergab sich, dass 17 % des Übergewichts Erwachsener durch deren Fernsehkonsum in Kindheit und Jugend verursacht waren. Hierbei wurde das Risiko, übergewichtig zu sein, durch Vergleich derjenigen, die nur zwei Stunden vor dem Bildschirm verbrachten, mit denen, die vier und mehr Stunden davor verbrachten, ermittelt. Die geschätzen 17 % stellen damit eher eine untere Grenze bzw. eine deutliche Unterschätzung des tatsächlichen Effekts des Fernsehkonsums dar; der Wert könnte durchaus höher liegen.

17 % von 400.000 sind 68.000. Dies wäre damit der untere Wert der Anzahl der pro Jahr in den USA am Fernsehkonsum versterbenden Menschen. Man muss allerdings bedenken, dass der Medienkonsum insgesamt gerade während der letzten zwei Jahrzehnte weltweit zugenommen hat und in den USA höher liegt als in Neuseeland. Auch die Anzahl der Werbespots pro Zeiteinheit sowie die Menge an

Schleichwerbung in „normalen" Programmen sind in diesem Zeitraum deutlich angestiegen. Man hat also guten Grund zur Annahme, dass die Auswirkungen des Fernsehkonsums in den USA deutlich ungünstiger einzuschätzen sind als aufgrund der von uns zugrunde gelegten Zahlenwerte. Dennoch: 68.000 Tote jährlich aufgrund des Fernsehens allein in den USA sind nicht nichts. Zum Vergleich: Im Straßenverkehr sterben dort jährlich etwa 20.000 Menschen.

Solche Zahlen liegen für Deutschland nicht vor. Setzt man die Daten der USA zu den Bevölkerungszahlen in Beziehung (USA: 280 Millionen; Deutschland 85 Millionen), so ergeben sich für Deutschland etwa 120.000 Tote durch Dickleibigkeit pro Jahr. Man könnte nun einwenden, dass dieser Wert für die Gegenwart zu hoch liegt, denn der prozentuale Anteil der Übergewichtigen und Fettleibigen ist in Deutschland geringer als in den USA. Legt man jedoch die Werte in den USA von vor 20 bis 30 Jahren zugrunde, die für die gegenwärtigen Todesfälle dort verantwortlich sind, und ist man an den Auswirkungen des heutigen Übergewichts in Deutschland in 20 Jahren interessiert, ergibt sich ein anderes Bild. Unter diesen Annahmen sind die Zahlen aus den USA durchaus auf Deutschland übertragbar (wie in vielerlei Hinsicht mit der üblichen 10- bis 15-jährigen Verzögerung).

17% von 120.000 ergeben gut 20.000. Dies wäre etwa die Anzahl der im Jahr 2020 in Deutschland jährlich durch das Bildschirm-Medium Fernsehen verursachten Todesfälle – allein durch dessen Effekt auf das Körpergewicht der Kinder und Jugendlichen. Fernsehen ist damit mehr als dreimal so gefährlich wie der Straßenverkehr, der derzeit weniger als 6.000 Menschenleben pro Jahr fordert.

Kann man so rechnen? – Man kann! Solche Berechnungen werden täglich von Mathematikern in Kranken- und Lebensversicherungen angestellt. Sie sagen nichts über Einzelfälle aus, können jedoch Effekte und Trends auf der Ebene einer ganzen Gesellschaft durchaus klar hervortreten lassen. Wichtig ist, dass man sich darüber im Klaren ist, dass solche Zahlen Schätzungen darstellen, die auf Annahmen beruhen, die falsch sein können. Wie oben angedeutet, liegen den Berechnungen aber eher zu niedrig als zu hoch geschätzte Annahmen zugrunde. Die Zahlen könnten also durchaus noch alarmierender sein. Es sind auch noch nicht alle Zahlen...

Rauch, Licht und Schatten

In den USA sterben jährlich 435.000 Menschen (Marshall 2004) an den Folgen des Rauchens. Zigaretten sind damit in den USA noch vor dem Übergewicht der Killer Nummer eins. Auf die Folgen dieses Suchtverhaltens im Sinne einzelner Todesursachen muss an dieser Stelle nicht im Detail hingewiesen werden, zu bekannt sind die Auswirkungen des Rauchens auf Lungenkrebs- und Herz-Kreislauferkrankungen.

Rauchgewohnheiten unterliegen wie das Übergewicht auch deutlichen regionalen Schwankungen. Und leider geht nicht in allen Ländern der Erde – wie in den USA und ebenfalls (wenn auch in geringerem Ausmaß) hierzulande – das Rauchen insgesamt zurück. In China beispielsweise ist die Situation im Hinblick auf das Rauchen noch dramatischer als im Hinblick auf das oben diskutierte Übergewicht (Cheng 1999a). Weltweit wird jede dritte Zigarette in China geraucht. China ist der größte Zigarettenproduzent der Welt, und die Chinesen rauchen weltweit die meisten Zigaretten, wobei drei von fünf damit im Alter von 15 bis 20 Jahren beginnen (Cheng 1999b). Entsprechend formuliert der in Washington arbeitende Mediziner Tsung O. Cheng (2001) den Vergleich mit den USA recht drastisch:

> „China ist etwa auf dem Stand wie die USA in den 40er oder 50er Jahren, als man noch viel geraucht hat. Da das Modernisierungsprogramm in China es verlangt, dass wir aufholen, folgt: Wenn die Chinesen rauchen wie die Amerikaner, werden sie sterben wie die Amerikaner."

In Deutschland sterben pro Jahr 120.000 bis 140.000 Menschen an den Folgen des Rauchens, also etwa ein Jumbo-Jet voller Menschen täglich. Gibt es auch hier einen Zusammenhang mit dem Fernsehkonsum? Die Beantwortung dieser Frage ist sehr stark von den Annahmen zu den Randbedingungen abhängig. Zum einen könnte man argumentieren, dass Fernsehwerbung für Zigaretten seit 30 Jahren in Deutschland verboten ist (Lebensmittel- und Bedarfsgegenständegesetz vom 15. August 1974).

Die Bedeutung der von Hancox und Mitarbeitern (2004) gefundenen 17%igen Verursachung des Rauchens bei Erwachsenen durch deren Fernsehkonsum in der Kindheit (Abb. 2.9) für Deutschland könnte man aus dieser Sicht anzweifeln. Andererseits ist, wie bereits bemerkt, in Neuseeland die Fernsehwerbung für Zigaretten bereits seit 1963 verboten. Der in der Hancox-Studie beschriebene Effekt kann also gar nicht auf Werbung zurückgehen. Einen Hinweis darauf, wie Fernsehen das Rauchen bewirken kann, lieferte der damalige Bundeskanzler Helmut Schmidt, der noch heute raucht – auch im Fernsehen. Auf die Auswirkungen des *Product Placement* in Kino- und Fernsehfilmen wird im nächsten Kapitel noch eingegangen. Festzuhalten ist hier, dass es solche Auswirkungen geben muss, blieben doch sonst die Ergebnisse von Hancox und Mitarbeitern unverständlich.

Wenn aber das Fernsehen in einem Land, das seit 1963 keine Fernsehwerbung mehr für Zigaretten macht, noch über den Konsum durch Kinder in den Jahren 1974 bis etwa 1990 für 17 % der Raucher im Erwachsenenalter in 2004 verantwortlich ist, dann kann man von einem ähnlichen Zusammenhang auch hierzulande ausgehen. Dies würde bedeuten, dass das Fernsehen, vorsichtig geschätzt, noch einmal 20.000 Todesfälle pro Jahr (17 % von 120.000) über den Mechanismus der Anregung zum Rauchen verursacht.

Diese Zahl ist aus meiner Sicht mit einer größeren Unsicherheit behaftet als die oben genannte (zufällig gleiche) Zahl bei den Folgen des fernsehbedingten Übergewichts. Sie bezieht sich auch eher auf die Situation heute als Folge vergangenen Medienkonsums, nicht hingegen auf das Jahr 2020 als Folge des heutigen Medienkonsums. Rauchgewohnheiten ändern sich, und die Auswirkungen von Werbung und Werbeverboten auf das Rauchen werden kontrovers diskutiert (Gilpin et al. 2004; Shafey et al. 2004).

Es könnte also durchaus sein, dass die neuseeländischen Daten die Verhältnisse hierzulande unterschätzen (denn wir hatten die Fernsehwerbung noch länger) oder aber dass sie sie überschätzen (weil die Zahl der Raucher insgesamt hierzulande rückläufig ist). Nimmt man diese Schätzung daher zunächst nur als groben Richtwert für eine Größenordnung, so ergibt sich dennoch ein deutlich negativer Effekt des Fernsehens auf die Gesundheit.

Zusammenfassung und Schlussfolgerungen

Über den Zusammenhang zwischen Bildschirm-Medien und körperlicher Gesundheit macht man sich erst seit etwa 20 Jahren in wissenschaftlicher Hinsicht Gedanken (Tucker 1986). Die vor dem Fernsehapparat verbrachte Zeit wirkt sich in mehrfacher Hinsicht und aus mehreren Gründen schädlich auf den Gesundheitszustand eines Menschen aus.

Fernsehen führt dosisabhängig zu Übergewicht. Der Effekt ist auch dann noch vorhanden, wenn man andere Faktoren herausrechnet, und die Richtung der Verursachung ist eindeutig. Übergewicht und Dickleibigkeit haben in der westlichen Welt ein epidemieartiges Ausmaß erlangt und sind als wesentliche negative Einflussgrößen auf die Volksgesundheit erkannt. Sie stellen Risikofaktoren für eine ganze Reihe von Erkrankungen – insbesondere Herz-Kreislauferkrankungen – dar und begünstigen zudem die Entwicklung weiterer Risikofaktoren wie Fettstoffwechselstörungen (erhöhter Cholesterinspiegel) und Diabetes. Gerade die nahezu sprunghafte Zunahme der Fälle von Altersdiabetes bei Kindern und Jugendlichen ist nur als Effekt der erheblichen Zunahme des Übergewichts in diesen Altersgruppen zu erklären; und dies wiederum geht zu einem guten Teil auf das Konto des Medienkonsums.

Studien zu den Auswirkungen des Fernsehkonsums in der Kindheit auf Übergewicht und weitere Risikofaktoren zeigen klare Zusammenhänge sowie eine Dosis-Wirkungsbeziehung: Je mehr ferngesehen wird, desto größer sind die ungünstigen Auswirkungen auf die Gesundheit der Kinder und der späteren Erwachsenen. Zum Wirkungsmechanismus der „Droge Fernsehen" lässt sich sagen, dass er über mehrere Schienen läuft: Wer vor dem Bildschirm sitzt, bewegt sich weniger und verbrennt weniger Energie; und er nimmt mehr Energie auf, weil er sich ungesünder ernährt.

Gesundheitsökonomisch verwertbare Langzeitstudien zu den Auswirkungen kindlichen Übergewichts oder gar kindlichen Fernsehkonsums liegen nicht vor. Setzt man jedoch die vorhandenen Daten in Beziehung, ergibt sich folgendes Bild: Allein durch den Fernsehkonsum von Kindern und Jugendlichen werden im Jahr 2020 in Deutschland etwa 20.000 Menschen an den Folgen von Übergewicht sterben, weitere 20.000 an den Folgen des Rauchens. Zehntausende werden unter erhöhtem Blutdruck, erhöhtem Cholesterinspiegel und Altersdiabetes (in jungen Jahren) sowie unter mangelndem Selbstwertgefühl, Depressionen und unter Gelenkbeschwerden im Bereich der Beine leiden. Addiert man die jährlichen Therapiekosten zu den indirekten Kosten an verlorenen Jahren (d.h. Arbeitsausfall durch Krankheit und Tod), so ergibt sich ein volkswirtschaftlicher Schaden, der – vorsichtig geschätzt – in zweistelliger Milliardenhöhe liegen wird.

Noch ein Wort zu diesen Schätzungen: Im Jahre 1972 publizierte der *Club of Rome* Schätzungen zu den Auswirkungen der wachsenden Umweltverschmutzung für das Jahr 2030. Diese Schätzungen erwiesen sich zum Teil als falsch – genau deswegen, weil sie vorgenommen und publiziert wurden (vgl. Suter 2004). Sie haben mir damals (als 14-Jährigem beim Lesen abends im Bett) Angst eingejagt („mein Gott: das erleb' ich ja alles noch"), und so wie mir ging es sehr vielen Menschen. Mehr als drei Jahrzehnte später kann man fast überall in Deutschland die Luft atmen und in den Seen und Flüssen (wie die Fische auch wieder) schwimmen. In diesem Sinne hoffe ich, dass sich meine Schätzungen als falsch erweisen werden. Tun wir nichts (vgl. Kapitel 8), dürften sie sich ebenfalls als falsch erweisen, nämlich als deutlich zu niedrig. „Life is a race between education and disaster", soll der Schriftsteller H.G. Wells vor etwa 100 Jahren gesagt haben. Es wird Zeit, dass wir ihn ernst nehmen.

Vielleicht gibt es ja auch eine ganz praktisch-technische Lösung des Problems, die darin besteht, den Strom für den Fernsehapparat von den Zuschauern am Fahrrad-Heimtrainer erzeugen zu lassen, wie die Herausgeberin der Zeitschrift *Archives of Pediatric Medicine*, Catherine D. DeAngelis (1996) schreibt:

> „The way to solve this problem is to rig all television sets to generators that must be powered manually – perhaps by a bicycle? Exercise would increase or viewing would decrease; it's guaranteed!"

50

3 Erfahrung und Aufmerksamkeit

Im Herbst 2003 wurde eine Studie von der *Kaiser Family Foundation* publiziert (Rideout 2003), die den Konsum elektronischer Medien in den USA zum Thema hatte. Die Zielgruppe der Untersuchung bestand erstmals in Säuglingen und Kleinkindern im Alter von bis zu sechs Jahren. Eine repräsentative Stichprobe von insgesamt 1.065 Eltern von Kindern zwischen sechs Monaten und sechs Jahren wurde zufällig ausgewählt und mittels Telefoninterview im Zeitraum vom 11. April bis zum 9. Juni 2003 befragt.

Mit zwei Jahren zwei Stunden vor dem Bildschirm

Das wesentliche Ergebnis der Untersuchung, die mit einem Fehler von maximal 3 % behaftet ist (Fehlerwahrscheinlichkeit), lässt sich wie folgt zusammenfassen: Selbst im Säuglingsalter sind die jungen Amerikaner schon für einen nicht unbeträchtlichen Teil ihrer wachen Zeit mit elektronischen Medien konfrontiert. Kinder unter sechs Jahren verbringen im Durchschnitt etwa zwei Stunden (genau: eine Stunde und 58 Minuten) täglich vor dem Bildschirm des Fernsehers, Computers oder Videospielgeräts. Dies entspricht ziemlich genau der Zeit, die sie mit Spielen im Freien verbringen (zwei Stunden und eine Minute täglich).

Man könnte dies nun für einen Fortschritt halten, und viele Amerikaner tun dies ganz offensichtlich, wie die Autoren der Studie in ihrer Diskussion der Daten hervorheben. „Der Kleine soll es einmal besser haben als wir, soll gleich von Anfang an mit dem Computer (der uns so viel Angst und Ärger gemacht hat) umgehen lernen und damit nicht zuletzt in der Schule und im späteren Leben den besten Start haben." So oder so ähnlich scheinen viele zu denken. Und schaut man sich auf Bildungsmessen oder in entsprechenden Internetforen um, dann ist diese Meinung nicht nur jenseits des großen Teichs weit verbreitet.

Die Autoren der Studie heben das folgende Ergebnis ganz besonders hervor: Betrachtet man einmal nur die Zweijährigen, so zeigt sich, dass diese im Durchschnitt bereits zwei Stunden täglich vor einem Bildschirm verbringen. Da Zweijährige acht bis 13 Sunden täglich schlafen, folgt, dass 13 bis 22 % ihrer Erfahrungen im wachen Leben nicht in der Welt mit Objekten und Szenen vonstatten gehen, sondern am Fernseher oder Computer.

Der Knopf zum Einschalten, die Maus und die Tastatur werden den Kleinen bald ebenso zur Selbstverständlichkeit wie Kuscheldecke und Teddybär. Aber ist damit auch automatisch ein Fortschritt in der intellektuellen Entwicklung verbunden? An Bildschirmen und Lautsprechern gemachte Erfahrungen sind anders als Erfahrungen mit den Dingen in der wirklichen Welt, denn in den genannten Medien ist die visuelle und die akustische Information entkoppelt dargeboten. Es rattert nicht genau dort und meistens nicht genau dann, wo und wann sich etwas bewegt.

Um zu verstehen, was dies für die kindliche Entwicklung und insbesondere für die Entwicklung des Gehirns bedeutet, muss man einige grundlegende Vorgänge der Entwicklung, der Reifung und des Lernens kennen. Insbesondere muss klar werden, wie das Kind die komplexe Welt erlebt und wie es sich gleichsam in diese hinein entwickelt. Ist man erst einmal erwachsen, ist es egal, wann und woher Bild und Ton kommen; wir basteln uns die Welt so zurecht, wie wir sie kennen gelernt haben. Bei Kindern ist das anders. Betrachten wir sie daher genauer und werfen in diesem Kapitel zunächst einen Blick auf die Funktionsweise des Gehirns ganz allgemein und dann auf einige Gesichtspunkte von dessen Entwicklung. Für den uneingeweihten Leser mag dies mühsam sein, aber ohne diesen Hintergrund kann man über die Auswirkungen des Bildschirm-Medienkonsums etwa so sinnvoll diskutieren, wie man ohne Anatomie operieren oder ohne

Aerodynamik Flugzeuge bauen kann. Die Mühe loht sich, versteht man doch nicht nur Kinder besser, sondern auch sich selbst.

Neuronen im Gehirn

Das menschliche Gehirn besteht aus Milliarden von Nervenzellen, den Neuronen. Jede von diesen steht mit bis zu 10.000 anderen Nervenzellen in Kontakt. Die Aufgabe des Gehirns ist es, Informationen aus der Umgebung aufzunehmen, zu verarbeiten und Reaktionen zu produzieren, die für den Organismus günstig sind. Gehirne sind zum Überleben gut. Sie machen ihre Sache offensichtlich sehr ordentlich, denn im Laufe der Evolution sind die Gehirne deutlich gewachsen, obwohl sie rein energetisch einen Luxus darstellen: Wer heute Energie braucht, der geht an den Kühlschrank; vor 100.000 Jahren jedoch musste man hierzulande z. B. Bucheckern sammeln. Weil das Gehirn 20 % der aufgenommenen Energie verbraucht (obwohl es bei einem 70 kg schweren Menschen nur 2 % des Körpergewichts ausmacht; Shulman et al. 2004), mussten also die Menschen in grauer Vorzeit 20 % länger sammeln. Hätten sie ein kleines Gehirn gehabt, hätten sie diese Zeit anders nutzen können. Aber offensichtlich war das Gehirn so wichtig für das Überleben, dass dessen Nachteile weniger schwer wogen als die Vorteile. Was sind dessen Vorteile?

Kommt der Säbelzahntiger von links, rannten unsere Vorfahren nach rechts (von den anderen stammen wir nicht ab!). Das setzt voraus, dass sie den Säbelzahntiger rechtzeitig erkannten, z. B. bereits dann, wenn sie nur ein leises Rascheln hörten und/oder nur ein paar Streifen hinter dem dritten Busch links gesehen hatten. Dies wiederum setzt voraus, dass sie in der Lage waren, genau wahrzunehmen und das Wahrgenommene nicht nur einzeln zu speichern, sondern vor allem zueinander in Beziehung zu setzen und *das Wesentliche* daraus zu destillieren und zu speichern. Kurz: Weil sowohl Nahrung als auch Feinde auf der Welt verschieden sind, weil es Löwen und Eisbären, Forellen und Kugelfische, Blaubeeren und Vogelbeeren, Süßkirschen und Tollkirschen gibt, haben die Besitzer großer Gehirne einen großen Vorteil.

Neuronen unterscheiden sich von anderen Zellen des Körpers dadurch, dass sie *für etwas stehen*. Man sagt auch: Sie *repräsentieren* etwas. Betrachten wir ein Beispiel: Ich berühre eine Bleistiftspitze mit meinem linken Zeigefinger. Dort werden von kleinen Tastorganen Impulse generiert, die entlang von Nervenfasern ins Gehirn laufen. Dort verzweigt sich die Nervenfaser und hat mit mehreren tausend Neuronen, die in der Gehirnrinde (dem Kortex) sitzen, Kontakt. Der im Zeigefinger generierte Impuls erreicht also viele Neuronen im Kortex. Die Verbindungen von den verzweigten Nervenfasern zu den vielen Neuronen sind jedoch nicht alle gleich stark, sodass manche Impulse einen stärkeren Effekt an den Neuronen haben als andere. Sofern ein Neuron durch einen Impuls vom linken Zeigefinger erregt wird, weil die Verbindung sehr stark ist, sagen wir, dass dieses Neuron den linken Zeigefinger (bzw. einen kleinen Teil von dessen Oberfläche) repräsentiert (Abb. 3.1).

Eine Berührung des kleinen Fingers wird ebenfalls dazu führen, dass Impulse den Kortex erreichen. Wieder sorgen die unterschiedlich starken Verbindungen dafür, dass nicht das gleiche Neuron wie bei Berührung des Zeigefingers, sondern ein anderes aktiv wird. *Weil also die Verbindungen zwischen eingehenden Fasern und Neuronen unterschiedlich stark sind, können Nervenzellen Unterschiedliches repräsentieren.* Es lohnt sich also, diese Verbindungen – man nennt sie Synapsen – etwas genauer zu betrachten.

Synapsenstärken ändern sich durch Erfahrung

Nervenfasern enden an anderen Nervenzellen nicht wie Verbindungskabel in einer elektrischen Schaltung fest angelötet, sondern in kleinen Verdickungen, den so genannten synaptischen Endknöpfchen. Diese wiederum haben engen Kontakt zu der Oberfläche der nächsten Nervenzelle, entweder direkt am Zellkörper oder irgendwo an den verzweigten Fortsätzen der Zelle, den Dendriten. An diesen Dendriten wiederum gibt es kleine Auftreibungen, dendritische Dornen genannt, an denen die Auftreibung der endenden Nervenfaser andockt. Das ganze Arrangement aus ankommender Faser mit Auf-

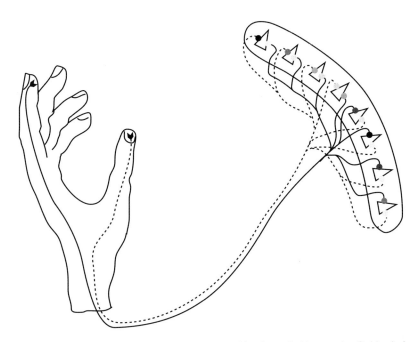

3.1 Schematische Darstellung dessen, was es heißt, dass ein Neuron der Gehirnrinde etwas repräsentiert. Die Tastorgane an den Fingern der Hand liefern Impulse, die von Nervenfasern in die Gehirnrinde weitergeleitet werden. Dort sind die Verbindungen zu einzelnen Neuronen unterschiedlich stark (im Schema je dunkler, je stärker), sodass ein Impuls vom Daumen das oberste Neuron, ein Impuls vom kleinen Finger dagegen das dritte Neuron von unten erregt. Die (hellgrau gezeichneten) vielen schwachen Synapsen – man nennt sie stille Verbindungen – machen das System sehr flexibel. Kommen sehr viele Impulse vom Daumen, können manche Verbindungen stärker werden, sodass mit der Zeit mehr Neuronen für den Daumen zuständig werden: Die Repräsentation des Daumens in der Gehirnrinde wird (in Quadratmillimetern messbar) größer.

treibung, Zwischenraum und nachfolgendem dendritischen Dorn nennt man eine Synapse (Abb. 3.2).

Synapsen haben zwei wichtige Funktionen: Zum einen geben sie einen elektrischen Impuls auf chemischem Weg weiter an das nächste Neuron. Der Witz an dieser Weiterleitung ist, wir sagten es bereits, dass sie *unterschiedlich stark* sein kann. Die Impulse, die an den Nervenfasern entlanglaufen, haben keine weiteren Eigenschaften als die nackte Existenz: Sie riechen nicht, schmecken nicht, haben keine Farbe und auch sonst überhaupt keine Eigenschaft. Es gibt

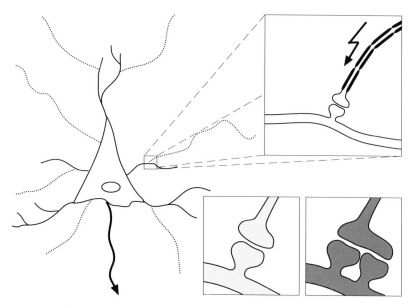

3.2 Schematische Darstellung eines Neurons der Gehirnrinde (links) mit einem unten abgehenden Axon (für den Output; vgl. dicke Linie mit Pfeil) und Dendriten (dünne Linien) sowie eingehenden Fasern von anderen Neuronen (gestrichelte Linien). Rechts oben vergrößertes Teilstück des Dendritenbaums; an den dendritischen Dornen gehen Fasern anderer Neuronen ein und bilden Synapsen. Unten ist eine Synapse mit eingehender Nervenfaser und dendritischem Dorn an einem kleinen Stück eines Dendriten schematisch dargestellt (hellgrau). Werden an einer Synapse viele Impulse übertragen, so ändert sich ihre Struktur: Das Ende der eingehenden Faser wird dicker und es kann ein zweiter dendritischer Dorn wachsen (dunkelgrau). Hierdurch wird die Übertragung der Impulse an dieser Synapse stärker. An jedem Neuron finden sich bis zu 10.000 Synapsen.

nicht einmal große und kleine Impulse; sie sind vielmehr alle genau gleich! Sie haben aber dennoch unterschiedliche Auswirkungen, eben weil sie an Synapsen unterschiedlich stark weitergeleitet werden. Diese Weiterleitung geschieht auf kompliziertem chemischem Weg, der hier nicht weiter dargestellt zu werden braucht. Wichtig ist, dass Impulse an Synapsen weitergeleitet werden und dass diese Weiterleitung je nach Synapse unterschiedlich stark ist. Warum aber sind die synaptischen Verbindungen unterschiedlich stark? Wer bestimmt die Stärke?

Die Antwort auf die zweite Frage ist ganz einfach: Wir selbst bestimmen die Stärke unserer Synapsen. Hierfür ist die zweite Funktion der Synapsen wichtig: Sie können ihre Stärke ändern. Sie tun dies immer dann ein ganz klein wenig, wenn ein Impuls übertragen wird und beide Nervenzellen (diejenige, die den Impuls schickt und diejenige, die ihn empfängt) aktiv sind. Synaptische Verbindungen sind also nicht fest, sondern ändern sich durch den Gebrauch der Synapsen: Wenn zwei miteinander verbundene Neuronen zur gleichen Zeit aktiv sind, nimmt die Verbindungsstärke der Synapse zwischen ihnen zu. Diese Fähigkeit des Nervensystems zur permanenten Anpassung seiner Verbindungen an ihren Gebrauch nennt man *Neuroplastizität*. Die hierbei beteiligten Prozesse sind sehr genau untersucht, denn sie sind letztlich die Grundlage für jede Form von Lernen und Gedächtnis. Später fand man zudem, dass auch das Gegenteil der Fall sein kann: Synapsen zwischen Neuronen, die aktivitätsmäßig nichts miteinander zu tun haben, werden schwächer.

In Abhängigkeit von der Erfahrung des Organismus kommt es also an den Synapsen seiner Nervenzellen sowohl zu einer Verstärkung als auch zu einer Abschwächung der Verbindungen. Diese Veränderungen geschehen bei jeder einzelnen Erfahrung, sind jedoch jeweils ganz klein. Viele einzelne Erlebnisse jedoch, die in die gleiche Richtung gehen, werden dafür sorgen, dass bestimmte Synapsen (nämlich diejenigen, über die Aktivität bei den Erlebnissen läuft) stärker werden. Damit wandelt sich das Nervensystem durch die Verarbeitung von flüchtigen Erfahrungen (das sind Aktivitätsmuster von Nervenzellen von wenigen Millisekunden Dauer) langsam strukturell (und damit stabil) um: Es entstehen zeitlich überdauernde Muster von Synapsenstärken an den beteiligten Neuronen (Abb. 3.3)

Um es gleich ganz klar zu sagen: Alle unsere Erfahrungen, all unser Wissen und Können steckt in den unterschiedlichen Stärken der Synapsen unseres Gehirns. Die etwa 10^{15} Synapsen mit ihren jeweilig durch die Erfahrung bedingten Stärken machen uns aus, unsere Einzigartigkeit, machen uns zu dem unverwechselbaren Menschen, der wir sind.

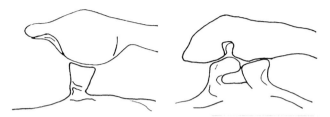

3.3 Veränderung der Struktur einer Synapse aufgrund von Lernvorgängen (Zeichnung nach einer elektronenmikroskopischen Aufnahme von Toni et al. 1999). Wenn zwei miteinander synaptisch verbundene Neuronen zur gleichen Zeit aktiv sind, nimmt die Verbindung zwischen ihnen zu. Dies geschieht zunächst durch biochemische und danach auch durch strukturelle Veränderungen. Wie hier rechts zu sehen, ist ein zweiter dendritischer Dorn gewachsen und vergrößert die Kontaktfläche der Synapse. Dadurch kann das gleiche Aktionspotential rechts einen größeren Effekt am postsynaptischen Dendriten haben als links, wo die Kontaktfläche deutlich kleiner ist.

Gedächtnisspuren durch Gebrauch

Die klitzekleine Veränderung von Synapsenstärken bei einzelnen Erfahrungen hat wichtige Konsequenzen. Um diese zu verstehen, sei eine bildhafte Analogie gebraucht, die ebenfalls von gebrauchsabhängigen Spuren handelt. Stellen Sie sich vor, Sie stehen auf einem Aussichtsturm in einem frisch verschneiten Park. Unter Ihnen liegen 20 cm unberührter Neuschnee. Jetzt kommen Leute und Sie beobachten, wie diese scheinbar ziellos im Park umherlaufen. Es geht ein leichter Wind und die Fußstapfen der einzelnen Fußgänger werden rasch wieder verweht. Stellen Sie sich nun weiter vor, dass an einer Ecke des Parks eine Glühweinbude steht und an der anderen sich eine Toilette befindet. So mancher trinkt also erst einmal etwas zum Aufwärmen – und muss dann zur anderen Ecke...

Obwohl jeder einzelne Parkbesucher einen anderen Weg nimmt, kommt es langsam zu einer Spur von der Glühweinbude zur Toilette. Es bildet sich ein Trampelpfad, gebrauchsabhängig. Und ein einmal ausgebildeter Pfad wird sich selbst erhalten, weil die Leute lieber auf ihm laufen – ganz einfach, weil das leichter geht. Eine Spur, die entstanden ist, sorgt somit schon durch ihre Existenz allein für ihren

Erhalt, selbst dann, wenn die Toilette oder die Bude mal geschlossen sein sollten.

Langfristig bleibt also keineswegs jede einzelne Spur im Schnee sichtbar. Dennoch tragen viele einzelne ein kleines bisschen zu dem Pfad im Schnee bei. Diese Spur, die langfristig entsteht und sogar eine gewisse Tendenz hat, auch dann bestehen zu bleiben, wenn nichts mehr geschieht oder wenn die Ursachen, die früher zu ihr beigetragen haben, nicht mehr vorliegen, ist alles andere als zufällig. Sie bildet vielmehr die Statistik der Benutzung des Parks ab!

Gebrauchsabhängige Trampelpfade, Spuren, gibt es nicht nur im verschneiten Park, sondern auch im Gehirn! Nicht umsonst spricht man von Gedächtnisspuren, und diese entstehen letztlich auf die gleiche Weise wie die Spuren im verschneiten Park, nämlich durch den Gebrauch, d.h. durch die Benutzung von Verbindungen zwischen Nervenzellen. Jeder einzelne Gebrauch, d.h. jede einzelne Erfahrung, schlägt sich nur ganz geringfügig nieder, aber nach vielen Erfahrungen verbleiben deren Statistik und damit die allgemeinen Regeln, die hinter den einzelnen Erfahrungen steckten, in Form fester Spuren im Gehirn. Und wenn es schon Spuren im Gehirn gibt, dann kann neu eingehende Information leichter verarbeitet werden. Das wiederum hat Vorteile im Hinblick auf die Geschwindigkeit und Zuverlässigkeit der Informationsverarbeitung in unserem Gehirn.

Wenn besonders viele und möglichst verschieden große Leute (mit unterschiedlichen Schrittweiten) über den Schnee laufen, wird es besonders tiefe Spuren geben. Nicht anders im Gehirn. Dort prägt sich besonders gut ein, was über mehrere Sinne hineingelangt (vgl. Lewkowicz & Kraebel 2004). Wird etwas gesehen und zugleich gehört, bemerken wir es schneller und reagieren darauf rascher und genauer; auch lernen wir dasjenige besser, was über mehrere Inputmodalitäten in uns gelangt, denn es bleibt eher im Gedächtnis hängen, weil mehr und tiefere Spuren angelegt werden. Es wundert daher auch nicht, dass bei vielen Tieren und beim Menschen die soziale Kommunikation nicht nur über das Hören läuft, sondern auch über das Sehen, Berühren und sogar den Geruchssinn. Wie sagt doch der Volksmund: Man kann jemanden, den man nicht mag, nicht riechen. Auch die Sprache verstehen wir deutlich besser, wenn wir den Sprecher nicht nur hören, sondern ihn auch sehen. Neurobiologisch entspricht diesen Beobachtungen der Befund der *Superadditivität*: Neuronen reagieren auf einen gesehenen und einen gehörten Reiz jeweils ein wenig, auf einen *zugleich* gesehenen und gehörten Reiz jedoch sehr heftig (vgl. Stein & Meredith 1993).

Je mehr Erfahrungen ein kleines Kind macht, desto mehr und desto deutlichere Spuren bilden sich in dessen Gehirn. Betrachten wir diese Vorgänge noch etwas genauer.

Babys als Regelgeneratoren

Einzelne zufällige Erfahrungen hinterlassen praktisch keine Spuren. Dies hat seinen Grund: Die Zufälle der Vergangenheit nützen niemandem, um in der Zukunft richtige Entscheidungen zu treffen und sich richtig zu verhalten. Nur die regelhaften Erfahrungen, also diejenigen, die einem regelhaften Zusammenhang oder Aspekt der Welt entsprechen, nützen dem Organismus, das Richtige zu tun.

Nun könnte man meinen, dass es leicht sei, sich Einzelnes zu merken, wohingegen das Lernen von Zusammenhängen und Regeln schwierig sei. Ein Blick in die Funktionsweise des Gehirns zeigt jedoch genau das Gegenteil: Aufgrund der Tatsache, dass das Gehirn gebrauchsabhängig Spuren ausbildet von genau denjenigen Erfahrungen, die immer wieder in ähnlicher Weise gemacht werden, merkt es sich automatisch nichts Einzelnes, sondern vielmehr Allgemeines. Es paukt keine Regeln (d.h. Spuren), sondern produziert sie anhand von Beispielen (d.h. einzelnen Erfahrungen).

Betrachten wir zur Verdeutlichung des Gesagten das Erlernen von Sprache. Jeder Mensch wird in eine bestimmte Sprachgemeinschaft hineingeboren und lernt dann recht rasch seine Muttersprache. Kleine Kinder lernen dabei im Schnitt etwa alle 90 Minuten ein neues Wort, und schon Babys saugen sprachliche Regeln aus akustischem Input regelrecht heraus. Man weiß dies aus Untersuchungen, in denen man mit Babys Experimente macht, sie dabei genau beobachtet und aus ihrem Verhalten Rückschlüsse auf die Vorgänge in ihrem Kopf zieht (Abb. 3.4).

Erfahrung und Aufmerksamkeit   61

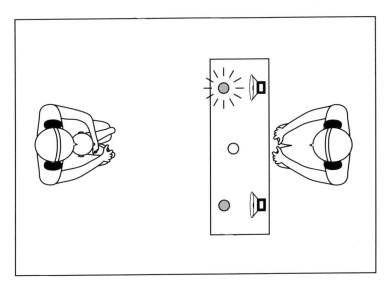

3.4 Versuchsaufbau bei einem so genannten Habituierungsexperiment in der Säuglingsforschung. Die Mutter hat den Säugling auf dem Schoß (links) und sitzt der Versuchsleiterin (rechts) gegenüber, die die Aufmerksamkeit des Säuglings zunächst auf das mittlere gelbe Blinklicht lenkt. Mutter und Versuchsleiterin tragen Kopfhörer, über die Rauschen eingespielt wird, sodass sie die über die Lautsprecher kommenden akustischen Reize nicht hören können und damit auch den Säugling nicht beeinflussen können. Für einen Test-Durchgang wird eines der beiden roten Blinklichter eingeschaltet, und wenn der Säugling dann dorthin schaut, wird der Testsatz über den Lautsprecher hinter dem Blinklicht immer wieder abgespielt. Die Versuchsleiterin beobachtet die Reaktion des Säuglings, der zusätzlich gefilmt wird, sodass man ganz objektiv durch unabhängige Beobachter prüfen lassen kann, wie lange der Säugling genau wohin geschaut hat (aus Spitzer 2002, S. 71).

Säuglinge sind immer auf Neues aus und langweilen sich bald mit allem, was sie schon kennen. Man kann dies ausnutzen, um herauszubekommen, was sie in welchem Alter kennen bzw. erkennen können. Will man beispielsweise herausfinden, wie gut Säuglinge sehen können, so muss man sie (auf Mutters Schoß) vor eine mittelgraue Wand (genau je 50 % schwarz und weiß) setzen, in der sich zwei etwa handtellergroße Löcher befinden. Hinter diesen Löchern sind schwarz-weiße Streifenmuster angebracht, wobei die Breite der Streifen variiert (Abb. 3.5). Solange die Babys die Streifen nur verschwommen als graue Fläche wahrnehmen, sehen sie das Loch praktisch nicht und langweilen sich. Sobald die Streifen jedoch breit genug sind, dass das Baby sie auch sieht, wendet es sich ihnen vermehrt zu. Man muss also nur mit ganz feinen Streifen anfangen und dann immer breitere Streifenmuster hinter einem der beiden Löcher anbringen. Wenn sich dann das Baby irgendwann dem Loch einer Seite interessiert zuwendet, ist klar, dass es jetzt an dieser Stelle mehr sieht als nur eine graue Fläche. Aus der Breite der Streifen und dem Abstand des Babys von der Wand lässt sich dann die Sehschärfe des Säuglings bestimmen. Angemerkt sei, dass man diese Prozedur mehrfach durchführt, mit zufälliger Reihenfolge der Streifenbreite und anderen jeweils sinnvollen Maßnahmen, um Zufallsbefunde auszuschließen.

In der Hand cleverer Experimentatoren ist diese Art der experimentellen Säuglingsforschung eine wahre Fundgrube für neue Erkenntnisse. Genau so, wie man bei einem Säugling die Sehschärfe bestimmen kann, ohne ihn zu fragen, kann man auch herausbekommen, ob er Regeln kennt, und wenn ja, welche. In einem Habituierungs-Dishabituierungs-Experiment wurde die Zeit gemessen, die sich die Kleinen einem von zwei Lautsprechern zuwandten, aus denen Lautfolgen ertönten. Wie schon gesagt, sind Säuglinge von Natur aus so veranlagt, dass sie sich mit dem, was sie schon kennen, langweilen. Wenn sie die Wahl haben, wenden sie daher ihre Aufmerksamkeit neuen Reizen eher und länger zu als bereits bekannten. Man kann also herausfinden, ob ein bestimmter Stimulus den Babys als neu erscheint oder nicht.

Die Sprachwissenschaftler Gary Marcus und Mitarbeiter (1999) konstruierten hierzu Silbenfolgen, die zwei unterschiedliche Strukturen hatten, d.h. entweder die Form ABA (Beispiele: „ga ti ga", „li na li", „ta nu ta" etc.) oder die Form ABB (Beispiele: „ga ti ti", „li na na", „ta nu nu" etc.). Man spielte Säuglingen im Alter von sieben Monaten diese Art künstlicher, sehr einfacher Sprache vor: Sätze, die aus drei einsilbigen Wörtern bestanden. Zunächst wurden den Babys Sätze der gleichen Form – also z.B. ABA – über zwei Lautsprecher, jeweils links und rechts vor ihnen, vorgespielt. Dann begann die eigentliche Testphase, und es wurde entweder ein Satz der gleichen Form oder ein Satz der anderen Form über einen der beiden Lautsprecher vorgespielt. Der Grundgedanke war, dass ein neuer Satz die Aufmerksamkeit des Kindes länger fesselt und es daher vergleichsweise länger in die entsprechende Richtung blickt.

Man fand, dass 15 von 16 Kindern die Sätze mit der jeweils für sie neuen Form lieber mochten, sich ihnen also länger zuwandten. Damit war erstmals eindeutig nachgewiesen, dass sieben Monate alte Säuglinge eine allgemeine Struktur der Form ABA oder ABB lernen können. Sie reagieren beim Spracherwerb damit nicht lediglich auf einzelne Lautübergänge, sondern bilden bereits nach wenigen Lerndurchgängen eine Regel aus, die als solche stabil erkannt wurde. Abweichungen von dieser allgemeinen Regel wurden damit ab diesem Alter bemerkt.

Vor Schulbeginn beherrschen Kinder bereits Tausende von Wörtern und sogar die Regeln von deren Verwendung, also die Grammatik. Bringt man Kinder beispielsweise dazu, aus nicht existierenden Wörtern die Vergangenheitsform des Perfekts zu bilden, machen sie (wie Erwachsene auch) aus „quangen" „gequangt" und aus „patieren" „patiert", sie wenden also die Regel der deutschen Grammatik an: Verben, die auf „-ieren" enden, bilden das Partizip Perfekt ohne „ge". Damit kann man nachweisen, dass Kinder nicht lediglich Beispiele abspeichern, sondern die hinter den Beispielen steckenden Regeln. Gerade der Spracherwerb ist ein schönes Beispiel für die ausgeprägte Fähigkeit des Gehirns, aus Beispielen Regeln *selbsttätig zu produzieren*, um unter Verwendung dieser Regeln in sehr kreativer Weise immer neues und den Umweltbedingungen entsprechendes (Sprach-)verhalten hervorzubringen.

Regeln in der Welt

Nicht nur die Sprache enthält Regeln, sondern auch die Welt: Wenn die Sonne scheint, wird es warm; Honig ist süß und Vogelkirschen sind giftig; wenn zwei Gegenstände zusammenstoßen, macht das Krach etc. All dies muss ein junges Menschenkind lernen, und dies tut es durch Auseinandersetzung mit der Welt. Im Gehirn bleiben Spuren dieser Auseinandersetzungen, die jedes Kleinkind nicht nur passiv erlebt, sondern aktiv sucht (Gopnik et al. 1999).

Wie man heute diese Zusammenhänge beim Säugling untersucht und wann so ein kleiner Kerl was kann, sei an einem Beispiel gezeigt. Wenn man als Erwachsener z.B. am Computermonitor ein unklares (unterbestimmtes) Ereignis sieht, kann das Gehör mithelfen, dieses Ereignis zu klären. Sieht man beispielsweise zwei Scheiben sich aufeinander zubewegen, dann sich durchdringen und dann wieder voneinander wegbewegen, so nehmen die meisten Menschen genau dies wahr (die Objekte durchdringen sich). Wenn man jedoch ein kurzes Geräusch hört, wenn sich die beiden Objekte berühren, sehen die meisten Menschen nicht mehr zwei sich durchdringende Objekte, sondern zwei Objekte, die sich abstoßen (man spricht von der *Bounce Illusion*, die man sich unter http://www.science.fau.edu/psychology/dlewkowicz/BouncingIllusion.htm im Internet ansehen bzw. anhören kann). Das Geräusch klärt (disambiguiert) also den visuellen Wahrnehmungseindruck, hilft dem Sehen einer Kollision der Objekte sozusagen auf die Sprünge.

Diese Fähigkeit entwickelt sich jedoch erst mit einem halben Jahr, wie eine Arbeit von Scheier und Mitarbeitern (2003) zeigt. Man verwendete das oben beschriebene Habituierungs-Dishabituierungs-Paradigma und zeigte 171 Säuglingen im Alter von vier, sechs und acht Monaten die Bouncing Illusion mit dem Geräusch zum richtigen Zeitpunkt, bis sie sich daran gewöhnt hatten. Dann zeigte man ihnen drei Test-Durchgänge: (1) Das genau gleiche visuell-akustische Ereignis. (2) Das gleiche visuelle Ereignis mit dem Geräusch zu einem falschen Zeitpunkt, d.h. 1,3 Sekunden zu früh oder (3) zu spät. Mittels Videokamera wurden die Säuglinge, die vor dem Monitor bzw. Lautsprecher saßen, gefilmt. Ausgewertet wurde die Zeitdauer, mit der sie ihren Blick auf das Ereignis richteten. Die Daten von 143 Säuglingen waren auswertbar (die anderen zappelten zu viel oder waren unaufmerksam) und sind in Abbildung 3.5 dargestellt.

Man sieht deutlich, dass die Säuglinge offensichtlich zwischen dem vierten und sechsten Monat die Fähigkeit entwickelt haben, Gehörtes und Gesehenes zusammen zu verarbeiten und daraus *ein* Ereignis bzw. Erlebnis zu machen. Man kann das Experiment auch umgekehrt durchführen und den Babys zuerst die bewegten Scheiben mit dem asynchronen Geräusch zeigen, bis sie sich daran

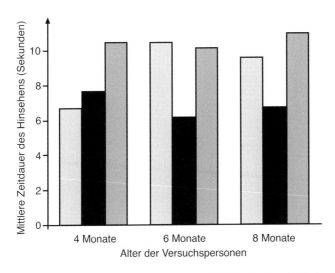

3.5 Mittlere Dauer (in Sekunden) des Hinschauens auf die drei unterschiedlichen visuell-akustischen Stimuli bei Säuglingen im Alter von vier, sechs und acht Monaten (nach Scheier et al. 2003, S.236). Hellgraue Säulen: akustischer Stimulus vor dem visuellen; schwarze Säulen: beide Stimuli zugleich; dunkelgraue Säulen: akustischer Stimulus nach dem visuellen. Der Unterschied in der Reaktion der vier Monate alten Säuglinge zu den sechs bzw. acht Monate alten Säuglingen war mit $p<0{,}01$ signifikant.

gewöhnt haben. Wenn man ihnen dann die bewegten Scheiben mit dem Geräusch an der richtigen Stelle darbietet, schauen sie jetzt in diesem Fall länger hin, unterscheiden also wieder den Fall des Aneinanderstoßens vom Fall des Hindurchfliegens. Was uns Erwachsenen also selbstverständlich ist – wenn etwas zusammenstößt, dann rasselt es auch zusammen –, ist für das Kleinkind keineswegs selbstverständlich (Abb. 3.6).

Die Experimente zeigen, dass Säuglinge schon mit einem halben Jahr zwei bewegte Scheiben am Computer anders wahrnehmen, wenn ein kurzes Geräusch einen Zusammenstoß nahelegt. Frühere Experimente hatten bereits gezeigt, dass noch einfachere Zusammenhänge zwischen Hören und Sehen bereits mit vier Monaten vom Säugling hergestellt werden können, dass jedoch andererseits komplexe Zusammenhänge mit acht Monaten noch immer nicht hergestellt werden können (Lewkowicz 1992, 1994, 1996). Der Säugling ent-

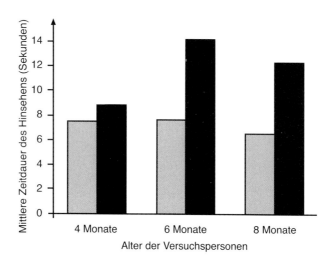

3.6 Mittlere Dauer (in Sekunden) des Hinschauens auf die unterschiedlichen visuell-akustischen Stimuli bei Säuglingen im Alter von vier, sechs und acht Monaten (nach Scheier et al. 2003, S. 238). Mittelgraue Säulen: akustischer Stimulus vor oder nach dem visuellen; schwarze Säulen: beide Stimuli zugleich. Der Unterschied in der Reaktion der vier Monate alten Säuglinge zu den sechs bzw. acht Monate alten Säuglingen war mit $p<0{,}01$ signifikant.

wickelt somit erst seine Fähigkeiten zur multimodalen gestalthaften Wahrnehmung unterschiedlicher Kategorien von Ereignissen wie beispielsweise Zusammenstößen und Durchdringungen. Dies wiederum tut er in Auseinandersetzung mit der Welt. Betrachten wir dieses Zusammenspiel von Entwicklung und Erfahrung noch etwas genauer. Hierzu ist es wichtig, zunächst einige Prozesse zu klären, die mit dem Begriff der Aufmerksamkeit verknüpft sind.

Aufmerksamkeit: Vigilanz, Scheinwerfer und Konzentration

Aufmerksamkeit ist ein schönes Beispiel dafür, wie wenig es nützen kann, einen sprachlichen Ausdruck zu analysieren, um einem Phänomen auf die Spur zu kommen. Die Sprache ist hier sehr ungenau und bezeichnet gänzlich verschiedene Sachverhalte mit dem gleichen Wort. Man spricht z. B. von Aufmerksamkeit, wenn man den Grad der allgemeinen Wachheit, die so genannte *Vigilanz*, meint. Hiermit ist das allgemeine Aufmerksamkeitsniveau eines Menschen gemeint, also ob er hellwach, müde, schläfrig oder schlafend ist oder gar im Koma liegt. Vigilanz bezeichnet somit das Maß für die Gesamtheit der gerade zur Verfügung stehenden geistigen Leistungsfähigkeit.

Unsere Wahrnehmung der Welt ist kein passiver Vorgang. Wir sind vielmehr *aktiv* dabei, das für uns Wesentliche aus den vielen uns erreichenden Stimuli herauszufiltern und weiter zu verarbeiten. Fahren wir beispielsweise mit dem Auto, so werden wir auf die rote Ampel rechts vorne, den Fußgänger links am Zebrastreifen oder die plötzliche Bewegung eines überholenden Fahrzeugs im Rückspiegel aufmerksam, d.h., wir achten vermehrt auf diese Reize der Außenwelt. Sitzen wir dagegen auf dem Beifahrersitz, sieht die Welt ganz anders aus. Wir können unsere Aufmerksamkeit sogar im Gesichtsfeld bewegen, ohne die Augen zu bewegen, d.h. allein dadurch, dass wir Informationen aus den entsprechenden Bereichen unseres Gesichtsfeldes bevorzugt verarbeiten. Diese Fähigkeit, bestimmte Stimuli bevorzugt zu behandeln und ihre Wahrnehmung dadurch überhaupt erst zu ermöglichen, wird als *selektive Aufmerksamkeit* bezeichnet. Man vergleicht diese Funktion nicht selten mit einem *Scheinwerfer*, der eine bestimmte Stelle des visuellen Feldes ausleuchtet, aber eben nicht einfach heller macht, sondern für eine bessere Verarbeitung der an dieser Stelle vorhandenen Informationen sorgt. Kurz: Die selektive Aufmerksamkeit ist ein Mechanismus zur automatischen, stimulusgetriebenen (*bottom-up*) Zuordnung von Verarbeitungskapazität zu eingehenden Informationen.

Davon wiederum zu unterscheiden ist die Fähigkeit eines Menschen, sich zu konzentrieren und unwichtige Reize auszublenden. Man spricht hier von *Konzentrationsfähigkeit*, verwendet aber bei Störungen den Begriff der Aufmerksamkeitsstörung. Diese gehören zu den häufigsten im Schulalltag vorkommenden Problemen und werden unten genauer betrachtet. Halten wir jedoch zunächst fest: Die Konzentrationsfähigkeit ist die Fähigkeit zur gesteuerten (*top-down*) Zuordnung von geistigen Verarbeitungsressourcen zu äußeren Reizen oder inneren Repräsentationen.

Das Gemeinsame von selektiver Aufmerksamkeit und Konzentrationsfähigkeit besteht darin, dass es um die Zuordnung von Verarbeitungskapazität zu eingehenden Reizen geht: Das Gehirn ist nicht unbegrenzt leistungsfähig, und es ist daher sinnvoll, zu regulieren, worauf seine Leistungen sich jeweils richten sollen.

Die biologischen Wurzeln der drei genannten und leider zuweilen verwechselten Prozesse, die man mit „Aufmerksamkeit" bezeichnet, sind ganz verschieden: Die Vigilanz wird automatisch von sehr alten Zentren im Hirnstamm geregelt; die Zentren zur Steuerung des Scheinwerfers der selektiven Aufmerksamkeit liegen im Parietalhirn, dem Thalamus und dem Mittelhirn. Die Fähigkeit zur Konzentration auf das Wesentliche und zum Ausblenden von jeweils irrelevanten Reizen ist hingegen vor allem im Frontalhirn lokalisiert.

Selektive Aufmerksamkeit im Experiment

Ganz offensichtlich stammen wir nur von denjenigen Vorfahren ab, bei denen das System der selektiven Aufmerksamkeit gut funktioniert hat: Stellen Sie sich vor, ein Zweig wackelte vorne links im Gebüsch. Dann ist es überlebenswichtig, mehr Verarbeitungsressourcen an diese Stelle des Gesichtsfeldes zu lenken, um so schnell wie möglich herauszufinden, ob dort vorne der Säbelzahntiger oder ein potentieller Geschlechtspartner auf mich wartet.

Um selektive Aufmerksamkeit experimentell zu untersuchen, kann man wie folgt vorgehen: An einer bestimmten Stelle des visuellen Feldes wird für kurze Zeit ein offenes Kästchen oder irgendein anderer Hinweisreiz gezeigt. Dies führt dazu, dass für eine Viertelsekunde (250 Millisekunden) danach weitere Reize von dieser Stelle im visuellen Feld schneller bzw. besser verarbeitet werden (Abb. 3.7).

Hat man die Aufmerksamkeit einem bestimmten Bereich des Gesichtsfeldes zugewandt, ist es wichtig, dort nicht *kleben* zu bleiben. Hierfür sorgt ein zweiter Mechanismus, die so genannte Rückkehrhemmung (*inhibition of return*). Man hat diesen Mechanismus experimentell dadurch gefunden, dass man den Hinweisreiz mehr als 250 Millisekunden vor dem Zielreiz darbot: Hierbei fand man – zunächst unerwartet –, dass man *länger* für die Verarbeitung des Zielreizes braucht (Posner & Cohen 1984; Klein 2000). Kommt also das Kästchen rechts für eine halbe Sekunde und dann an der gleichen Stelle der zu

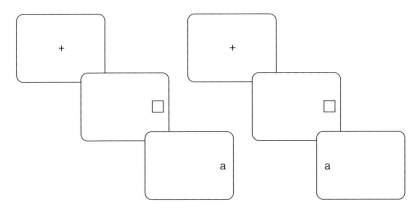

3.7 Typische Abfolge von Reizen auf einem Bildschirm zur Messung der selektiven Aufmerksamkeit. Auf einem Computerbildschirm erscheint nach einem Kreuzchen zum Hinlenken der Augen auf die Mitte des Bildschirms ein kleines Kästchen (Hinweisreiz) entweder links oder rechts. Kurze Zeit danach erscheint an dieser Stelle (valide Bedingung, links dargestellt) des Bildschirms ein großer oder kleiner Buchstabe (Zielreiz). Die Aufgabe der Versuchsperson besteht darin, so schnell wie möglich eine von zwei Tasten zu drücken und zu entscheiden, ob es sich um einen großen oder kleinen Buchstaben handelt. Wird vor dem Buchstaben kein Kästchen gezeigt (neutrale Bedingung; hier nicht dargestellt), weiß also die Versuchsperson nicht, wo der Buchstabe auftreten wird, reagiert sie langsamer. Noch langsamer ist sie in der nicht validen Bedingung, d.h. wenn das Kästchen rechts erscheint, der Buchstabe jedoch links. Das Kästchen zieht also gleichsam Verarbeitungskapazität automatisch an, die zur rascheren Reaktion genutzt werden kann, aber auch fehlt, wenn woanders etwas los ist.

beurteilende Buchstabe, so ist die Versuchsperson langsamer, als wenn zuvor gar kein Kästchen gekommen wäre.

Dies erscheint zunächst eigenartig, hat jedoch durchaus seinen Sinn, wenn man sich vor Augen führt, dass der Mechanismus der selektiven Aufmerksamkeit rasch reagieren muss und auf keinen Fall ins Stocken geraten – eben kleben bleiben – darf. Ein eigenständiger Mechanismus sorgt daher dafür, dass genau dies nicht geschieht. Er funktioniert etwa so schnell wie Augenbewegungen (wir machen im Schnitt vier in jeder Sekunde) und wird von deren Schaltzentren mitgesteuert (Lepsien & Pollmann 2002).

Aufmerksamkeit entwickelt sich

Jede Mutter mit ihrem Neugeborenen auf dem Arm ist begeistert von dem Kleinen. Dafür sorgen unter anderem das Hormon Oxytocin, das bei der Geburt und danach ausgeschüttet wird. Immer dann, wenn das Kleine an der Brustwarze saugt, gelangt Oxytocin von der Hirnanhangdrüse (Hypophyse) ins Blut. Das bewirkt dreierlei: Es schießt noch mehr Milch ein (was für das Überleben des Kindes wichtig ist), die Gebärmutter kontrahiert sich, und es kommt so zur Blutstillung (was für das Überleben der Mutter wichtig ist), und die Mutter verliebt sich in den Kleinen (was beiden das Leben erleichtert und dem Kind das Leben sichert).

Im Alter von zwei bis drei Monaten kommt es dann zu einer Entwicklungsphase beim Säugling, in der er den Blick der Mutter sehr lange erwidert: Er klebt förmlich an ihren Augen, wenn sie ihn ansieht. Dies freut jede Mutter und sichert dem Kleinen nun endgültig ihre volle Zuneigung und Fürsorge. Ebenso wie die Liebe nach der Geburt hormonell vermittelt ist und einen klaren Zweck hat, ist es auch mit dem Blick des Säuglings. Um dies zu verstehen, muss man wissen, wie die Steuerung der Aufmerksamkeit beim Menschen funktioniert und wie sie sich entwickelt.

Der Mechanismus der Rückkehrhemmung der Aufmerksamkeit ist ein eigenständiger und von dem der Hinwendung des Scheinwerfers zu unterscheiden. Nur hierdurch wird verständlich, dass sich die Rückkehrhemmung anders, *nämlich später*, entwickeln kann als das schnelle Orientieren der selektiven Aufmerksamkeit auf einen Reiz hin. Letzteres kann der Säugling mit zwei Monaten, Rückkehrhemmung kann er zu diesem Zeitpunkt aber noch nicht. Sein Blick bleibt daher an allem kleben, was seine Aufmerksamkeit an sich zieht – *natürlich auch am Blick der Mutter*. Was diese als Faszination des Kindes bei ihrem Anblick erlebt und in Begeisterung versetzt („der Kleine scheint richtig verliebt in mich, er schaut mich dauernd an!"), ist also „eigentlich" eine noch nicht entwickelte Komponente des Aufmerksamkeitssystems.

Es ist müßig, darüber zu spekulieren, ob diese Entwicklungsverzögerung einen unvermeidbaren „Defekt" darstellt oder ein Produkt der Anpassung (wer die Mutter mit drei Monaten nicht so verliebt anstarrte, hatte schlechtere Karten...). Mit fünf bis sechs Monaten ist der Mechanismus der Rückkehrhemmung ausgereift und erst dann kann der Säugling den Blick wieder von etwas lösen, auch vom Gesicht der Mutter.

Eine Anmerkung zum oben in Anführungszeichen stehenden Wort „eigentlich" sei hier erlaubt: Ist Mutterliebe nichts weiter als das Produkt von Hormonen und einer Entwicklungsverzögerung? – Nein! Mechanismen erklären ein Phänomen, aber sie erklären es nicht *hinweg*. Der Himmel ist blau, auch wenn wir das Sehsystem vollständig verstanden hätten. Und ebenso bleibt die Liebe der Mutter zu ihrem Kind, was sie ist, selbst wenn wir alle Mechanismen verstanden hätten, die auf neurobiologischer Ebene am Zustandekommen des Phänomens beteiligt sind.

Zurück zum Scheinwerfer der selektiven Aufmerksamkeit: Dieses System ist erst mit einem knappen halben Jahr so richtig funktionsfähig. Dies ist deshalb von Bedeutung, *weil die Wahrnehmung der Welt von unserem Aufmerksamkeitssystem abhängig ist*. Betrachten wir nochmals das Zusammenspiel von Sehen und Hören bei der oben beschriebenen Illusion der abprallenden Scheiben. Aufgrund entsprechender experimenteller Daten wird der folgende Mechanismus für das Zustandekommen des Effekts vermutet (Watanabe & Shimojo 1998, 2001): Ein Stimulus (Scheibe auf dem Bildschirm) zieht Aufmerksamkeit dadurch an sich, dass er sich bewegt. Diese Ressourcen werden verwendet, um die Bewegung zu verarbeiten und den Stimulus zu verfolgen, weswegen es unter allein dieser Bedingung eher zur Wahrnehmung der Bewegung weiter in die eingeschlagene Richtung und damit nicht zur Wahrnehmung des Abprallens kommt. Ein kurzer zweiter Stimulus – egal ob visueller Blitz, akustischer Schlag oder kurze taktile Vibration (Abb. 3.8) – zieht die Aufmerksamkeit von der Bewegungsverarbeitung ab, und *genau hierdurch* entsteht der Wahrnehmungseindruck, dass die Scheiben voneinander abprallen (Shimojo & Shams 2001).

Damit wird klar, dass Kinder vor dem Alter von etwa sechs Monaten der Abprall-Illusion gar nicht unterliegen können. Ihr Aufmerksamkeitssystem (welches die Illusion mit verursacht) funktioniert noch nicht richtig. Weiterhin machen diese Untersuchungen klar, wie

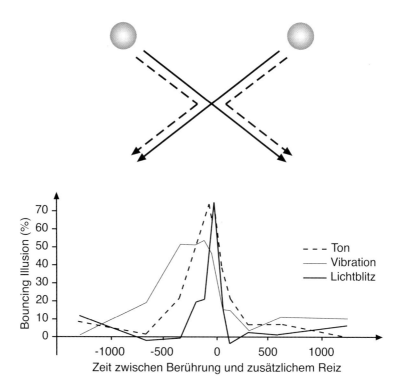

3.8 Mehrdeutiges visuelles Szenario. Man sieht entweder, wie die Scheiben abprallen (gestrichelte Pfeile) oder, wie sie – voneinander ungestört – sich auf ihrer Bahn weiterbewegen (durchgezogene Pfeile). Was man sieht, hängt stark davon ab, wann (im Vergleich zum Zeitpunkt des Überlappens der beiden Scheiben) ein zweiter kurzer Reiz zu sehen, zu hören oder zu tasten ist. Die drei Kurven unten zeigen an, mit welcher Häufigkeit man ein Abprallen der beiden Scheiben sieht in Abhängigkeit davon, wann der zweite Reiz (in Millisekunden vor oder nach dem Ereignis) auftritt.

wichtig es ist, dass kleine Kinder mit derartigen Reizen, also Dingen in der Welt, die sich bewegen und Geräusche machen, in Berührung kommen. Wie sollten sie sonst lernen, wie die Realität um sie herum beschaffen ist?

Noch ein Wort zur Bedeutung des Wortes *Lernen*: Wir neigen dazu, es mit sitzender Lebensweise, mit Unterrrichtsbeamten und mit einer Schulabschlussindustrie in Verbindung zu bringen, mit Unterweisung, Pauken und Büffeln. Jedes Kind lernt jedoch Laufen und Sprechen – ganz ohne all das, was wir später mit dem Lernen in Verbindung bringen, und es ist *diese* Art des Lernens, die gemeint ist, wenn das Kind lernt, die Welt zu begreifen. Dieses Lernen funktioniert automatisch, das Gehirn kann nicht anders, denn dieses Lernen gehört, wie oben dargestellt (vgl. nochmals Abbildung 3.2), zu den grundlegenden Funktionen der Neuronen im Gehirn.

Aus neurobiologischer Sicht folgt daraus, dass kleine Kinder die richtigen Beispiele brauchen, den richtigen Input, denn dieser strukturiert die im Gehirn entstehenden Spuren der Welt. Dadurch wiederum wird aus den im Gehirn des Säuglings angelegten unendlich vielen Möglichkeiten die Wirklichkeit des jeweiligen erwachsenen Menschen. Dies gilt für die natürlichen Objekte und Phänomene in der Welt ebenso wie für die kulturellen.

Jedes Kind kann alle etwa 8000 Sprachen lernen, die es auf der Welt gibt. Tatsächlich erlernen wird es jedoch diejenige Sprache, in der es „badet", während es aufwächst. Auch im Hinblick auf die Sprache spielt nicht nur das Hören, sondern auch das Hören verknüpft mit dem Sehen eine wesentliche Rolle. Ein kleines Kind reagiert verdutzt, wenn es einen Laut hört, zu dem die gesehenen Lippenbewegungen nicht passen (Rosenblum et al. 1997). Betrachten wir dies etwas genauer.

Lippen hören und Stimmen sehen

Wenn wir jemanden auf einem Bildschirm ein *g* sprechen sehen und ein *b* aus dem Lautsprecher kommt, was hören wir dann? Ein *b* oder ein *g*? – Weder noch: Wir hören ein *d*! Wenn wir auf die Lippen einer sprechenden Person achten und *sehen*, wie ein Laut produziert wird, jedoch gleichzeitig ein anderer Laut zu *hören* ist, dann ändert sich durch das Sehen der Laut, den man tatsächlich hört. Schließen wir jedoch die Augen, so hören wir selbstverständlich ein *b*. Dieser Effekt wurde nach seinem Erstbeschreiber als *McGurk-Effekt* benannt (McGurk & MacDonald 1976) und ist recht gut untersucht (Munhall & Vatikiotis-Bateson 2004). Er zeigt ebenso wie die oben diskutierte Illusion der abprallenden Scheiben deutlich, dass die verschiedenen Modalitäten der Wahrnehmung recht früh im Wahrnehmungsprozess zueinander in Beziehung gesetzt werden. Bauchredner leben letztlich davon: Wir *sehen* die Puppe sprechen und hören genau sie deswegen auch sprechen (Woods & Recanzone 2004; Vroomen & de Gelder 2004).

Noch vor wenigen Jahren war es die gängige Meinung in der Neurowissenschaft, dass die Informationen der einzelnen Sinnesmodalitäten im Gehirn zunächst getrennt verarbeitet werden. Man spricht noch heute von *unimodalen* sensorischen Arealen der Gehirnrinde und meint damit Bereiche, die – wie man früher dachte – ausschließlich für das Sehen, Hören oder Tasten zuständig seien. Erst *nach* der Verarbeitung einzelner Sinneskanäle würden die Informationen in *multimodalen* Arealen zusammengeführt.

Es mehren sich die Hinweise dafür, dass diese Sicht zu einfach ist, nur in erster Näherung zutrifft und bei genauer Betrachtung wahrscheinlich falsch ist. Mittels funktioneller Magnetresonanztomographie (fMRT) und ereigniskorrelierter Potentiale (EKP) wurde nachgewiesen, dass das Lippenlesen die Aktivität des primären auditorischen Kortex, also der (wie früher angenommen) nur für das Hören zuständigen Gehirnrinde, beeinflussen kann (Calvert et al. 2000; Calvert & Lewis 2004). Umgekehrt fanden Gilles Pourtois und Mitarbeiter (2000), dass die frühe akustische Verarbeitung durch visuelle Stimuli beeinflusst werden kann. Weiterhin konnte gezeigt werden, dass ein Berührungsreiz (Macaluso et al. 2000) oder ein akustischer Reiz (Giard & Peronnet 1999) die neuronale Aktivierung in der (vermeintlich unimodalen) Sehrinde beeinflussen kann. So wundert es nicht, dass es neben dem McGurk-Effekt noch andere Eigenartigkeiten der Wahrnehmung gibt, die dann entstehen, wenn zwei Eingangskanäle aufeinander treffen: Hört man gleichzeitig zu *einem* Lichtblitz *mehrere* kurze Töne, dann *sieht* man mehrere Lichtblitze (Abb. 3.9).

Gemeinschaft der Sinne: die bewegte klappernde Rassel

Man hat lange darüber gestritten, ob das Baby zuerst die Welt ganzheitlich wahrnimmt und dann die einzelnen Sinnesmodalitäten – Sehen, Hören, Tasten, Riechen, Schmecken – differenziert (vgl. Gibson 1979) oder ob es zunächst einzelne Sinneseindrücke erlebt, die es

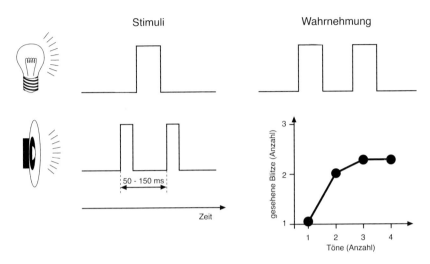

3.9 *What you see is what you hear.* So lautet der Titel der Arbeit von Ladan Shams und Mitarbeitern (2000) über den Einfluss des Hörens auf das Sehen. In der Abbildung ist links dargestellt, wie der optische und der akustische Stimulus zeitlich dargeboten wurden, und rechts oben ist die resultierende Wahrnehmung schematisch gezeigt. Die Ergebnisse des Experiments, das auch mit einem Blitz und drei bzw. vier Tönen durchgeführt wurde, sind rechts unten dargestellt (nach Shams et al. 2004, S. 28).

später zu ganzheitlichen Erlebnissen zu integrieren lernt (vgl. Piaget 1953/1992). Aus neurophysiologischer Sicht hatte zunächst Piaget die Nase vorne, fand man doch tierexperimentell Hinweise auf einen Anstieg der Zahl der Neuronen, die im Laufe der Gehirnentwicklung auf mehrere Modalitäten ansprechen (vgl. Wallace 2004).

Die experimentalpsychologische Säuglingsforschung aus den letzten Jahren jedoch erbrachte zahlreiche Hinweise darauf, dass Säuglinge sehr früh auf Eigenschaften von Reizen reagieren können, die keiner einzelnen Sinnesmodalität zugeordnet werden können. Gleichzeitigkeit, räumliche Nähe, Intensität, Dauer und Rate des Auftretens sowie Rhythmus gibt es beim Sehen, Hören und Tasten. Diese *supramodalen* bzw. *amodalen* Eigenschaften werden vom Säugling bereits mit wenigen Monaten beachtet. Man kann davon ausgehen, dass diese Eigenschaften einfach dadurch auffallen, dass durch sie die Intensität der Wirkung von Reizen zunimmt. Entsprechend konnte neurobiologisch die oben bereits erwähnte Superadditivität von bimodaler Stimulation nachgewiesen werden.

Betrachten wir hierzu ein Experiment (Bahrick & Lickliter 2000): Man zeigte fünf Monate alten Säuglingen einen Rhythmus, den sie entweder mit einem Hammer geklopft sahen oder hörten oder hörten und zugleich sahen. Dann änderte sich der Rhythmus oder er blieb gleich und man bestimmte das Ausmaß der vermehrten Zuwendung zum neuen visuell dargebotenen Rhythmus. Sehen und hören die Säuglinge den Rhythmus, dann lernen sie ihn rasch und merken daher auch, wenn ein neuer Rhythmus zu sehen ist. Sehen oder hören die Säuglinge den Rhythmus nur, erfolgt dessen Lernen nicht oder nur langsam. Sehen und hören die Säuglinge den Rhythmus, jedoch nicht gleichzeitig, erfolgt ebenfalls kein Lernen (Abb. 3.10).

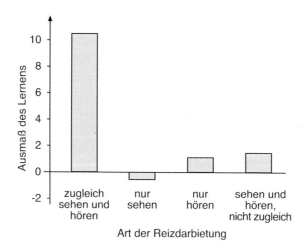

3.10 Ausmaß der Zuwendung zu einem neuen Rhythmus (in Sekunden) in Abhängigkeit davon, wie der vorherige Rhythmus gelernt wurde (nach Bahrick & Lickliter 2000). Man sieht sehr deutlich, dass die gleichzeitige Stimulation optisch und akustisch den mit Abstand größten Lernerfolg eines Rhythmus' nach sich zieht, weswegen ein neuer Rhythmus besonders lange betrachtet wird.

Mit zunehmender weiterer Entwicklung des Gehirns und der darin entstehenden Spuren werden aus der einfachen, alle eingehenden Reize zusammenfassenden, Intensität komplexe Eigenschaften der

Welt (Lewkowicz & Kraebel 2004). Säuglinge wenden sich einem multisensorischen Ereignis zu (finden also beispielsweise die bewegte und klappernde Rassel), indem sie ihre selektive Aufmerksamkeit auf die amodalen Eigenschaften des Ereignisses richten, denn diese werden mehrfach erlebt (sie sind multisensorisch repräsentiert) und sind damit redundant. Die *intersensorische Redundanzhypothese* (Lickliter & Bahrick 2004) sagt entsprechend z.B., dass diejenigen Eigenschaften eines Ereignisses, die man sehen, hören und tasten kann, vom Gehirn bevorzugt verarbeitet werden.

> „Nach der intersensorischen Redundanzhypothese führt die selektive Aufmerksamkeit des Säuglings zu einem anfänglichen Verarbeitungsvorteil für die Wahrnehmungsverarbeitung, das Lernen und das Behalten von Stimuluseigenschaften, die redundant spezifiziert sind, verglichen mit der Verarbeitung, dem Lernen und dem Behalten nicht-redundanter Eigenschaften sensorischer Stimulation. Mit anderen Worten: Information, die gleichzeitig in zwei oder mehr Modalitäten präsentiert wird, dürfte höchst wichtig für den Säugling sein und kann daher Verarbeitungskapazität selektiv auf sich ziehen; dies bedeutet auch, dass diese Ressourcen von der Verarbeitung nicht-redundanter Information abgezogen werden" (Lickliter & Bahrick 2004, S.648; Übersetzung durch den Autor).

Sind die amodalen übergreifenden Eigenschaften der Dinge und Szenen (der Welt) erst einmal repräsentiert, kommt es zur weiteren Differenzierung spezieller Eigenschaften einzelner Sinnesmodalitäten. Betrachten wir ein Beispiel: Wenn man in die Hände klatscht, sieht, hört und tastet man die Intensität, die Schnelligkeit (Rate) und den Rhythmus, erlebt die Gleichzeitigkeit der Reize und deren räumlichen Zusammenhang. Man erlebt also mit der Ganzheitlichkeit des Klatschens ganz besonders diejenigen seiner Eigenschaften, die nicht zu einer Sinnesmodalität allein gehören. Daher werden diese Eigenschaften entwicklungspsychologisch vor spezielleren Eigenschaften (wie beispielsweise der Tonhöhe des Klatschgeräuschs) vom Säugling registriert. Es wundert daher nicht, dass der Säugling über Intensität oder Schnelligkeit früher Bescheid weiß als über Farbschattierungen oder Klangfarben.

Wahrscheinlich ist ein multimodaler Input für Lernprozesse bei Kindern aus einem weiteren Grund wichtig. Betrachten wir hierzu ein psychologisches Experiment zum unterschwelligen Lernen an jungen (noch säugenden) Ratten, weil es ein Prinzip verdeutlicht, über dessen volle Bedeutung für die Entwicklung des Kindes beim Menschen man derzeit mangels entsprechender Daten fast nur Vermutungen anstellen kann. Das Experiment verläuft beispielsweise wie folgt (Molina et al. 1991; Spear et al. 1988; Zusammenfassung bei Lewkowicz und Kraebel 2004, S. 674): Indem man Ratten in einen Käfig mit einem bestimmten Geruch setzt und ihnen kleine schmerzhafte Stromstöße über den Drahtboden des Käfigs zufügt, bringt man ihnen bei, den Geruch nicht zu mögen. Dann bringt man ihnen unterschwellig bei, sich vor einem schwarzen Käfig zu fürchten, indem man sie in einen schwarzen Käfig setzt und ihnen schmerzhafte Stromstöße zufügt, allerdings nur so wenig, dass man noch kein offensichtliches Lernen erzeugt: Man testet dies, indem man die Ratten in einen Käfig setzt, der auf der einen Seite weiß und auf der anderen Seite schwarz ist. Sobald die Tierchen (durch genug Stromstöße im schwarzen Käfig zuvor) gelernt haben, den schwarzen Käfig nicht zu mögen, gehen sie dann, wenn sie die Wahl haben, auf die Seite mit den weißen Wänden. Soweit so gut.

Interessant ist nun Folgendes: Auch wenn die jungen Ratten noch nicht genug Gelegenheit hatten, die Abneigung gegen den schwarzen Käfig zu lernen, jedoch zuvor schon gelernt hatten, den Geruch nicht zu mögen, gehen sie im Schwarz-weiß-Käfig auf die schwarze Seite. Sofern also das noch nicht Gelernte (schwarz ist ungünstig) bereits mit etwas Gelerntem verbunden war (der Geruch ist ungünstig), *verallgemeinert* das junge Tier seine Erfahrungen mit dem Geruch auf die noch geringen Erfahrungen mit der Farbe schwarz.

Diese *überschießende Verallgemeinerung zum Zwecke besonders raschen Lernens trotz noch ungenügender Erfahrungsgrundlage* hat eine wesentliche Eigenschaft: Sie findet sich nur bei Jungtieren! Macht man das gleiche Experiment mit erwachsenen Ratten, findet man den beschriebenen Effekt – das unterschwellige Lernen – nicht. Ist dies vielleicht die Grundlage dafür, dass Kinder so schnell lernen können? Sie tun dies gewiss um den Preis, auch einmal falsch zu liegen mit ihrer Übergeneralisierung. Aber vielleicht ist es besser, gelegentlich den Säbelzahntiger an der Felswand oder in den Wolken zu sehen, als ihn einmal nicht zu sehen ...

Der Streit zwischen den Glaubensrichtungen im Hinblick auf kindliches Wahrnehmen, den Integrierern (Piaget und andere) und den Differenzierern (Gibson und andere), ist mittlerweile einer durch wissenschaftliche Erkenntnisse fundierten Sicht gewichen, die beide Gedanken aufgenommen und weitergeführt hat. Die Prozesse der Differenzierung und Integration sind als komplementär, d. h. als zwei Seiten einer Medaille, zu betrachten, und der Streit war im Grunde nichts als ein Sturm im Wasserglas, bedingt durch Unkenntnis der Fakten. Über verschiedene Sinnesorgane einlaufende Reize können von Kindern früher und besser verarbeitet werden als früher angenommen. Dies ermöglicht den Kindern die Bildung allgemeiner Begriffe für Eigenschaften und Funktionen, was dann wieder Differenzierungsprozesse, jeweils angestoßen durch entsprechende Erfahrungen, in Gang setzt. In jedem Fall machen die Forschungsergebnisse zur multimodalen Reizverarbeitung Folgendes deutlich: Werden Sehen und Hören entkoppelt – wie beim Wahrnehmen via Bildschirm und Lautsprecher –, sind Störungen der Wahrnehmung und des Lernens vorprogrammiert.

Die Welt erleben – aber nicht am Bildschirm!

Wenn Babys mit der Welt umgehen, dann verarbeiten sie das Sehen und das Hören schon mit etwa einem halben Jahr ganzheitlich, d. h. sie integrieren den Input vom Sehen, Hören, Tasten, Riechen und Schmecken. Erst dadurch erleben sie nicht nur einzelne Farben, Töne oder Gerüche. Vielmehr beginnt sich ihnen die Welt mit ihren *Objekten* und *Szenen* zu erschließen. Damit dies geschehen kann, müssen sie Erfahrungen mit diesen Objekten und Szenen machen. Erst dadurch können sie ihre Wahrnehmung auf einzelne Aspekte der Wahrnehmung richten und sind dadurch zu den raschen konstruktiven Akten der Wahrnehmung von Realität überhaupt erst fähig. Es ist, als würde das Baby seine Festplatte zunächst formatieren, um sie dann mit Inhalten füllen zu können, mit denen von da an gearbeitet wird.

Der Drei- bis Fünfjährige schätzt die Parameter der Muttersprache (Chomsky 1978), danach werden ökonomische, emotionale und soziale Werte geschätzt (vgl. das nächste Kapitel), davor physikalische und davor „existentielle". Man muss wissen, wie schwer ein Gegenstand einer bestimmten Größe „so etwa" ist, damit man ihn richtig aufheben oder werfen kann. Hierzu wiederum muss man bereits wissen, was ein Gegenstand überhaupt ist, was Widerständigkeit bedeutet, was Härte, und was es heißt, wenn zwei Gegenstände zusammenrasseln (sic!). Dies wiederum lernt man nur durch den Umgang mit Gegenständen. Bevor also das Kind alles Mögliche *über* die Welt lernen kann, hat es schon bestimmte Aspekte von deren allgemeiner Form gelernt und dazu alle Sinne benutzt.

Und genau hier sorgt die virtuelle Realität vom Bildschirm und aus dem Lautsprecher für Probleme. Auch wenn der Bildschirm noch so bunt und der Lautsprecher noch so laut ist, liefern die von ihnen abgegebenen Signale für das kleine Gehirn einen miserablen Input: Da kommen eine *Bildsoße* und eine *Klangsoße*, die oft gar nicht oder nur schlecht zeitlich zusammenpassen (miteinander korreliert sind) und aus denen das kleine Gehirn daher für sich nur wenig Struktur entnehmen kann. Wie soll man lernen, dass es dort, wo es wackelt, auch rattert (und dass eine Rassel damit ein Bewegung-in-Klang-Konverter ist), wenn es irgendwo auf dem Bild wackelt und irgendwoher ein Geräuschbrei ans Ohr dringt? Wir können Ereignisse mit den Augen auf Bruchteile von Winkelgraden und mit den Ohren auf Winkelgrade genau verorten, und wir können das eine mit dem anderen in Verbindung bringen (und diese Verbindung sogar danach gewichten, wie variabel – und damit wie genau schätzbar – die Daten sind; vgl. Alais & Burr 2004), aber nur dann, wenn es auch genau dort wackelt, wo es rasselt. Für ein sich entwickelndes Gehirn, das überhaupt erst dabei ist, Objekterfahrungen auszubilden, sind Bildschirme sehr wenig hilfreich. Sie erfüllen – im Gegenteil – dessen Anforderungen an einen regelhaften Input, bei dem das Sehen zum Hören passt, nur sehr schlecht. Bildschirm-Erfahrungen stellen damit eine extreme Verarmung der Erfahrungen des kleinen Kindes dar. Von der Tatsache, dass am Bildschirm die Tiefendimension fehlt, dass man nichts anfassen kann und schon gar nichts riechen oder schmecken, einmal ganz abgesehen.

Kurz: Ein Fernseh- oder Video- oder Computerbildschirm ist auch dann für Kinder schädlich, wenn die tollste Kindersendung gerade läuft, der schönste Tierfilm oder das intelligenteste „Lernprogramm". Die Realität aus Lautsprechern und Bildschirmen ist – konkretistisch und metaphorisch – flach, und entsprechend wenig werden kleine Kinder daraus machen können.

Uns Erwachsenen schadet es nicht, vor Bildschirmen zu sitzen (wir sehen hier einmal von den üblichen bereits im letzten Kapitel diskutierten Kollateralschäden unserer Bildschirm-Kultur auf Wirbelsäule, Kohlehydrat- und Fettstoffwechsel, Muskulatur, Herz-Kreislauf sowie Verdauungsapparat ab!). Wir wissen ja schon, dass die Rassel klappert, und wenn wir eine hier und jetzt sehen sowie dort und etwas später hören, dann bringen wir beides automatisch zusammen. Uns fällt nicht einmal auf, dass es hier ein kompliziertes Problem gibt (das der Bindung von Eigenschaften an Objekte). Wir lösen es mühelos, weil wir schon genug Erfahrungen mit wirklichen Rasseln gemacht haben. Diese bietet der Bildschirm unseren Kindern jedoch nicht.

Wovon Konzentration abhängt

Wenn ich mich auf etwas konzentriere, dann benutze ich gespeicherte, bereits in mir befindliche Strukturen, um meine Wahrnehmungswelt aktiv zu beeinflussen. Ich baue mir sozusagen eine Brille und betrachte ganz bewusst die Welt durch diese Brille. Ich höre beispielsweise auf einer Party jemandem in der linken hinteren Ecke ganz aufmerksam zu und blende alle anderen Stimmen aus. Oder ich konzentriere mich gerade auf das Formulieren dieses Satzes und merke gar nicht, wie jemand zur Türe hereinkommt.

Wenn ich müde bin, kann ich mich nicht so gut konzentrieren; der Grad der Wachheit (Vigilanz) beeinflusst also die Konzentrationsfähigkeit. Aber auch wenn ich wach bin, kann ich mich mitunter nur schlecht oder gar nicht konzentrieren. Wachheit ist also eine Voraussetzung für Konzentration, ist jedoch nicht identisch damit.

Man sieht dies bei kleinen Kindern ganz deutlich. Ein Baby lebt im Jetzt, ist leicht abzulenken und hat nach der Ablenkung vergessen, was es noch einen Moment zuvor völlig faszinierte. Kleine Kinder verhalten sich noch ähnlich, und erst mit zunehmendem Alter entsteht die Fähigkeit, Handlungen zielgerichtet auszuführen, sich nicht ablenken zu lassen und längerfristige Pläne zu verfolgen. Diese Fähigkeit entwickelt sich mit der Reifung des Frontalhirns (Abb. 3.11). Dieses ist zwar bei der Geburt schon vorhanden, seine verschiedenen Bereiche werden jedoch erst in Kindheit und Jugend effizient in die zentralnervöse Informationsverarbeitung mit einbezogen. „Jetzt konzentrier' dich doch mal auf das Essen", kann man zu einem Kleinkind nicht sagen. Nicht nur, weil es vielleicht manche Worte nicht versteht, sondern vor allem, weil die neuronale Mechanik noch nicht vorhanden ist, die man braucht, um sich zu konzentrieren.

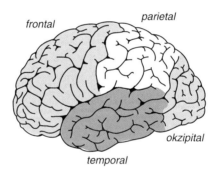

3.11 Gehirn von links mit den Adjektiven zur Bezeichnung der vier großen Bereiche der Gehirnrinde. Das Frontalhirn wird auch Stirnhirn genannt; will man betonen, dass es nur ein Teil des gesamten Gehirns ist, spricht man vom Frontallappen. Entsprechend ist vom Parietal- oder Scheitellappen, vom Okzipital- oder Hinterhauptslappen oder vom Temporal- bzw. Schläfenlappen die Rede (aus Spitzer 2002).

Je besser das Frontalhirn entwickelt ist, desto eher kann man die dort angelegten Spuren zur Steuerung von Verhalten nutzen. Langfristige Pläne und Ziele, Bewertungen und Werte haben wir dort gespeichert, wie im folgenden Kapitel noch genauer ausgeführt wird. Hier sei zunächst nur festgehalten, dass für die Funktion des Frontalhirns auch dessen Versorgung mit bestimmten Substanzen, wie beispielsweise Dopamin, Noradrenalin und Serotonin, gehört. Man nennt diese Stoffe auch Neuromodulatoren. Sie werden von jeweils nur wenigen zehntausend Neuronen in kleinen Kerngebieten tief im Inneren des Gehirns gebildet und nahezu „wie mit der Gießkanne" über weite kortikale Bereiche ausgeschüttet. Geschieht dies nicht oder nur unzureichend, ist die Funktion der betreffenden Areale beeinträchtigt: Man kann sich nicht konzentrieren. Das Fine-Tuning der Funktion dieser Systeme unterliegt einem komplexen Wechsel-spiel aus Umwelteinflüssen und genetischen Faktoren. So wird ver-ständlich, wie Konzentrationsstörungen in der Schule sowohl erblich bedingt als auch durch Umweltfaktoren verursacht sein können.

Halten wir fest: Ähnlich wie das sehr schnell und automatisch funktionierende System der selektiven Aufmerksamkeit als Bottom-up-Prozess dafür sorgt, dass bestimmte Reize besser verarbeitet wer-den, sorgt die Konzentrationsfähigkeit als Top-Down-Prozess für die bessere Verarbeitung bestimmter Reize. Damit dies funktionieren kann, müssen zwei Voraussetzungen erfüllt sein: Der (genetischen Einflüssen unterliegende) Mechanismus muss funktionstüchtig sein, und es müssen (aufgrund der richtigen Erfahrungen mit der Welt in der Kindheit) innere Strukturen vorhanden sein, die für die bewusste Steuerung der Konzentration leitend sein können. Kurz: Habe ich keine klare interne Struktur, vermag ich auch die äußere Welt nur schlecht für mich zu strukturieren.

Aufmerksamkeitsstörungen: jenseits von Dogmen und Meinungen

Wie ich auf vielen Vortragsveranstaltungen immer wieder zur Kennt-nis nehmen konnte, beschäftigt kaum ein Sachverhalt die Eltern schulpflichtiger Kinder so sehr wie das Aufmerksamkeitsdefizitsyn-drom. Eine recht unübersichtliche und eher von Ideologien als von Fakten geprägte Ratgeberliteratur, die unverantwortliche verfrühte Publikation von zweifelhaften experimentellen Daten zur Gefährlich-keit der Behandlung mit Stimulantien, die typisch deutsche Abnei-gung gegen „Chemie" und „Pillen" sowie die ohnehin schon zu stark politisierte Landschaft in den Schulen tragen nicht dazu bei, das Problem klarer zu sehen. Betrachten wir die Dinge also nun so kühl und nüchtern wie möglich.

Probleme im Bereich der Aufmerksamkeit stellen die häufigste Verhaltensstörung im Kindesalter dar. Je nach Schätzung sind 4 bis 12% aller Kinder betroffen (Brown et al. 2001; Scahill & Schwab-Stone 2000). Für Deutschland werden in einem Konsensus-Papier des Bundesministeriums für Gesundheit und soziale Sicherung, der Deutschen Gesellschaft für Kinder- und Jugendpsychiatrie sowie der Gesellschaft für Kinderheilkunde und Jugendmedizin aus dem Jahre 2002 Zahlen von 2 bis 6% aller Kinder und Jugendlichen im Alter von sechs bis 18 Jahren angegeben (Caspers-Merk et al. 2002). Man spricht von *Aufmerksamkeitsdefizitsyndrom (ADS)*, von *ADD (attention deficit disorder)* oder beim Vorliegen von gleichzeitiger Hyperaktivität auch von *ADHD (attention deficit hyperactivity disorder)*. Diese Störungsbilder sind charakterisiert durch mittlerweile recht klare Kriterien, die in internationalen Systemen zur Diagnose und Klassifikation psychischer Störungen verwendet werden (siehe Tabelle 3.1).

Das Aufmerksamkeitsdefizitsyndrom ist nicht, wie manchmal behauptet wird, eine Modekrankheit. Es hat mit Sicherheit eine biologische Grundlage, die Gegenstand intensiver Forschungsbemühungen ist. Zwillingsstudien zeigen, dass es eine erbliche Komponente gibt: Wenn bei eineiigen Zwillingen ein Zwilling das Syndrom aufweist, dann hat es der andere mit einer Wahrscheinlichkeit von 50 bis 80% ebenfalls. Man sagt auch, die Konkordanz des Aufmerksamkeitsdefizitsyndroms bei eineiigen Zwillingen liegt bei 50 bis 80%. Bei zweieiigen Zwillingen ist dieser Wert deutlich geringer, was auf die Bedeutung der Gene für die Ausprägung der Störung hinweist (Barkley 1998; Jensen 2000).

Diese Tatsache sollte den Blick jedoch nicht dafür verstellen, dass es auch Entwicklungsfaktoren gibt (Joseph 2000), die auf die Aufmerksamkeitsleistung einwirken. Man könnte die obigen Angaben zur Konkordanz bei eineiigen Zwillingen auch wie folgt kommentieren: Bei immerhin 20 bis 50% aller Menschen, die eine erbliche Belastung aufweisen, kommt es nicht zur Ausbildung des Syndroms. Diese Entwicklungsfaktoren sind bislang nur wenig untersucht.

Tabelle 3.1 Symptome und Verlaufskriterien der Aufmerksamkeitsstörung im Kindes- und Jugendalter. Je nach Vorliegen der Symptome unterscheidet man den (1) hyperaktiven impulsiven Typ, den (2) unaufmerksamen Typ oder den (3) gemischten Typ.

Symptom	Beispiele
Hyperaktivität	nie in Ruhe und immer unterwegs sein am laufenden Band sprechen zappeln, nicht sitzen können
Impulsivität	erst sprechen, dann denken Gefühlsausbrüche nicht warten können nicht teilen können nicht planen können antworten, bevor die Frage fertig gestellt wurde
Unaufmerksamkeit	leicht ablenkbar viele Flüchtigkeitsfehler Vergessen von Spielsachen, Büchern, Schulheften etc. Vergessen der Ausführung von Aufgaben Springen von einer unerledigten Aufgabe zur nächsten
Verlauf	Beginn vor dem 7. Lebensjahr, Bestehen für mindestens 6 Monate

Man geht heute davon aus, dass sich die Fähigkeit zur Steuerung der Aufmerksamkeit in komplexen Wechselwirkungsprozessen von Genetik und Umwelt entwickelt (Campbell 2000; Faraone & Biederman 2000). Dies ist aus evolutionärer Sicht sinnvoll, wie das folgende Beispiel zeigen soll.

Wechselwirkungen in der Steinzeit und heute

Stellen Sie sich eine Horde von 50 bis 150 steinzeitlichen Menschen vor, die vor 100.000 Jahren am Lagerfeuer saß. Stellen Sie sich nun weiter vor, dass irgendwo in der Nähe der schon mehrfach erwähnte Säbelzahntiger lauert und sich auf seine nächste Mahlzeit freut. Die Menschen bemerken ihn, springen auf und laufen davon. Nehmen wir nun weiterhin an, dass es in der Steinzeit mit dem Blutdruck nicht anders war als heute: Manche Menschen hatten einen hohen, manche einen niedrigen und die meisten hatten einen mittleren Blutdruck. Was folgt? – Der mit dem hohen Blutdruck sprang auf und war am raschesten weit weg; der mit dem niedrigen Blutdruck hingegen sprang auf wie seine Kumpanen, ihm wurde schwarz vor den Augen, er musste sich wieder setzen – und überlebte eher nicht.

Und heute? Nehmen wir an, wir würden bei 50 bis 150 Menschen den Blutdruck messen, und nehmen wir weiterhin an, die Werte wären genauso verteilt wie in der Horde von damals. Was folgt? – Wenn wir uns in 20 Jahren wieder treffen würden, wäre derjenige mit dem hohen Blutdruck wahrscheinlich nicht mehr dabei – verstorben an den Folgen des hohen Blutdrucks.

Ist ein hoher Blutdruck also gut oder schlecht? – Das hängt von den Umständen ab! Früher war ein immer möglicher schneller Start sehr wichtig, und um den Schlaganfall mit 70 Jahren brauchte man sich nicht zu sorgen, weil man ohnehin vorher an Hunger oder einer Infektion verstarb. Heute ist das anders. Die gleichen Gene, die unter bestimmten Umständen das Überleben sichern, können unter anderen Umständen Auswirkungen haben, die wir als krankhaft bezeichnen. Ist Bluthochdruck deswegen keine Krankheit? Oder eine Modekrankheit? Ist er deswegen nur gesellschaftlich bedingt?

Das Beispiel macht deutlich, dass diese Fragen gerade übersehen, worum es geht, nämlich um die *Wechselwirkungen* zwischen Genen und der Umwelt. Wir haben uns heute dazu durchgerungen, einen Blutdruck ab einem bestimmten, von uns festgelegten Wert als zu hoch zu bezeichnen. Die Festlegung erfolgte zwar nicht willkürlich, sondern anhand von Langzeitstudien zu den Auswirkungen von unterschiedlichen Blutdruckwerten. Aber es ist dennoch eine Festlegung. Ein hoher Blutdruck ist also keine Krankheit wie ein gebrochenes Bein, bei dem klar ist, was krank und was gesund ist. Ein Mensch mit hohem Blutdruck mag sich sogar sehr wohl fühlen, und wenn man ihn behandelt, so bekommt er nicht selten Nebenwirkungen, die von Kreislaufstörungen bis zu einer Depression mit Selbstmord reichen können. Wer jedoch die langfristige Perspektive im Blick hat, wird alles tun, um zu vermeiden, dass der hohe Blutdruck sich auf lange Sicht sehr ungünstig auf die betreffende Person auswirkt.

Vor dem Hintergrund dieser Überlegungen sei nun die Aufmerksamkeit betrachtet. Wieder sitzt die Horde um das Lagerfeuer. Der eine hat seine Gedanken überall, ist leicht ablenkbar durch die entferntesten Geräusche, hat einen allzeit bereiten Bewegungsapparat und zappelt herum. Ein anderer sitzt am Feuer und ist in das Problem vertieft, warum bei der letzten Jagd der Speer nicht so weit geflogen ist, wie er es wollte. Er denkt nach über Abwurfwinkel, Geschwindigkeiten, Flugbahnen etc. – und vergisst die Umwelt um sich herum völlig. Und wieder kommt der Säbelzahntiger angesprungen... Der Zappelphilipp ist schon weg, die anderen hinterher. Nur der konzentrierte Denker überlegt noch immer – und überlebt nicht.

Wie der Blutdruck unterliegt auch unsere Fähigkeit zur Fokussierung der Aufmerksamkeit einem genetischen Einfluss und Umwelteinflüssen, und wie beim Blutdruck hängt es davon ab, was jeweils passend ist und was nicht. Heute hat der Zappelphilipp in der Schule schlechte Karten. Gerade dann, wenn moderne Unterrichtsmethoden und nicht der klassische Frontalunterricht (einer redet, die anderen hören zu) zum Einsatz kommen, wenn also Freiarbeit angesagt ist und alle durcheinander reden, kann er sich auf seine Aufgabe nicht konzentrieren, während sein in der Steinzeit eindeutig todgeweihter Nachbar ganz bei der Sache ist.

Unter diesen Umständen kann es sinnvoll sein, der Aufmerksamkeitsfokussierung medikamentös nachzuhelfen. Die Konzentration wird dann besser und das Lernen ist wieder möglich. Ist das Kind deswegen krank? – Die Antwort ist die gleiche wie die beim hohen Blutdruck. Es geht letztlich nicht um Worte, sondern um eine Lebensgeschichte, die sich zwischen Genetik und Umwelt abspielt und die günstiger oder ungünstiger verlaufen kann. Je besser wir die Wechselwirkungen von Anlagen und Umwelt kennen, desto weniger unterliegen wir diesem komplexen Wechselspiel wie dem Wetter, und desto besser können wir auf Fehlentwicklungen reagieren und unser Leben damit wirklich selbst in die Hand nehmen (vgl. hierzu Spitzer 2003).

Mit diesen allgemeinen Überlegungen gerüstet wenden wir uns nun wieder den Bildschirmen zu.

Zappelphilipp und Fernsehen

Den *Zappelphilipp* gab es schon, bevor es das Fernsehen oder andere Bildschirm-Medien gab. Der Psychiater Heinrich Hoffmann beschrieb unter diesem Namen das Syndrom von Hyperaktivität und Aufmerksamkeitsstörung im Jahr 1845 in seiner als Struwwelpeter bekannten Geschichtensammlung für Kinder. Aus der Entstehungszeit der im deutschsprachigen Raum bekanntesten literarischen Darstellung des Aufmerksamkeitsdefizitsyndroms mit Hyperaktivität jedoch zu schließen, dass der Bildschirm damit nichts zu tun haben kann, wäre voreilig. Es wurde im Gegenteil bereits vor Jahren von einer Reihe von Autoren darauf hingewiesen, dass allzu heftiger Fernsehkonsum die Kinder unkonzentriert macht. Man sprach gerne von „Überstimulation", und man vermutete, dass die kurzen Wechsel der Bilder im Fernsehen die Fähigkeit zur Konzentration verringern könnten (Healy 1990; Koolstra & Van der Voort 1996). Ein Zusammenhang von Fernsehen und Aufmerksamkeitsdefizitsyndrom wurde also vermutet, war jedoch bislang nicht bewiesen. Dies hat sich im April 2004 geändert.

Amerikanische Wissenschaftler der University of Washington in Seattle publizierten eine Studie an insgesamt 2.623 Kindern, aus der ein Zusammenhang zwischen Fernsehen und gestörter Aufmerksamkeit klar hervorgeht (Christakis et al. 2004). Sie verwendeten Daten aus einer nationalen Längsschnittstudie zur Entwicklung von Kindern und Jugendlichen, die sehr sorgfältig gesammelt wurden. Man hatte aus einer früheren Studie aus dem Jahr 1979 bereits Daten zu über 12.000 Personen im Alter von 14 bis 22 jährlich erhoben und befragte nun die Mütter aus dieser früheren Studie zu ihren Kindern und später auch die Kinder direkt. Man schloss dann alle Kinder in die Untersuchung ein, die in den Jahren 1996, 1998 oder 2000 sieben Jahre alt waren. Die Mütter waren zum Zeitpunkt, als die Kinder ein bzw. drei Jahre alt waren, im Hinblick auf den täglichen Fernsehkonsum der Kinder genau befragt worden.

Zusätzlich wurden weitere Variablen gemessen, um Einflüsse auf die Entwicklung eines Aufmerksamkeitsdefizitsyndroms zu erfassen: z. B. das Alter, der Ausbildungsgrad der Mutter, Alkohol- und Nikotingenuss während der Schwangerschaft, das Ausmaß der kognitiven

Stimulation und der emotionalen Unterstützung des Kindes, das Selbstwertgefühl der Mutter im Jahr 1987 und das Vorhandensein einer mütterlichen Depression im Jahr 1992. Kinder mit Schwerhörigkeit, Sehstörungen, schweren emotionalen oder körperlichen Beeinträchtigungen wurden aus der Untersuchung ausgeschlossen.

Die Studie ergab unter anderem Folgendes: Im Alter von 1,8 Jahren schauten die Kinder im Durchschnitt 2,2 Stunden täglich und im Alter von 3,8 Jahren schauten sie 3,6 Stunden täglich fern. 10% der untersuchten Kinder litten unter Aufmerksamkeitsstörungen. Das wichtigste Ergebnis der Untersuchung war, dass der Fernsehkonsum im Alter von 1,8 bzw. 3,8 Jahren mit dem Bestehen einer Aufmerksamkeitsstörung mit sieben Jahren zusammenhing. Je mehr Zeit die Kinder vor dem Fernseher verbrachten, desto größer war die Wahrscheinlichkeit, dass sie in der Grundschule an einer gestörten Aufmerksamkeit litten. Dieser Zusammenhang blieb auch dann bestehen, wenn man die zusätzlichen erhobenen Variablen zum Substanzgebrauch in der Schwangerschaft, zur Psychopathologie der Mutter und zu den sozioökonomischen Verhältnissen berücksichtigte.

Man könnte nun einwenden, dass vielleicht aufmerksamkeitsgestörte Kinder lieber fernsehen, dass der Zusammenhang also zwar vorhanden ist, die Richtung von Ursache und Wirkung aber andersherum läuft. Durch den Längsschnittcharakter der Untersuchung konnte dies jedoch weitgehend ausgeschlossen werden: Gemessen wurde ja der Fernsehkonsum mit 1,8 und 3,8 Jahren und das Vorliegen einer Aufmerksamkeitsstörung mit sieben Jahren. Da sich Aufmerksamkeitsstörungen erst nach den Messzeitpunkten des Fernsehkonsums entwickelten, ist eine Verursachung des Fernsehkonsums durch diese Symptome wenig wahrscheinlich.

Zusammenfassung und Schlussfolgerungen

Mit jeder Erfahrung, jedem Wahrnehmungs-, Denk- und Gefühlsakt gehen flüchtige, wenige Millisekunden dauernde Aktivierungsmuster im Gehirn einher. Die Verarbeitung eines einzelnen Aktivierungsmusters (einer einzelnen Erfahrung) verändert das Gehirn, aber jeweils nur ein winzig kleines Stück. Was von den unzähligen einzelnen Erfahrungen (Musterverarbeitungsprozessen) bleibt, ist daher nicht deren Einzigartigkeit, sondern das, was sie mit anderen Erfahrungen gemeinsam haben, das, was hinter den einzelnen Erfahrungen an Gemeinsamkeit und Regelhaftigkeit steckt. Mein Lieblingsbeispiel hier sind Tomaten, von denen Ihnen wahrscheinlich schon jede Menge begegnet sind. Dennoch können Sie sich nicht an jede einzelne erinnern, und das ist auch gut so, denn Sie hätten ja sonst den Kopf voller Tomaten! Nicht die Einzelheiten sind wichtig, sondern die allgemeine Tomate, die in Ihrem Gehirn aus den vielen Erfahrungen mit einzelnen Tomaten entstanden ist (vgl. Spitzer 2002, S. 75f). Zufälliger Kleinkram hinterlässt keine Spuren.

Der Erwerb der Muttersprache und des Weltwissens geschehen auf diese Weise des Extrahierens von Strukturen und Regeln durch die Verarbeitung einzelner Erfahrungen, sofern diese Beispiele Regeln und Strukturen enthalten. Durch die Erfahrung von Welt kommt die Welt in den Kopf. Erfahrung wird aktiv gesucht und durch Prozesse der Aufmerksamkeit gesteuert. Die Vigilanz gibt an, wie viel Verarbeitungskapazität überhaupt zur Verfügung steht. Die selektive Aufmerksamkeit sorgt für die rasche automatische Zuordnung von Kapazität zu wichtigen Reizen, und wenn wir uns konzentrieren, verwenden wir frühere Erfahrungen in Form innerer Strukturen zur gezielten Steuerung von Wahrnehmen und Denken.

Thema dieses Kapitels war die Frage, was geschieht, wenn ein substantieller Teil der Erfahrung des kleinen Kindes über das Medium Bildschirm erfolgt. Bildschirme liefern eine flache, verarmte Realität, insbesondere dann, wenn der Benutzer die Welt noch nicht kennt und Objekte oder Szenen beim Betrachten eines Bildschirms eben gerade *nicht* dauernd aufgrund von Vorerfahrungen ergänzen kann. Daher sind Bildschirme für kleine Kinder eher schädlich – unabhängig vom gerade dargebotenen Inhalt – wegen der Form der durch sie gelieferten Erfahrungen.

Bildschirme liefern dem kleinen Kind weniger Struktur als wirkliche Realität. Man kann daher annehmen, dass ein substantieller Konsum von Bildschirm-Medien (d.h. ein Konsum von Bildschirm-Medien über einen substantiellen Zeitraum im Vergleich zur Gesamtzeit der kindlichen Erfahrung) eine geringere bzw. unklarere Strukturierung des kindlichen Gehirns und damit wiederum der kindlichen Erfahrungswelt nach sich zieht.

Damit sind Bildschirme bei den ganz Kleinen aus ganz grundsätzlichen Überlegungen heraus schädlich. Dass dies nicht graue Theorie darstellt, zeigt der empirisch nachgewiesene Zusammenhang von Fernsehkonsum im Kleinkindalter und Aufmerksamkeitsstörung im Schulalter. Vor dem Hintergrund der diskutierten Zusammenhänge von Gehirnentwicklung und Realitätserfahrung ist Folgendes zu erwarten: Wer weniger klare Strukturen in sich aufbauen konnte und zusätzlich an mangelnder Strukturierungsfähigkeit (Konzentrationsfähigkeit) leidet, dem geht es etwa so wie demjenigen, der mit dem rechten Bein hinkt und sich das linke Bein bricht: Mit dem Laufen steht es nun so richtig schlecht. Man braucht dabei nicht einmal einen ungünstigen Effekt von Bildschirm-Medien auf die Aufmerksamkeit zu postulieren, um die empirischen Tatbestände zu erklären. Man muss sich lediglich die Funktionsweise des Gehirns und die Rolle der Erfahrung von Welt bei dessen Entwicklung vor Augen führen.

4 Gehirnentwicklung und Werbung

„Im Jahr 1915 war es durchaus möglich, dass man über Wochen keine Anzeige sah. Heute sieht der durchschnittliche Erwachsene jeden Tag dreitausend." Diese in einem Buch über Werbung zu findende Bemerkung (Twitchell 1996, S.2) mag verdeutlichen, wie sehr sich unsere Wahrnehmungswelt durch Werbung verändert hat. Der in den USA betriebene finanzielle Werbeaufwand betrug 1915 eine Milliarde Dollar, im Jahr 1993 waren es dagegen 140 Milliarden.

Werbung begegnet uns nicht nur auf Bildschirmen, sondern überall: auf Plakaten und im Radio, auf T-Shirts, Autos und Müsli-Packungen. Sie begleitet uns von der Wiege bis zur Bahre, bis zum Erbrechen – man findet sie tatsächlich auch auf den in Passagierflugzeugen für diesen Fall vorgehaltenen Beuteln! Wenn an dieser Stelle von Werbung die Rede ist, dann geschieht dies aus dem Grund, dass ein großer Teil der Werbung über Bildschirm-Medien läuft, Werbung also neben Gewalt (vgl. Kapitel 6) zu den wesentlichen Inhalten gehört, die über Bildschirme transportiert werden.

Zugegeben: Wir hätten Werbung auch ohne Bildschirme, aber wir hätten weniger davon, sie wäre anders und vielleicht auch nicht so wirksam. Nicht von ungefähr investieren Auftraggeber sehr große Summen in die Fernsehwerbung und von Jahr zu Jahr deutlich steigende Beträge in die Werbung über das Internet. Die Ausgaben für Fernsehwerbung in Deutschland stiegen von etwa drei Milliarden Euro im Jahr 1992 auf knapp acht Milliarden im Jahr 2000 (nach Schierl 2003, S.33). Die Anzahl der Werbespots nahm noch stärker zu (Abb. 4.1).

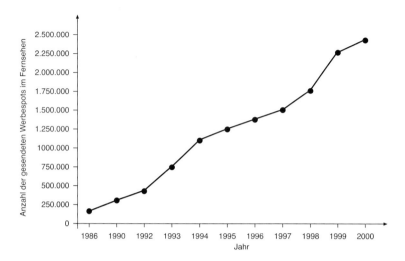

4.1 Anzahl der in Deutschland in einem Jahr gesendeten Werbespots von 1986 bis 2000 (nach Daten aus Schierl 2003, S. 32f). Im Jahr 1986 wurde das 1984 eingeführte kommerzielle Fernsehen wirtschaftlich relevant; entsprechend stieg ab dieser Zeit die Anzahl der gesendeten Werbespots, z. B. von 306.000 im Jahr 1990 auf 2.400.000 im Jahr 2000, also um 784 %.

Dieses Kapitel geht den Auswirkungen der Werbung über Bildschirm-Medien vor dem Hintergrund der Entwicklung des kindlichen Organismus – vor allem des kindlichen Gehirns – nach. Hierzu werden zunächst einige Fakten zur wirtschaftlichen Bedeutung von Kindern und Jugendlichen als Kaufkraftpotential, zur Werbung und zur Fernsehwerbung dargestellt. Daran anschließend geht es um Aspekte der Entwicklung des menschlichen Gehirns. Vor *diesem* Hintergrund wurde Werbung bislang praktisch nicht betrachtet, waren doch Ökonomie und Soziologie die wissenschaftlichen Disziplinen, in deren Kontext Werbung diskutiert wurde.

Kinder als Kunden

Erst seit weniger als zwei Jahrzehnten macht man sich über die Tatsache Gedanken, dass Kinder in zunehmendem Maße wirtschaftliche Bedeutung erlangen. Zahlen von Anfang der 90er Jahre besagen, dass

Kinder allein in den USA über neun Milliarden Dollar Kaufkraft verfügten und über weitere 130 Milliarden Dollar zumindest beim Kauf mitentschieden.

Auch in Deutschland sind Kinder eine lukrative Zielgruppe wirtschaftlicher Interessen. Nach den Daten des Instituts für Jugendforschung aus dem Jahr 1993 verfügten die Sieben- bis Zwölfjährigen jährlich über 5,6 Milliarden DM (Taschengeld, Geldgeschenke etc.) und konnten über weitere Kaufkraft von gut zehn Milliarden DM mitentscheiden (Neumann-Braun & Erichsen 1995). Jüngere Zahlen aus dem Jahr 2000 (zitiert nach Kroeber-Riel und Weinberg 2003, S.652) nennt die Kids-Verbraucher-Analyse: Den etwa 10 Millionen deutschen Kindern im Alter von sechs bis 17 Jahren steht danach eine Kaufkraft von 19,1 Milliarden DM zur Verfügung.

Werbesendungen für Kinder lohnen sich daher auch hierzulande: 20% der gesamten Werbung ist an Kinder adressiert. Nach einer Untersuchung des Programms von ARD und ZDF sowie sechs großer kommerzieller Sender lag die Anzahl der verschiedenen Kinderwerbespots an einem Tag im Juni 1993 bei 246, an einem Tag in der Vorweihnachtszeit (November 1993) jedoch bei 415 (Aufenanger 1995). An einem repräsentativen Tag am Wochenende wurden 1993 vom deutschen kommerziellen Sender RTL etwa 210 Werbespots für Kinder ausgestrahlt. Auf die anderen kommerziellen Sender (SAT 1, PRO 7, RTL 2 und Kabelkanal) und ein Jahr hochgerechnet entspricht dies etwa 900 Stunden Kinderwerbung (Neumann-Braun & Erichsen 1995).

Im Hinblick auf die Werbeeinnahmen des Jahres 2000 ist das Fernsehen mit 4,7 Milliarden Euro nach den Tageszeitungen (6,6 Milliarden Euro) das Medium mit dem zweithöchsten Umsatz (Schierl 2003). Zieht man jedoch bei den Zeitungen die Kleinanzeigen ab und bedenkt man zudem, dass sie Kinder und auch Jugendliche kaum erreichen, so ist das Fernsehen das Medium schlechthin für an junge Menschen gerichtete Werbung.

In seinem *Handbuch für an Kinder gerichtetes Marketing* (ja, so etwas gibt es!) gibt James McNeal eine auf die USA bezogene Übersicht zur geschichtlichen Entwicklung von Kindern als Kunden, die letztlich erst etwa zwei Jahrzehnte umfasst, deren Wurzeln jedoch weiter zurückgehen. Der Baby-Boom nach dem zweiten Weltkrieg und die Einführung des Fernsehens in den 50er Jahren trugen hierzu ebenso bei wie der zunehmende Wohlstand in den 60er Jahren. In der zweiten Hälfte der 60er Jahre betrug die Kaufkraft der Kinder zwei Milliarden Dollar. Die 70er Jahre waren dann einerseits durch die vergleichsweise wohlhabenden Kinder der Baby-Boom-Generation gekennzeichnet, auf die andererseits die Wirtschaft durch die Einführung neuer Produkte und Serviceleistungen speziell für Kinder reagierte. In den 80er Jahren kulminierte diese Entwicklung dann in einer regelrechten Explosion der Produkte und Programme für Kinder. Sie erhielten ihre eigenen Radio- und Fernsehprogramme, Geschäfte (GapKids oder Toys „R" US) und mit der *First Children's Bank* in den USA sogar ihre eigene Bank.

Die 90er Jahre zeigten, dass die beschriebene Entwicklung nicht nur für die USA gilt, sondern im Wesentlichen auch auf Deutschland übertragbar ist, wenn auch mit einer Verzögerung von zehn bis 15 Jahren. Vor dem gesamtgesellschaftlichen Hintergrund der Abnahme der Kinderzahl pro Familie und der Zunahme der Anzahl der alleinerziehenden Mütter oder Väter, der Familien, in denen beide Eltern berufstätig sind, und der Verschiebung der Familienphase um einige Jahre nach hinten ergibt sich insgesamt eine deutliche Zunahme und Altersvorverlegung der wirtschaftlichen Macht und Verantwortung von Kindern. Weniger Kinder pro Elternteil, weniger Eltern pro Kind und Abwesenheit der Eltern tagsüber bedeuten konkret, dass das Kind einkauft, eher die Rolle eines Partners hat, damit zu Kauf-Entscheidungen stärker beiträgt und mehr Kaufkraft auf weniger Kinder verteilt wird (McNeal 1992).

Kinder und Werbung

In Japan werden Kinder bereits mit wenigen Monaten vor den Bildschirm gesetzt. Sie verstehen das Programm und damit auch die Werbung sicherlich nicht, werden aber vielleicht in ihrer Erfahrung wirklicher Welt gehindert, wie im letzten Kapitel diskutiert. Schon vor Vollendung des zweiten Lebensjahrs beginnen Kinder jedoch damit, Packungen im Supermarkt mit Werbespots in Verbindung zu bringen. Kein Wunder: Sobald Kinder gerade sitzen können, erleben sie den Supermarkt auf dem speziell für sie konstruierten Sitz auf dem Einkaufswagen gleichsam aus der Ego-Shooter-Perspektive. Prominenter kann man Kleinkinder nicht platzieren, um ihnen die Wunderwelt des Konsums im frühest möglichen Alter gleichsam noch mit der Muttermilch einzuflößen.

Es wundert daher auch nicht, dass Kleinkinder früh lernen, die Eltern zum Kauf dieses oder jenes Produkts zu bewegen: Welche Mutter hätte noch nicht erlebt, wie der kleine süße Zwerg im Supermarkt plötzlich in Anbetracht irgendeiner Süßigkeit oder eines Spielzeugs zum Monster mutiert, sich schreiend auf den Fußboden wirft und massiv Druck im Hinblick auf Kaufentscheidungen ausübt? Und welcher Vater würde bei einem Kullertränchen, das über die Wange der kleinen Prinzessin rollt, nicht weich?

Mit drei bis vier Jahren laufen Kinder selbständig neben dem einkaufenden Erwachsenen her, erkennen die meisten Marken und treffen teilweise eigenständige Entscheidungen bezüglich dessen, was sie haben wollen. Dennoch können Kinder unter fünf Jahren kaum die Absicht der Werbung erfassen. Erst mit etwa sieben Jahren ist ihnen klar, dass durch Werbespots etwas verkauft werden soll. Dies ist auch das Alter, in dem sie damit beginnen, nicht nur etwas haben zu wollen, sondern auch dafür bezahlen zu können. Die meisten Kinder bekommen etwa mit dem Eintritt in die Schule ihr erstes Taschengeld, und nicht umsonst wird das Addieren und Subtrahieren gerne am Beispiel von Geld geübt. Mit fünf bis sieben Jahren machen Kinder zudem ihre ersten Einkäufe ohne Begleitung der Eltern, was für sie ein heftiges positives emotionales Erlebnis darstellt.

Erst ab dem Alter von elf oder zwölf Jahren sind Kinder dazu in der Lage, die strategischen Absichten der Werbung auf sich selbst zu beziehen (McNeal 1992; Neumann-Braun et al. 1995). Von kritischer Distanz kann allerdings im Kindesalter noch keine Rede sein: Fast Dreiviertel der in einer Studie von Donahue und Mitarbeitern (1978) befragten Kinder meinten, dass das Essen in Fast-Food-Restaurants besser sei als das zu Hause.

Kinder versus Erwachsene

Das Verhältnis erwachsener Menschen zur Werbung ist – im Prinzip wenigstens – relativ einfach und einigermaßen klar: Es werden Produkte angepriesen, vielleicht werden Informationen übermittelt, sicher werden Bedürfnisse geweckt. Der mündige Bürger kann hieraus für sich Kaufentscheidungen ableiten oder es auch sein lassen. Zwar hat die Forschung gezeigt, dass Werbung auch dann wirkt, wenn man ihr gegenüber kritisch eingestellt ist (vgl. z.B. Brosius & Fahr 1996). Jeder Erwachsene kann jedoch dafür sorgen, dass er bei Werbung erst gar nicht hinsieht; er kann aktiv Werbeaussagen kritisch hinterfragen und dadurch verhindern, dass er der Werbung passiv ausgeliefert ist.

Bei Kindern und Jugendlichen ist dies prinzipiell anders. Solange sich das Gehirn in Entwicklung befindet, sind noch nicht alle Funktionen vorhanden, die wir bei einem mündigen, selbstverantwortlichen Erwachsenen voraussetzen. Entsprechend können Kinder weder Geschäfte noch sich strafbar machen, und bei Jugendlichen ist beides eingeschränkt. Aus dieser Sicht ist speziell an Kinder und Jugendliche gerichtete Werbung problematisch. Man könnte nun argumentieren, dass junge Menschen an das Geschäftsleben genauso wie an verantwortliches Handeln herangeführt werden müssen und dass dies nur geht, wenn man ihnen vertraut und sie machen (d.h. handeln) lässt. Sie sollten also kleine Geschäfte ebenso wie kleine Entscheidungen selber ausführen dürfen. Vor diesem Hintergrund – so könnte man argumentieren – ist auch an Kinder und Jugendliche gerichtete Werbung Teil ihres Hineinwachsens in die Welt. Wie dieses Kapitel zeigen soll, macht man es sich mit dieser Sicht der Dinge zu leicht. Will man die besondere Situation von Kindern und Jugendlichen besser verstehen und die richtigen Konsequenzen daraus ableiten, muss man einige Prinzipien der Entwicklung des Gehirns – im Lauf der Evolution (phylogenetisch) und im Lauf des individuellen Heranwachsens (ontogenetisch) – kennen.

Vom Reflex zur Informationsverarbeitung

Wenn wir die heiße Herdplatte berühren, dann ziehen wir die Hand ohne weiteres Nachdenken zurück. Dies geschicht automatisch, durch einen *Reflex*. Der bekannteste Reflex ist wahrscheinlich der Kniesehnenreflex: Ein kleiner Schlag unterhalb der Kniescheibe des gebeugten Knies lässt den Unterschenkel in die Höhe schnellen (Abb. 4.2). Dieser Reflex wird durch nur zwei Typen von Neuronen bewerkstelligt: Für den Input sorgen Dehnungsmelder im Muskel des Oberschenkels, der eine Streckung des Kniegelenks bewirkt. Die Impulse der Dehnungsmelder werden von sensorischen Fasern (die Neuronen sitzen seitlich des Rückenmarks) direkt zu Neuronen im Rückenmark geleitet: Hier erreichen die Impulse über einen synaptischen Schritt motorische Neuronen, deren Output wiederum den Oberschenkelstreckmuskel aktiviert.

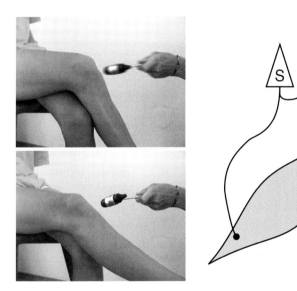

4.2 Der Kniesehnenreflex (Patellarsehnenreflex). Ein Schlag mit dem Reflexhammer auf die Sehne unterhalb der Kniescheibe dehnt den Oberschenkelstreckmuskel (links oben). Dehnungssensoren im Muskel melden diese Dehnung über ein sensorisches Neuron (S) und aktivieren motorische Neuronen (M), die für seine Kontraktion sorgen (rechts). Dadurch schnellt der Unterschenkel nach oben (links unten). Man nennt einen solchen Reflex auch Muskeleigenreflex, weil Input und Output im gleichen Muskel liegen (siehe Schema rechts).

Wie in der Abbildung 4.2 schematisch dargestellt, ist die neuronale Maschinerie des Kniesehnenreflexes sehr einfach. Sie besteht aus Input-Neuron und Output-Neuron, arbeitet deswegen sehr schnell. Bei einfachen Organismen wie z. B. einigen Quallen funktioniert die gesamte neuronale Steuerung auf diese Weise: Es gibt – wie beim Kniesehnenreflex – nur zwei Neuronentypen, eines für sensorischen Input und eines für motorischen Output. Dass sich diese Art der Verschaltung auch beim Menschen in Form der Muskeleigenreflexe noch findet, zeigt, wie wichtig automatische und schnelle Prozesse auch bei uns sind.

Von besonderer Bedeutung für die weitere Entwicklung von Nervensystemen mit der Fähigkeit, Aspekte der Außenwelt in sich aufzunehmen und zu speichern, war der Schritt zu einem weiteren dritten Neuronentyp zwischen Input-Neuron und Output-Neuron. Man kann ganz allgemein zeigen, dass Neuronennetzwerke erst ab drei Schichten (Input – Zwischenschicht – Output) bestimmte kompliziertere Leistungen der Informationsverarbeitung vollbringen können (vgl. Spitzer 1996, insbesondere Kapitel 6). Daher wundert es nicht, dass die Entwicklung der Gehirne im Laufe der Evolution durch die Zunahme der Größe und Zahl der Neuronenschichten zwischen Input und Output charakterisiert ist (Abb. 4.3).

So betrachtet verkörpert das Gehirn des Menschen das *Prinzip der Zwischenschicht* in extremer Weise (Abb. 4.4): Die meisten Neuronen der Großhirnrinde erhalten ihren Input von anderen Neuronen der Großhirnrinde und senden ihren Output zu anderen Neuronen der Großhirnrinde. Nur wenige haben (mehr oder weniger direkte) Verbindung nach „draußen". Überspitzt ausgedrückt: Unser Gehirn beschäftigt sich fast ausschließlich mit sich selbst. Dies tut es, wie im letzten Kapitel gesehen, um aus einzelnen Erfahrungen allgemeine Strukturen der Umwelt zu ermitteln, um regelhafte Zusammenhänge der Umgebung in sich abzubilden und um damit in kompetenter Weise ein differenziertes Verhaltensrepertoire geschickt einzusetzen, kurz, um komplexe Input-Output-Funktionen zu realisieren.

Gehirnentwicklung und Werbung 101

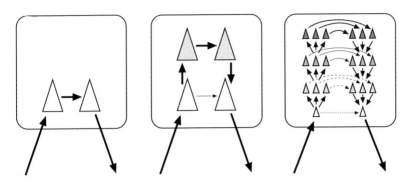

4.3 Nervensystem mit einem sensorischen und einem motorischen Neuron für Input und Output (links). Werden weitere Schichten von Nervenzellen zwischengeschaltet (Mitte), sind Reflexe nicht völlig abgelöst, werden jedoch durch komplexere Informationsverarbeitungsprozesse ergänzt. Dieses Prinzip gilt auch beim Hinzutreten weiterer Schichten, wodurch jeweils einfachere Input-Output-Funktionen durch Funktionen von zunehmend höherer Komplexität ergänzt werden (rechts). Zwischenschichten zunehmender Komplexität sind in zunehmend dunklerem Grau dargestellt.

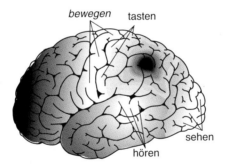

4.4 Gehirn von links dargestellt. Die Grauwertkodierung entspricht dem Schema in Abbildung 4.3, d.h. zeigt an, wie weit die Neuronen von Input und Output entfernt sind. Weiß bzw. sehr hell dargestellt sind der (für Berührungsempfindungen zuständige) Tastkortex, der motorische Kortex (zum Bewegen) sowie die primären Bereiche für das Sehen und Hören. Je dunkler ein Bereich dargstellt ist, desto komplexere Strukturen der Außenwelt sind dort gespeichert. Traditionell spricht man von abstrakten Repräsentationen; das Hantieren mit ihnen heißt Denken.

Verbindungen zwischen Bereichen der Gehirnrinde

In Abbildung 4.5 ist noch einmal ein wesentliches Prinzip der Informationsverarbeitung im Gehirn verdeutlicht. Es geht wenig hinein und es kommt wenig heraus, die Musik spielt innen. Weil nicht nur das Sehen hineingeht, sondern auch die anderen Sinne, und weil nicht nur die Motorik hinausgeht, sondern Signale an Drüsen und auch Hormone, müsste die Zeichnung gewiss noch komplizierter sein. Aber es geht hier ja nur ums Prinzip.

Aus der durchschnittlichen Größe bereits bekannter, für bestimmte Aufgaben zuständiger Bereiche der Gehirnrinde und der Größe der gesamten Gehirnrinde (etwa ein Viertel Quadratmeter) kann man die Anzahl der spezialisierten einzelnen Areale mit etwa 700 berechnen. In Abbildung 4.3 rechts wären beim Menschen also nicht drei Input- und drei Output-Schichten einzuzeichnen, sondern insgesamt etwa 700 Schichten. Zeichnen wir einmal Abbildung 4.3 rechts um und stellen dem eine noch immer stark vereinfachte Darstellung der Verhältnisse im menschlichen Gehirn zur Seite, wird vielleicht deutlicher, wie viele Areale beim Menschen zwischen Input und Output stehen und wie diese miteinander arbeiten (Abb. 4.5).

Anhand von Beispielen aus dem Bereich des Sehens lässt sich – zumal in einem Buch – am einfachsten veranschaulichen, wie diese Maschinerie funktioniert: Gespeicherte Erfahrungen sorgen dafür, dass der Input nicht unklar bleibt, sondern vielmehr eine wahrscheinliche, mit früher gemachten und gespeicherten Erfahrungen vereinbare Interpretation erhält. Wir sehen *nicht* drei schwarze Kreise mit herausgeschnittenen „Tortenscheiben" sowie drei Winkel. Wir sehen vielmehr ein weißes Dreieck, das auf einem ebenso großen weißen Dreieck, das einen schwarzen Rand hat, liegt und auch noch an den Ecken drei schwarze Kreise teilweise überdeckt (Abb. 4.6). Warum? – Weil dies die wahrscheinlichste Anordnung der Dinge *in der Welt* ist, die erklärt, welch eigenartige Pixel da gerade von unseren Augen geliefert werden.

In der Abbildung 4.5 sind rechts keine Pfeile mehr zu sehen. Dies hat seinen Grund darin, dass die Informationsverarbeitung tatsächlich nicht in eine Richtung funktioniert, sondern in beide: Was weiter „oben" vorliegt, beeinflusst die Aktivität weiter unten. Nur so ist zu

Gehirnentwicklung und Werbung 103

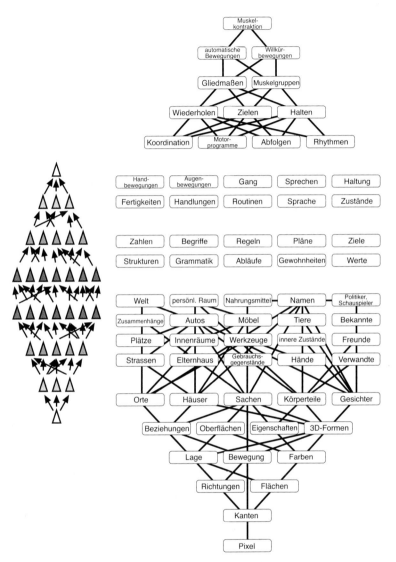

4.5 Schematische Darstellung des Zusammenspiels kortikaler Karten, links in Anlehnung an Abbildung 4.3, rechts mit mehr Details (aus Spitzer 2003, S.163). Input (von unten) wird auf immer komplexeren Ebenen analysiert und mit gespeicherten Erfahrungen in Verbindung gebracht. Diese Erfahrungen sind in spezialisierten einzelnen Karten niedergelegt. Je weiter zur Mitte die Repräsentationsareale liegen, desto komplexer (abstrakter) sind sie und desto weniger genau können sie derzeit beschrieben werden. Daher müssen Einzelheiten ebenso hypothetisch bleiben wie die Verbindungen im Einzelnen, die aus diesem Grund in der Mitte nicht eingezeichnet sind.

erklären, dass unsere früheren Erfahrungen tatsächlich *das Gesehene* (und nicht nur dessen Bedeutung) beeinflussen. Wie könnten wir sonst das Wort „Haus" lesen oder das Wort „Fleck" (Abb. 4.6)?

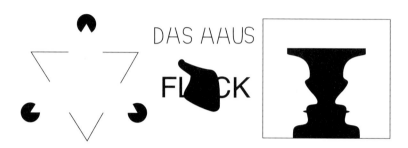

4.6 Top-down-Prozesse beim Wahrnehmen: Wir sehen ein weißes Dreieck, weniger weil ein entsprechendes Bild auf unserer Netzhaut vorliegt, sondern weil nach dem Abgleich der vom Auge gemeldeten Flecken mit gespeicherten Informationen über Objekte der Welt diese „Sicht" der Dinge am wahrscheinlichsten ist. In der Mitte liest man oben „das Haus", obwohl der erste und zweite Buchstabe von „Haus" identisch aussehen. Unten liest man „Fleck", weil dieses Wort als einziges im Deutschen aus den anderen zu sehenden Buchstaben Sinn macht, und rechts sieht man entweder zwei Gesichter oder eine Vase, je nachdem, welche Interpretation in unserem Sehsystem gerade überwiegt (aus Spitzer 1996, S. 139).

Die Gestaltpsychologie ist voll von Beispielen dafür, dass Wahrnehmung weder durch reine Analyse von Eingangssignalen noch durch reine Synthese nur aus dem Gehirn heraus funktioniert (vgl. Metzger 1975), sondern vielmehr einen interaktiven Prozess zwischen Bottom-up- und Top-down-Prozessen darstellt (Abb. 4.6). All dies geschieht vollautomatisch in uns, für uns – geleistet von unserem Gehirn. Eigentlich müsste man den Input gleich mehrfach abbilden, also vielleicht in Abbildung 4.5 unten links und rechts das Gehör und den Tastsinn hinzunehmen. Alle diese Inputkanäle würden dann gegen die Mitte des Schemas hin konvergieren, und eine höllisch komplizierte Grafik würde entstehen. Wie wir im letzten Kapitel gesehen haben, beeinflussen sich die Kanäle gegenseitig. Wichtig ist wiederum auch hier, dass die Verbindungen in beide Richtungen laufen, weswegen das Sehen in der Lage ist, das Gehörte zu beeinflussen, oder es Geräusche vermögen, unser Sehen zu lenken und zu schärfen (Abb. 4.7).

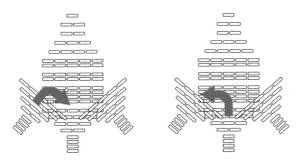

4.7 Nehmen wir ausgehend von Abbildung 4.5 an, der akustische Input käme über die schräg angedeuteten kortikalen Areale jeweils auf der linken Seite, und der Tastsinn käme über die rechts schräg angedeuteten Bereiche. Dann lässt sich die Beeinflussung des Gesehenen durch das Gehörte (links) bzw. des Gehörten durch das Gesehene (rechts) einfach darstellen. Praktische Beispiele hierfür haben wir im vergangenen Kapitel schon diskutiert: Bei der *Bouncing Illusion* beeinflusst das Hören eines kurzen Tons (oder das Tasten einer kurzen Vibration; hier nicht dargestellt) das Sehen (links) und beim McGurk-Effekt beeinflusst das Sehen des Sprechers den gehörten Laut (rechts).

Sogar das bloße Denken kann die Aktivität in der Tast-Gehirnrinde beeinflussen (Abb. 4.8). Verstehe ich beispielsweise das Wort „treten", dann lässt sich Aktivität über denjenigen Bereichen der Tast-Gehirnrinde bzw. motorischen Gehirnrinde nachweisen, die für die Beine zuständig sind. Höre ich hingegen das Wort „greifen", dann liegt Aktivität im Bereich der Hand vor, und höre ich „schlecken", dann liegt die Aktivität im Bereich der Lippen (Hauk et al. 2004). Es ist also nicht so, dass beim Sprachverstehen nur Bereiche des Gehirns aktiv sind, die für das Hören von Frequenzen über zeitliche Muster über Laute über Wörter bis hin zu Bedeutungen (also in einer Abfolge vom Einfachen zum Komplexen, bottom-up) zuständig sind. Vielmehr werden auch Gehirnbereiche (in einer Abfolge vom Komplexen zum Einfachen, top-down) aktiviert, die zunächst weder mit dem Hören noch mit dem Verstehen in Verbindung zu stehen scheinen. Ganz offensichtlich jedoch wird gerade der Prozess des Verstehens nicht nur von hochstufigen Gehirnbereichen geleistet, sondern involviert auch einfache sensorische und motorische Areale.

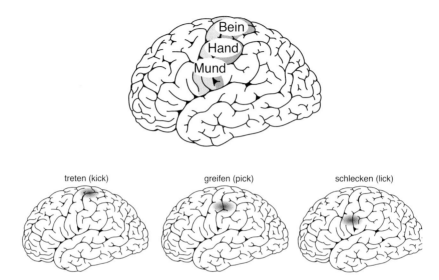

4.8 Gehirn von links dargestellt mit hellgrau unterlegtem motorischen und dunkelgrau unterlegtem sensorischen Kortex und schematisch eingezeichneter Lage der Repräsentation von Bein, Hand und Mund (oben). Beim Verstehen von bein-, arm-, und mundbezogenen Wörtern werden die entsprechenden Bereiche aktiviert. Das Experiment wurde in englischer Sprache durchgeführt, was den Vorteil hatte, dass die Wörter sehr ähnlich klingen und damit andere Erklärungen (der jeweils andere Klang wurde jeweils anderswo verarbeitet) unwahrscheinlich sind (nach Hauk et al. 2004).

Karten der Erfahrung

Blättern wir noch einmal zurück zu Abbildung 3.1. Dort wurde verdeutlicht, dass in unserer Gehirnrinde Neuronen liegen, die die Außenwelt repräsentieren, d.h. immer dann feuern, wenn etwas Bestimmtes draußen los ist (z.B. mein Zeigefinger etwas tastet). Die Großhirnrinde kann gar nicht anders, als aufgrund vieler Tasterfahrungen solche Repräsentationen von sie erreichenden Eingangssignalen zu bilden (vgl. hierzu auch Spitzer 1996). Weiterhin hat die Großhirnrinde eine bestimmte innere Verdrahtung, die dafür sorgt, dass Neuronen, die auf ähnlichen Input ansprechen, nicht irgendwie verteilt herumliegen, sondern hübsch nebeneinander. Im Kortex liegt also ein hohes Maß an Ordnung vor. Diese Ordnung ist das Ergebnis der Wechselwirkung der Art, wie das Gehirn funktioniert, einerseits und der Lebenserfahrung des betreffenden Menschen andererseits.

Die Repräsentationen im Kortex sind landkartenförmig strukturiert. Damit ist gemeint, dass sie in ganz bestimmter Weise geordnet sind: (1) Ähnliche Signale liegen nahe beieinander. (2) Häufige Eingangssignale nehmen einen größeren Raum ein als seltene. Diese Ordnungsprinzipien kortikaler Repräsentationen – Ähnlichkeit und Häufigkeit – sind von sehr allgemeiner Natur. Daher sind Karten für eine ganze Reihe Areale nachgewiesen: Der für das Tasten zuständige (somatosensorische) Bereich der Gehirnrinde (S1) ist, wie bereits erwähnt, eine Karte der Körperoberfläche (vgl. nochmals die Abbildung 4.4). In den für das Hören zuständigen Bereichen der Gehirnrinde befinden sich beim Menschen mehr als ein Dutzend Karten, auf denen verschiedene Aspekte des Gehörten repräsentiert sind. Und im Hinblick auf das Sehen kennt man einige Dutzend solcher Karten, die für Ecken und Kanten, Farben und Bewegungen bis hin zu Gesichtern und Häusern zuständig sind. Je höher die Verarbeitungsstufe ist, desto schwieriger ist übrigens der Nachweis der Kartenstruktur des betreffenden Areals der Gehirnrinde.

Die genannten Karten entstehen nicht nur dadurch, dass der Organismus sich mit der Welt auseinander setzt, dadurch Input erhält und diesen (flüchtigen) Input auf sich in Form von Synapsenstärken (mehr oder weniger) fest abbildet. Synapsenstärken ändern sich auch zeitlebens durch weitere Erfahrung, wenn auch das Ausmaß der möglichen Veränderung mit zunehmendem Alter abnimmt. Man spricht bei dieser Eigenschaft des Gehirns, seine Feinstruktur (d.h. die synaptischen Verbindungen und damit das, was Neuronen repräsentieren und damit die Karten) dauernd seinen Erfahrungen anzupassen, von *Neuroplastizität*.

Zu den eindrucksvollsten Demonstrationen von kortikaler Neuroplastizität beim Menschen gehören die Befunde, dass beim Erlernen der Blindenschrift der Bereich der Gehirnrinde größer wird, der für den rechten Zeigefinger im linken Tast-Kortex zuständig ist. Auch bei Gitarren- und Geigenspielern, die beim Spiel mit den Fingern der linken Hand besonders fein und viel tasten müssen, kommt es zu mehr Platz für die Finger im rechten Tast-Kortex (zu diesen und weiteren Beispielen vgl. Spitzer 2002).

Um einem Missverständnis hier gleich vorzubeugen: Man erkennt Profi-Geiger keineswegs an einer Beule über dem rechten Scheitel! Es ändert sich die Karte, d.h. dasjenige, wofür einzelne Neuronen stehen. Es kommt jedoch kein Neuron hinzu. Nur die Verbindungen ändern sich in Abhängigkeit von der Erfahrung. Betrachten wir daher einmal genau, was beim Geige-Üben geschieht (Abb. 4.9). Es gelangen sehr viele Impulse vom linken Zeigefinger (nehmen wir ihn als Beispiel) in die Gehirnrinde. Dort sind einige Neuronen bereits für ihn zuständig, d.h die Verbindungen vom Zeigefinger zu ihnen laufen über starke Synapsen. Deren Nachbarn erhalten jedoch auch aufgrund der vielen Verzweigungen der Input-Fasern (über schwächere Synapsen) diese Impulse, sodass über längere Zeiträume hinweg die schwachen Synapsen ebenfalls stark werden und dadurch mehr Neuronen für den Zeigefinger zuständig sind. Die Verarbeitungshardware ändert sich damit also wirklich in Anpassung an die Erfahrungen (Software), die sie zu verarbeiten hat.

„Wenn aber etwas größer wird", so lautet ein an dieser Stelle sich immer aufdrängender Einwand, „und wenn keine neuen Neuronen hinzukommen, dann muss auch irgendetwas kleiner werden." Dieser Einwand ist zunächst logisch richtig. Man muss jedoch bedenken, dass jeder Mensch nur eine begrenzte, endliche Menge an Erfahrung machen kann und diese eben im Gehirn gespeichert wird. Lerne ich drei Stunden am Tag Geige, dann tue ich anderes in dieser Zeit nicht, benutze also auch andere Bereiche des Gehirns nicht so stark. Da im Gehirn der einlaufende Input gewissermaßen um Verarbeitungskapazität und damit um das Repräsentiertwerden kämpft, ist dafür gesorgt, dass das Gehirn immer optimal ausgenutzt ist.

Hochstufige komplexe Repräsentationen

Das bis hierher Gesagte gilt nicht nur für Ecken und Kanten, Gesichter und Häuser oder Töne und Sprache. Es gilt auch für die kompliziertesten Pläne und Ideen, Absichten und Werte (vgl. zum Folgenden auch die genauere Darstellung in Spitzer 2003). Die Verarbeitung von

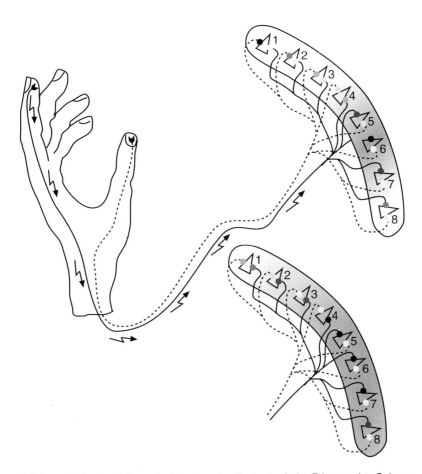

4.9 Schematische Darstellung der Vorgänge im Tastkortex beim Erlernen des Geigenspiels. Impulse von der Kuppe des linken Zeigefingers laufen in die Gehirnrinde ein, wo Neuron 6 bereits für sie zuständig ist. Dies wird dadurch verursacht, dass die Verbindungen vom Zeigefinger zu Neuron 6 über starke Synapsen laufen (wie in Abbildung 3.1 sind die Stärken der Synapsen durch Grauwerte dargestellt: Je stärker eine Synapse, desto dunkler ist der entsprechende Punkt). Neuron 1 ist für den Daumen zuständig, und die (nicht mehr abgebildeten) Neuronen 9 bis 25 für die Finger 3 bis 5. Auch die Nachbarn von Neuron 6 erhalten Input von der Fingerkuppe des Zeigefingers. Die direkten Nachbarn haben recht gute Verbindungen, sind also teilweise zuständig; je schlechter die Verbindungen, desto weniger repräsentiert das jeweilige Neuron den Zeigefinger. Wird nun viel geübt, kommen viele Impulse (hier als Blitze dargestellt) vom Zeigefinger. Sie laufen über Synapsen, deren Stärke dadurch zunimmt (vgl. Abb. 3.2 und 3.3). Dadurch werden mehr Neuronen für den Zeigefinger zuständig, der damit auf der Tastkarte einen größeren Raum einnimmt (hier grau dargestellt). Der Daumen wurde dadurch „verdrängt", d.h. wird nun in der schematisch dargestellten Karte eher von weiter links oben gelegenen Neuronen repräsentiert.

Bewertungsprozessen findet im frontalen Kortex statt, und wie anderswo in der Gehirnrinde auch entstehen bei jeder Bewertung Repräsentationen. Ganz prinzipiell werden im frontalen Kortex hochstufige allgemeine Informationen (z. B. der Wunsch, gesund zu leben und nicht dick zu sein), die für die gerade ablaufenden Handlungen wichtig sind, aktiviert. Hierdurch werden komplexe Handlungsabläufe strukturiert. Hierzu ein Beispiel: Wenn es warm ist, isst man gerne ein Eis. Kleine Kinder können nicht genug davon haben, süß und kalt, im Sommer wunderbar. Erwachsene schwitzen auch, aber sie wissen, dass zu viel Eis den Zähnen schadet und dick macht, halten sich also beim Konsum zurück, obwohl sie auch gerne Eis essen. Das Eis sehen und gerade nicht gedankenlos zugreifen, sondern es sehen und die kurzfristigen gegenüber den langfristigen Zielen abwägen (also vielleicht gelegentlich ein Eis zu essen, es aber ansonsten bei kaltem Wasser oder Tee zu belassen), können Erwachsene, weil sie ein funktionsfähiges Frontalhirn besitzen. (Dass dies nicht immer und bei manchen gar nicht gut klappt, spricht nicht gegen diese prinzipielle Funktion des frontalen Kortex.)

Das Frontalhirn ermöglicht dem Menschen mehr als jeder anderen Art, zielgerichtet zu handeln. Dies geht nur, wenn andere, vielleicht aufgrund des körperlichen Zustandes (Unterzucker), der Motivationslage (Hunger) oder der Umgebung (es riecht nach gutem Essen) vorhandene Wahrnehmungen und Handlungen aktiv unterdrückt werden. Eine wesentliche Funktion des frontalen Kortex besteht damit in der Hemmung reflexhaften bzw. triebhaften Verhaltens. Das Frontalhirn sorgt dafür, dass wir nicht immer gerade das tun, was wir von den körperlichen Bedürfnissen her jetzt und hier unmittelbar eigentlich am liebsten tun würden. Er überbrückt die Zeit zwischen Input und Output, löst uns von der Unmittelbarkeit des Augenblicks in unseren Handlungen (vgl. Fuster 2001). Im Frontalhirn ist der Zusammenhang (oder wie man heute allgemein gern sagt: der Kontext) meines Handelns repräsentiert (vgl. Miller & Cohen 2001). Dieser Zusammenhang ist ganz konkret diejenige hierarchisch geordnete Struktur von Fakten, Zielen, Gefühlen und Randbedingungen, die meine Handlungen leitet. Hierzu gehören ganz wesentlich die von mir im Laufe des Lebens erworbenen Werte, die letztlich nichts anderes sind als die durch viele Bewertungen in mir entstandenen Repräsentationen. Bei Kindern sind diese Repräsentationen teilweise noch nicht vorhanden, und auch bei Jugendlichen entwickeln sie sich erst noch.

Verbindungen in Entwicklung

Wir wissen, dass Erfahrungen umso wichtiger sind, je früher sie gemacht werden. Ein jeder schleppt in seinem Gehirn nicht nur die Statistik seiner Erfahrungen der Welt mit sich herum, sondern auch deren Geschichte (vgl. die zusammenfassende Darstellung in Spitzer 2003). Der Säugling beginnt bereits im Mutterleib damit, Erfahrungen zu machen und diese im Gehirn zu repräsentieren. Im Alter von drei Monaten besitzt er dann eine Vorliebe für die Mutter und mit sechs Monaten eine Vorliebe für die Laute der Muttersprache; er lernt zu sehen, was es in seiner Umwelt zu sehen gibt, tastet, riecht und schmeckt sich durch die Welt und wächst durch aktive Auseinandersetzung mit der Welt nicht nur in ihr auf, sondern in diese hinein.

Der neurobiologische Hintergrund der Bedeutsamkeit gerade der ersten Erfahrungen wurde erst in jüngster Zeit näher aufgeklärt (Chang & Merzenich 2003; Wang 2004). Man konnte nachweisen, dass die zuerst auf einer Karte entstehenden Spuren zu ihrer eigenen Verfestigung anregen und dadurch zumindest die grobe Struktur der Karte festlegen. Betrachten wir nochmals das Beispiel des verschneiten Parks aus Kapitel 3: Stellen Sie sich vor, es ist Abend, der Pfad von Glühweinbude zur Toilette ist in den Schnee getrampelt, und es beginnt zu regnen. Nach einer Viertelstunde hört der Regen auf, und es wird bitterkalt. Wenn nun am nächsten Tag die Leute wieder durch den Park laufen, werden sie erst recht den Trampelpfad benutzen, denn über den Schnee mit Eiskruste läuft es sich schlecht, weil man dauernd einbricht. Selbst dann, wenn die Glühweinbude geschlossen und stattdessen die Nachbarbude geöffnet ist, werden die Menschen nicht direkt von dieser Bude zur Toilette laufen, sondern erst um die Ecke zum Trampelpfad und dann den Pfad entlang.

Durch geschicktes Experimentieren wurde nachgewiesen, dass es so etwas wie den Regen und die Kälte nach der Entstehung von

Spuren in unserem Gehirn auch gibt. Der Witz beim Ablauf der jeweiligen analogen Prozesse in unserem Gehirn ist der folgende: Es regnet genau dann, wenn die ersten Spuren entstanden sind, nicht früher und nicht später! Dadurch wird sichergestellt, dass was auch immer dem sich entwickelnden Kleinkind bei seiner Entdeckung der Welt in die Quere kommt, einen gebührenden Platz in dessen Gehirn erhält.

Um die Tragweite dieses Befundes zu erfassen, lohnt ein Blick auf die anatomische Entwicklung des Gehirns nach der Geburt. Der Kopf des Säuglings ist etwa halb so groß wie der Kopf eines erwachsenen Menschen. Damit bekommt auch das Gehirn während des Wachstums mehr Platz, und entsprechend nimmt seine Größe zu. Die Zahl der Nervenzellen bleibt jedoch etwa ab der Geburt konstant. Wenn dies so ist, was macht die Größenzunahme des Gehirns aus?

Der Neurologe und Psychiater Paul Flechsig untersuchte vor etwa 100 Jahren viele Gehirne verstorbener Kinder und Jugendlicher und kam hierdurch zu wichtigen Ergebnissen (Abb. 4.10). Er fand zunächst heraus, dass das Wachstum des Gehirns nach der Geburt im Wesentlichen dadurch bedingt ist, dass die Verbindungsfasern zwischen Nervenzellen dicker werden. Dieses Dickenwachstum der Fasern besteht genau genommen in der Entwicklung einer fetthaltigen Isolationsschicht um die Fasern herum, die dazu führt, dass die Impulse in den Fasern schneller fortgeleitet werden. Man nennt diese Isolationsschicht auch Myelinschicht und spricht (statt wie der Elektriker von Isolierung) von der Myelinisierung der Nervenfasern.

Der Geschwindigkeitsgewinn durch die Myelinisierung ist beträchtlich: Leiten die schnellsten nicht-myelinisierten Fasern Impulse mit Geschwindigkeiten von bis zu drei Metern pro Sekunde, so bringen es die schnellsten myelinisierten Fasern auf Leitgeschwindigkeiten von 110 Metern pro Sekunde. Isolierte Fasern sind also gut 35-mal schneller als nicht isolierte. Flechsig erkannte, dass dies für die im Gehirn ablaufenden Prozesse wesentlich sein muss: Wenn die Information von links nach rechts oder von hinten nach vorne (eine Strecke von jeweils etwa 15 cm) 50 ms läuft (15 cm / 300 cm/s), dann ist sie eindeutig zu langsam, um in die Informationsverarbeitung des Gehirns effektiv eingespeist zu werden. Weil nämlich Informationsverarbeitung in der Gehirnrinde vor allem durch das ping-pongartige Hin- und Herlaufen von Impulsen zwischen einzelnen Arealen erfolgt, kann dies erst bei schnellen Leitgeschwindigkeiten wirklich funktionieren. Erst wenn die Impulse von einem Areal zum nächsten nur noch etwa eine Millisekunde brauchen, können die Areale also wirklich zusammenspielen.

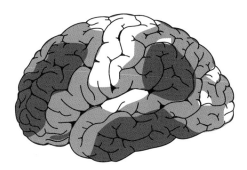

4.10 Schematische Darstellung der Ergebnisse von Flechsig (1920) im Hinblick auf den Zeitpunkt der Myelinisierung der Faserverbindungen der Areale der Gehirnrinde. Ein Vergleich mit Abbildung 4.4 zeigt deutliche Gemeinsamkeiten: Je später ein Areal verbunden wird, desto komplexer ist das, wofür es zuständig ist bzw. was seine Neuronen repräsentieren. Glaubte Flechsig noch, dass diese Entwicklung mit der Einschulung spätestens abgeschlossen sei, so finden sich zunehmend Hinweise darauf, dass die Gehirnentwicklung selbst mit der Pubertät noch nicht abgeschlossen ist und möglicherweise bis ins dritte Lebensjahrzehnt hineinreicht.

Dies ist gleichbedeutend damit, dass beim Säugling nur einfache Reflexe wirklich schnell funktionieren. Jede „höhere" Verarbeitung (in Abbildung 4.3 rechts ganz wörtlich zu nehmen) ist noch viel zu langsam, um effektiv zu sein. Die Entwicklung des Gehirns vom Säugling zum Kleinkind und zum Jugendlichen verläuft damit zumindest prinzipiell wie die Entwicklung des Gehirns im Verlauf der Evolution: vom Reflex zu immer mehr inneren Repräsentationen, durch die unser Verhalten (nicht mehr nur von außen, sondern auch von innen) gesteuert wird (Abb. 4.11).

Betrachten wir hierzu noch einmal das Beispiel mit dem Eis: Wenn Kinder ein Eis sehen, möchten sie Eis essen. Diese Reaktion erfolgt nahezu reflexhaft und ist durch gute Worte („aber du hast doch schon drei Eis gegessen", „du kriegst einen ganz kalten/dicken

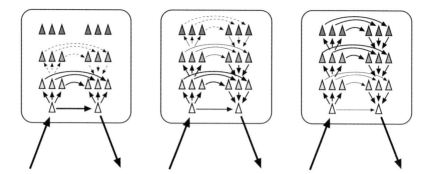

4.11 Schematische Darstellung der Gehirnentwicklung des Menschen vom Säugling (links) zum Erwachsenen (rechts). Die Neuronen liegen bereits in den entsprechenden Schichten vor, sie arbeiten jedoch noch nicht, wie man heute sagen würde, online. Zunächst sind nur die Fasern der Input- und Output-Schichten der Gehirnrinde dick und damit isoliert und damit schnell. Höhere Areale – in der Zeichnung wörtlich und übertragen (im Sinne von „komplexer") zu verstehen – sind noch nicht in die Informationsverarbeitung eingeschleift. Dies geschieht im Laufe der Gehirnentwicklung vom Säugling zum Erwachsenen.

Bauch" etc.) nicht zu bremsen. Anders hingegen reagiert der Erwachsene: Auch er sieht das Eis und stellt sich vor, wie süß und gut es schmeckt. Aber in ihm steckt auch die (hochstufige, abstrakte) Repräsentation einer guten Figur mit all ihren Begleitgedanken wie Gesundheit, Schönheit etc. Diese Repräsentation wiederum ist eng mit der von Diät verbunden, also mit der willentlichen Beschränkung auf bestimmte, dem Körper zuträgliche Nahrungsmittel. Die Diät-Repräsentation wiederum wird die Handlung „stoisch bleiben und nicht essen" aktivieren und die Handlung „essen" aktiv unterdrücken. Der wesentliche Punkt hierbei ist: Das kleine Kind kann dies nicht! Wir können reden und reden: Es will Eis. Der Grund ist in Abbildung 4.12 schematisch dargestellt: Dem Kleinkind fehlt die kortikale Hardware, um *Figur* und *Diät* zu repräsentieren (es mag die Wörter plappern können). Daher kann es diese Repräsentationen auch nicht nutzen, um sein Verhalten zu steuern.

Auf dem Weg von der Kindheit ins Erwachsenenleben muss damit zum einen das Gehirn heranreifen, und es müssen die richtigen Erfahrungen gemacht werden, damit sich die richtigen Repräsentationen ausbilden können. Nur dann wird der herangewachsene Mensch in der Lage sein, sich angemessen in der Welt zu verhalten. Es ist daher alles andere als egal, welche Erfahrungen Säuglinge, Kinder und Jugendliche machen.

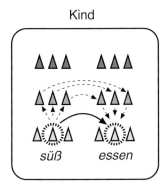 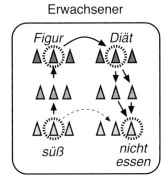

4.12 Schematische Darstellung des Unterschieds der Reaktion auf Süßes beim Kind und beim Erwachsenen. Das Kind reagiert reflexhaft (links): Die aktivierte Repräsentation von *süß* aktiviert ohne große Umwege die Repräsentation von *essen*. Höhere Repräsentationen, übergeordnete Ziele und Pläne gibt es in seinem Gehirn noch nicht; es lebt im Hier und Jetzt. Anders der Erwachsene: Der Input *süß* aktiviert nicht nur reflexhaft das Verhalten *essen*, sondern auch die hochstufigen Repräsentationen *Figur* und *Diät*, die ihrerseits für den Output *nicht essen* sorgen (rechts).

Bedenkt man zudem noch das oben beschriebene Prinzip, dass die jeweils zuerst angelegten Spuren besonders fest werden und gewissermaßen das Layout der ganzen Landkarte festlegen, wird Folgendes klar: Das Gehirn sucht sich gleichsam im Prozess seiner Entwicklung immer denjenigen Input heraus, der in ihm gerade repräsentiert werden kann. Der Säugling lernt, dass die Rassel wackelt, wo sie klappert, das Kleinkind lernt, dass sich selbst bewegende, fellbehaftete Wesen Hunde, Katzen oder Kühe sein können, das Grundschulkind lernt lesen, schreiben und rechnen, und der Jugendliche lernt die Dinge zu bewerten. Diese Erfahrungen werden in zunehmend komplexen hochstufigen Arealen der Gehirnrinde bewerkstelligt, jeweils dann, wenn sie sich entsprechend weit entwickelt hat.

Die Rede von der *herausgehobenen Rolle früher Erfahrungen* bekommt aus dieser Sicht eine neue Bedeutung: Es geht nicht darum, dass das Kind mit zwei oder drei Jahren alles Wichtige schon gelernt hat und dass diese „frühen" Erfahrungen sein weiteres Leben unwiderruflich bestimmen. „Früh" ist eine Erfahrung vielmehr jeweils relativ zur Entwicklung des sie ermöglichenden Areals der Gehirnrinde. Um dies an Beispielen zu verdeutlichen: Tastempfindungen sind nach der Geburt schon nicht mehr „früh", denn der Tastkortex ist im Mutterleib schon ausgereift und online. Seheindrücke sind bis etwa zum fünften Lebensjahr „früh", denn bis in dieses Alter kann sich die Sehrinde noch neu verdrahten, wenn der Input sich ändert. Bewertungserfahrungen können mit zwölf noch zu früh sein, weil der orbitofrontale Kortex, also das Stückchen Gehirnrinde im Frontalhirn, das genau über der Augenhöhle (lat. *orbita*: die Augenhöhle) sitzt und für Bewertungen zuständig ist, als letzter Bereich der Gehirnrinde heranreift und mit zwölf noch nicht fertig entwickelt ist. Welches Areal auch immer gerade (durch Verdickung seiner Input- und Output-Fasern) online geht, wird mit der Informationsverarbeitung beginnen und damit jeweils für sich „frühe" Erfahrungen machen.

Zwanzigtausend Werbespots im Jahr

Im amerikanischen Kinderprogramm sehen die Kinder pro Stunde 20 bis 24 Werbespots (Cotugna 1988). Man schätzt, dass ein Kind in den USA im Durchschnitt jährlich etwa 20.000 Werbespots sieht (Gentile & Walsh 1999). Nach den bislang diskutierten Überlegungen zur kindlichen Entwicklung kann dies nicht ohne Folgen sein. Erinnern wir uns: Kinder sitzen bereits mit wenigen Monaten vor dem Bildschirm, verstehen das Programm nicht, lernen am Bildschirm aber auch nicht, was eine Rassel macht. Marketingspezialisten haben herausgefunden, dass Kinder bereits vor dem Alter von zwei Jahren auf Fernsehwerbung reagieren (McNeal 1992). Mit zwei Jahren beginnen die Kinder dann damit, die Bilder auf den Verpackungen mit den in der Werbung gesehenen Bildern in Verbindung zu bringen. Wir ermöglichen ihnen solche Erfahrungen durch geschickt konstruierte Einkaufswägen.

In diesem Alter lernen Kinder auch bereits, Mutter oder Vater zu manipulieren, um ihre Wünsche durchzusetzen. *Eis sehen* muss *Eis essen* nach sich ziehen, koste es, was es wolle. Mit drei oder vier Jahren haben Kinder schon so viel Werbung gesehen und gehört, dass die Namen beworbener Artikel und Marken zum Sprachschatz gehören und entsprechend erkannt und gewollt werden.

Mit fünf bis sieben Jahren lernt man einkaufen, aber erst mit zwölf beginnt man, manches kritisch zu bewerten. Die Versessenheit mancher Jugendlicher auf Markenartikel zeigt, dass kritische Distanz ein recht gut entwickeltes Gehirn und sehr viele Erfahrungen voraussetzt, die die Werbung hinterfragen und kompensieren. Dass wir dies den Jugendlichen nicht übel nehmen dürfen, zeigen die statistischen Daten zur Werbung.

In den USA wurden im Jahr 1997 insgesamt elf Milliarden Dollar für Nahrungsmittel-Werbung ausgegeben. Zwei Drittel davon bezog sich auf Markenprodukte (*Mars, Coke* etc.), ein weiteres knappes Drittel auf Fast Food (McDonalds etc.). Der Löwenanteil der Werbeausgaben (95 % bei den Fast-Food-Ketten) wird für Fernsehwerbung ausgegeben (Coon & Tucker 2002). Dass diese Ausgaben nicht umsonst sind, zeigt die Tatsache, dass die beworbenen Nahrungsmittel tatsächlich häufiger konsumiert werden, als dies durch die Diät-Richtlinien des Gesundheitsministeriums nahe gelegt wird, wohingegen gesunde, nicht beworbene Nahrungsmittel (Obst, Gemüse) zu selten gegessen werden.

Die neuseeländischen Ärzte Wilson und Mitarbeiter (1999) nahmen 42 Stunden Kinderprogramm auf Video auf und analysierten die beworbenen Nahrungsmittel im Hinblick auf ihren Gehalt. Von den 269 Werbespots für Nahrungsmittel warben 63 % für Nahrungsmittel mit hohem Fett- und/oder Zuckergehalt. Würden sich die Kinder tatsächlich mit dem ernähren, wozu sie von den Werbestrategen verführt werden, so würden sie eindeutig das Falsche essen, nämlich zu viel Fett (insbesondere gesättigte Fettsäuren), zu viel Zucker und zu viel Salz. Zudem würden Mangelerscheinungen auftreten, weil bestimmte wichtige Nahrungsbestandteile nicht oder nur in sehr geringen Mengen aufgenommen würden (z. B. Magnesium und Vitamin E). Gesundes preisgünstiges Essen, so der Schluss der Autoren, wird in der Werbung nicht angepriesen.

Entsprechendes zeigt die Übersicht von Coon und Tucker für die USA: 69 % der in den Jahren 1978 und 1993 beworbenen Nahrungsmittel haben einen hohen Zuckergehalt, 40 % einen hohen Fettgehalt und 20 % einen hohen Salzgehalt. Obst und Gemüse werden nicht beworben. Dies war über die Zeit (zwischen den beiden Beobachtungszeiträumen lagen immerhin 15 Jahre) konstant.

Von der Schleichwerbung zum Product Placement

Was früher Schleichwerbung hieß, wird heute selbstbewusst und trendy als *Product Placement* bezeichnet. Werbung findet damit nicht nur im Werbeprogramm statt, sondern auch während des ganz „normalen" Programms. Dass dies funktioniert, belegt nicht zuletzt die in Kapitel 2 diskutierte Studie von Hancox und Mitarbeitern (2004): Wer in Neuseeland in den Jahren von etwa 1974 (zu diesem Zeitpunkt waren die Studienteilnehmer etwa zwei Jahre alt) bis 1994 drei oder vier Stunden täglich vor dem Fernseher saß, war als Erwachsener mit 17 % höherer Wahrscheinlichkeit ein Raucher, obwohl Zigarettenwerbung im Fernsehen in Neuseeland seit 1963 verboten ist. Der Effekt des Fernsehens auf das Rauchen kann also nicht über die Fernsehwerbung vermittelt sein, sodass die Schleichwerbung als Mechanismus übrig bleibt.

Entsprechend wurde festgestellt, dass trotz anders lautender Beteuerungen das Ausmaß an Product Placement gerade im Hinblick auf Zigaretten in den 90er Jahren zugenommen hat. Das Tückische daran ist, dass diese Werbestrategie von Kindern und Jugendlichen nur schwer durchschaut werden kann. Wer sich cool eine Zigarette ansteckt, wirkt cool und wird nachgeahmt, ob gewollt oder unbemerkt.

Auch im Hinblick auf Nahrungsmittel findet im Fernsehen reichlich Product Placement statt. Interessant ist hier, dass die Protagonisten selten aus Hunger essen, sondern oft aus Ärger, Wut, Verzweiflung oder Freude. Essen wird so zur Affekthandlung. Weiterhin ist von Bedeutung, dass im Fernsehen die dünnsten Models die dicksten

Hamburger verzehren: Der Zusammenhang zwischen ungesundem Essen einerseits und unerwünschtem Aussehen andererseits wird also nicht dargestellt.

Das alles wäre nicht weiter schlimm, wenn es sich um einzelne Erfahrungen einzelner Menschen handelte. Darum geht es jedoch bei der Fernsehwerbung gerade nicht. Es geht vielmehr um einige Millionen ausgestrahlter Werbespots, die jeweils einige Millionen Menschen erreichen. Mit der Werbung ist es daher wie mit ungesunder Nahrung: Ein Werbespot verformt unsere Wünsche ebenso wenig wie ein Hamburger unsere Taille verformt. Die Menge gibt den Ausschlag.

Auch wenn wir von 3.000 täglich gesehenen Anzeigen lediglich 80 bemerken und nur auf zwölf in irgendeiner Form reagieren (Twitchell 1996), bleibt die schiere Menge der Werbung nicht ohne Folgen. Jeder kennt den weißen Riesen ebenso wie Clementine, weiß, welcher Riegel mobil macht (bei Arbeit, Sport und...), welche Farbe Kühe haben, die die richtige Milch für Schokolade geben und welche Sorte Rum man in der Karibik auf der Hängematte zwischen Bikinischönheiten schlürft.

Damit das Bombardement immer gedrängter ablaufen kann, nimmt die Länge der im Fernsehen gezeigten Werbespots kontinuierlich ab. Betrug sie bei PRO 7 im Jahr 1990 noch 29,4 Sekunden, so lag sie im Jahr 1997 dagegen nur noch bei 20,9 Sekunden. Bei RTL 2 ging sie von 27,6 Sekunden im Jahr 1993 innerhalb von nur vier Jahren auf 19,2 Sekunden zurück. Werbespots sind mittlerweile Teil unserer Kultur (Twitchell 1996), ob wir dies mögen oder nicht. Als Erwachsene können wir uns – theoretisch zumindest im Prinzip und praktisch vielleicht mehr schlecht als recht – zur Werbung in kritische Distanz bringen. Dies können wir von Kindern und Jugendlichen jedoch nicht erwarten.

Zusammenfassung und Schlussfolgerungen

Der Tast-Kortex enthält eine Landkarte unserer Tastempfindungen, der Hör-Kortex etwa ein Dutzend Landkarten des Gehörten und der Seh-Kortex mehrere Dutzend Karten des Gesehenen. Diese Karten beinhalten Neuronen, die gelernt haben, auf bestimmte Muster zu reagieren und diese damit repräsentieren. Andersherum: Gerade weil diese Neuronen nach Häufigkeit und Ähnlichkeit dessen, was sie zu repräsentieren gelernt haben, angeordnet sind, spricht man von Karten. Auch für Geruch und Geschmack gibt es Karten, die eng mit Bewertungsprozessen in Verbindung stehen.

Man kann heute davon ausgehen, dass es neben diesen eher einfachen niederstufigen Karten auch komplexe hochstufige Karten gibt, wie beispielsweise Sprachlandkarten, Bedeutungskarten, Planungskarten, Ziellandkarten und Wertelandkarten. Die Gehirnrinde bildet erfahrungsabhängige Repräsentationen und verwendet diese bei zukünftigen Wahrnehmungs- und Entscheidungsprozessen. Wir nehmen die Welt, wie sie sich uns darbietet, auf, um uns in ihr zurechtzufinden.

Das Gehirn jedes Menschen entwickelt sich vom Säuglings- zum Erwachsenenalter in ähnlicher Weise, wie sich das Gehirn des Menschen im Verlauf der Evolution entwickelt hat: Es kommen zunehmend komplexe Schichten hinzu, die jeweils den älteren, einfacheren aufgesattelt werden. In dem Maße, wie hochstufige Repräsentationen erfahrungsabhängig entstehen, verlieren niedrige Repräsentationen an Bedeutung. Das Kind bzw. der Jugendliche gerät damit zunehmend in die Lage, zielgerichtet und nicht nur reflexhaft zu handeln.

Die jeweils ersten Spuren, die erfahrungsabhängig auf einer Karte der Gehirnrinde entstehen, sind sehr wichtig. Sie verfestigen sich und legen die Großstruktur der Karte fest. Frühe Erfahrungen sind daher von besonderer Bedeutung, sofern man „früh" auf das jeweils heranreifende Areal der Gehirnrinde bezieht. Objekteigenschaften entstehen in den ersten Lebensjahren, Werte wahrscheinlich noch bis ins dritte Lebensjahrzehnt.

Auf all diese Prozesse der Gehirnentwicklung trifft Werbung mit Dutzenden von Werbespots am Tag, Tausenden pro Jahr. Es wundert daher nicht, dass Inhalte der Werbung zum Bekanntesten gehören, was es in westlichen Kulturen gibt. Werbung vermittelt nicht nur (vermeintliche) Fakten und Kenntnisse, sondern auch Werte. Ob diese immer die richtigen sind, mag jeder für sich entscheiden.

5 Leistungen in der Schule

Gibt es einen Zusammenhang zwischen Fernsehkonsum und Schulerfolg? Welchen Stellenwert haben Computer im Kindergarten, in der Grundschule oder überhaupt beim Lernen? Was weiß man und was weiß man noch nicht?

Die meisten Untersuchungen zu Fragen wie diesen wurden mittels Fragebögen durchgeführt. Entsprechend problematisch sind sie, denn gerade bei jüngeren Kindern ist keineswegs sichergestellt, dass auf dem Fragebogen das angegeben wird, was auch den tatsächlichen Verhältnissen entspricht. Obwohl die Unzulänglichkeiten der Fragebogenmethode bekannt sind, werden weiterhin Fragebogenuntersuchungen gemacht. Nur wenige Forscher gehen neue Wege, um den Dingen tatsächlich auf den Grund zu gehen. Hierzu gehören das Team um die Würzburger Psychologen Wolfgang Schneider und Marco Ennemoser sowie das des Freiburger Psychophysiologen Michael Myrtek, das Pionierarbeit im Hinblick auf die genaue Erfassung des Verhaltens von Schülern und dessen, was sie sich dazu denken und wie sie fühlen, leistete.

Dachte man zu den Anfangszeiten des Fernsehens noch, dass dieses Medium zu einer Verbesserung der Schulleistungen führen würde, so zeigen die heute vorliegenden wissenschaftlichen Studien, dass das Gegenteil der Fall ist: Fernsehen führt zu *schlechteren* Schulleistungen. Auch der Computer wurde und wird noch immer im Hinblick auf das Lernen als Nürnberger Trichter gepriesen (und verkauft), obgleich auch hier die Dinge in Wahrheit ganz anders liegen. Es werden mit ihm nämlich in aller Regel nicht Französisch-Vokabeln gelernt oder die Flora und Fauna von Nigeria am *World Wide Web* ausgekundschaftet, sondern es wird geballert und heruntergeladen (siehe unten).

Fernsehalltag bei Kindern

Beträgt der tägliche Fernsehkonsum im Vorschulalter noch etwa 70 Minuten (vgl. Kapitel 3), so liegt er im Grundschulalter (bei den Sechs- bis Neunjährigen) bei gut 1,5 Stunden bzw. bei den 10- bis 13-Jährigen bei knapp zwei Stunden (Feierabend & Klingler 2004). Besitzt ein Kind ein eigenes Fernsehgerät, schaut es mehr fern. Der Anteil dieser Kinder nimmt zu und lag 1999 bei 29%, im Jahr 2003 bei 37% (Feierabend & Simon 2000; Feierabend & Klingler 2004). Interessant ist zudem, dass Kinder aus den neuen Bundesländern täglich etwa eine halbe Stunde länger fernsehen und dass sie mehr kommerzielle Sender anschauen. Die Nutzung der Programme wird weiterhin wie folgt beschrieben:

> „Per Kabel oder Satellit steht den Haushalten und damit auch den Kindern in Deutschland eine Vielzahl von Programmangeboten zur Verfügung. Wer in einem Kabelhaushalt lebt, kann im Durchschnitt 38,5 verschiedene Programme empfangen, Satellitenhaushalten stehen 44,3 Sender zur Verfügung, und wer sein Programm ausschließlich terrestrisch empfängt, kann ‚nur' zwischen knapp acht Programmen wählen. Der Anteil der Kinder, die in Haushalten mit terrestrischem Empfang leben, geht immer weiter zurück und betrug im Jahr 2003 nur noch vier Prozent, die Hälfte der Kinder lebte in Satelliten-, 46 Prozent in Kabelhaushalten. [...] Dies hat Einfluss auf die Sehdauer. Auf knapp eine Stunde am Tag kommen Kinder aus terrestrischen Haushalten, wenn Kinder mehr Programme zur Auswahl haben, sehen sie pro Tag eine gute halbe Stunde länger fern" (Feierabend & Klingler 2004, S. 152).

Im Einzelnen mögen Kinder vor allem Fiktion und Zeichentrickfilme. Da kommerzielle Sender wie Super RTL solche Sendungen am häufigsten im Programm haben, wundert nicht, dass sich diese Sender bei den Kindern der größten Beliebtheit erfreuen.

Teilt man alle Kinder je nach Fernsehgewohnheiten in zwei gleich große Gruppen ein, die Vielseher und die Wenigseher, so zeigt sich die große Schwankungsbreite des Fernseh-Verhaltens von Kindern und Jugendlichen: Bei den von Myrtek und Scharff (siehe unten) untersuchten 15-Jährigen liegt der Mittelwert der Vielseher bei 3,3

Stunden täglich, die Wenigseher schauen dagegen nur 1,1 Stunden in die Röhre.

Schulnoten und der Bildschirm als Erzieher

In einer Reihe von Studien wurde nachgewiesen, dass Fernsehkonsum zu schlechteren Leistungen in der Schule führt (Morgan & Gross 1982; Myrtek 2003). Dieser negative Zusammenhang zwischen der Zeit vor dem Fernseher und der Qualität der Schulnoten bleibt selbst dann bestehen, wenn man mittels statistischer Verfahren den Einfluss der Intelligenz, des Lesens außerhalb der Schule, der Zeit mit den Hausaufgaben und die Lesegewohnheiten der Eltern herausrechnet. Mit anderen Worten: Der schlechte Einfluss des Fernsehens auf die Schulnoten lässt sich nicht dadurch erklären, dass derjenige, der viel fernsieht, weniger Hausaufgaben macht, und deswegen dann in der Schule abfällt. Vielmehr ist es das Fernsehen selbst, das sich negativ auswirkt.

Die Auswirkungen des Fernsehens im Einzelnen sind vielfältig: Die Zeit vor dem Fernseher wird anderswo, insbesondere bei sportlichen Aktivitäten im Freien, eingespart, wie entsprechende Studien belegen (Brown et al. 1974; Murray & Kippax 1978; Williams & Handford 1986). Wer viel fernsieht, lernt schlechter lesen (Corteen & Williams 1986; Ennemoser 2003ab), ist weniger kreativ (Harrison & Williams 1986; Suedfield et al. 1986), nimmt Dinge eher oberflächlich auf, denkt weniger kritisch nach und übernimmt Rollenstereotypien (Kimball 1986).

Zunächst erscheinen die Zahlen und Fakten zum Fernsehkonsum nicht weiter bedeutsam. Was sind schon zwei Stunden am Tag und was bedeuten schon geringgradig schlechtere Schulnoten? Bedenkt man jedoch, dass im Durchschnitt etwa 20 % der wachen Zeit mit der Familie verbracht wird und dass der Fernsehkonsum an Wochenenden eher höher liegt als unter der Woche, so lässt sich aus den Daten zum Fernsehkonsum von Kindern unter anderem Folgendes ableiten: Die Hälfte der 15-Jährigen (die Gruppe der 50 % Vielseher) verbringt von ihren jährlich zur Verfügung stehenden 5.840 Stunden (365 x 16 Stunden täglich) an wacher Zeit etwa 1.000 Stunden in der Schule, mindestens 1.200 Stunden vor dem Fernseher und etwa 1.170 Stunden in der Familie. Da gemeinsames Fernsehen zu 41 % stattfindet, verringert sich die Zeit des effektiven Einflusses der Familie um 480 auf 690 Stunden.

> „Nimmt man die Schule, das Elternhaus und das Fernsehen zusammen, so werden fast 42 % der ‚Erziehung' vom Fernsehen geleistet", geben Myrtek und Scharff (2000, S. 140) mit Recht zu bedenken und fahren fort: „Diese Beispiele zeigen, dass der Einfluss des Fernsehens bei den Vielsehern größer sein muss, als es sich viele eingestehen möchten. Das Weltbild der Vielseher wird ganz erheblich vom Fernsehen geprägt, ein Bild, das mit der Wirklichkeit nur wenig zu tun hat."

Man könnte vermuten, dass der Zusammenhang zwischen Fernsehkonsum und schlechten Schulnoten nicht direkt und ursächlich ist, sondern auf indirekte Weise zustande kommt. Die schwächeren Leistungen derjenigen Kinder, die viel fernsehen, könnten beispielsweise auch dadurch bedingt sein, dass diese Kinder aus sozial eher schwachen Schichten stammen, wo der billige Fernseher eine wie auch immer geartete vergleichsweise teurere Betreuung am Nachmittag ersetzt. Da man leider seit der *PISA-Studie* (Baumert et al. 2000) weiß, dass gerade in Deutschland soziale Schicht und Bildungserfolg sehr eng miteinander zusammenhängen, könnte man vermuten, dass schlechte Schulleistungen nur scheinbar eine Folge von viel Fernsehen sind, weil der Effekt tatsächlich durch die beides verursachende niedrige soziale Schicht bewirkt wird. Man spricht in diesem Zusammenhang auch von einer Scheinursache.

Auch könnte man vermuten, dass Kinder mit eher niedrigem Intelligenzquotienten (IQ) dazu neigen, mehr fernzusehen, oder dass Kinder, die ungern lesen, weil es für sie anstrengend ist, lieber den Fernseher einschalten. Einfache Korrelationsstudien helfen nicht weiter, wenn man diese Fragen nach Ursache und Wirkung klären will. Am besten wäre es, man würde den Fernsehkonsum einer größeren Gruppe systematisch variieren und dann schauen, wie diese Kinder das Lesen lernen. Solche experimentellen Untersuchungen sind jedoch nur schwer durchführbar. Wie schon in Kapitel 2 diskutiert, liegt die Lösung dieser Probleme nicht selten in Längsschnittstudien, die zwar sehr aufwendig sind, dafür aber der Frage nach Ursache und Wirkung auf den Grund gehen können.

Studien zu den Auswirkungen des Fernsehkonsums auf Schule und Schüler wurden vor allem in den USA durchgeführt, also dem Land, das zugleich am stärksten betroffen ist, aus dem jedoch auch die meisten guten wissenschaftlichen Arbeiten zum Thema stammen. Hierzulande ist gute empirische Forschung in diesem Bereich hingegen echte Mangelware. Umso bedeutender sind zwei in Deutschland durchgeführte Untersuchungen zu den Wirkungen des Fernsehkonsums auf Schulkinder, die methodisch als sehr aufwendig und sauber sowie inhaltlich als aufschlussreich und praktisch relevant einzustufen sind.

EKG in der Schule

Die eingangs bereits zitierte Untersuchung von Myrtek und Scharff (2000; siehe auch Myrtek 2003) aus der Forschungsgruppe für Psychophysiologie zeichnet sich dadurch aus, dass nicht nur psychologische Variablen erhoben wurden, sondern auch psychophysiologische, nämlich der Puls (also die Herzfrequenz über ein EKG) und die körperliche Bewegung (über zwei Bewegungssensoren an Kopf und Oberschenkel). In einer Reihe von Untersuchungen hatten die Freiburger bereits klären können, dass man aus diesen beiden Messgrößen sowohl die körperliche Aktivität (viel Bewegung und hoher Puls) als auch die emotional-mentale Aktivität (keine Bewegung und hoher Puls) ableiten kann. Da man zudem weiß, dass bei mentaler Belastung die Variabilität der Herzfrequenz (nicht ihr Mittelwert) zunimmt, ist es insgesamt möglich, anhand der beiden erhobenen physiologischen Variablen Bewegung und Puls sowohl (1) die körperliche, (2) die geistige und (3) die emotionale Beanspruchung von Kindern und Jugendlichen objektiv zu messen. Dies erfolgte Tag und Nacht insgesamt etwa 23 Stunden lang während Schulzeit, Freizeit und Nachtschlaf (in der verbleibenden Stunde wurden die Elektroden gewechselt bzw. das System gewartet).

Nicht nur bei der Erhebung der objektiven, sondern auch bei den subjektiven Daten gab man sich in dieser Untersuchung besondere Mühe und ging methodisch aufwendige neue Wege. Die Schüler erhielten ein computergestütztes mobiles Datenerfassungssystem, das sie mit einem Ton im Durchschnitt alle 15 Minuten daran erinnerte, eine kurze Beschreibung ihres Befindens und ihrer aktuellen Tätigkeit abzugeben. Es wurden auf diese Weise insgesamt 223 Kinder untersucht; 200 Datensätze (ein sehr hoher Wert) waren auswertbar. Damit wurde erstmals eine sehr genaue Beschreibung des Alltags von jeweils 100 Kindern im Alter von elf bzw. 15 Jahren möglich.

Die Ergebnisse geben zu denken: Wer viel fernsieht, bewegt sich weniger und liegt mehr auf der Couch (Abb. 5.1). Diese Erkenntnisse stimmen damit gut mit den in Kapitel 2 bereits diskutierten Ergebnissen zu den Auswirkungen des Fernsehens auf die Bewegungsaktivität überein: Fernsehen reduziert körperliche Aktivität und führt über diesen Weg langfristig zu Übergewicht und Krankheit. Dass die Effekte bei den 15-Jährigen der Tendenz nach stärker ausgeprägt sind, spricht ebenfalls für langfristige kumulative Effekte. Mit anderen Worten: Es ist nicht die eine oder andere Sendung, die sich negativ auswirkt, sondern die Gesamtdosis des Fernsehens über die Jahre hinweg.

Aber damit nicht genug: Wer viel fernsieht, der wählt eher das Programm von kommerzellen Sendern (Abb. 5.2). Dies wurde bereits oben bei der statistischen Beschreibung der Fernsehgewohnheiten deutscher Kinder und Jugendlicher deutlich. Ich nehme davon Abstand, hier Programme im Einzelnen zu bewerten. Der Leser mag seine eigenen Schlüsse ziehen. Unabhängig von jeder Interpretation bleibt der Befund in Abbildung 5.2 unten: Mehr Fernsehen führt zu schlechteren Noten im Schulfach Deutsch (höhere Säulen in der Grafik bedeuten eine schlechtere Note).

Vielleicht am bedenklichsten sind die Auswirkungen des Fernsehkonsums auf das Sozialverhalten der Kinder und Jugendlichen. Vielseher führen weniger Gespräche, sind öfters allein und verbringen weniger Zeit mit Freunden. Sieht man in Abbildung 5.3 etwas genauer hin, so ergibt gerade der Vergleich zwischen den beiden Gruppen interessante Einblicke in die Auswirkungen des Fernsehens über die Zeit hinweg. Was bei den Elfjährigen noch ein kleiner Unterschied zwischen den Wenig- und den Vielsehern ist, hat sich im Verlauf der nächsten vier Jahre zu einem Problem ausgewachsen. Damit ist auch das viel gehörte Argument entkräftet, Kinder und Jugendliche

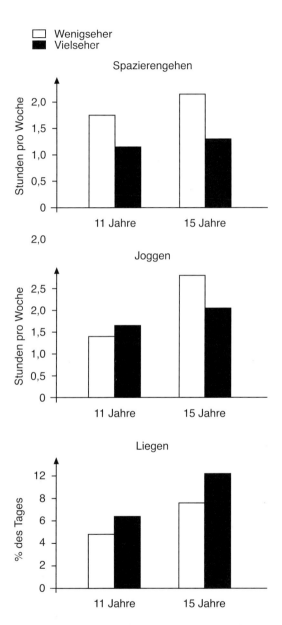

5.1 Vergleich von Wenigsehern (weiße Säulen) mit Vielsehern (schwarze Säulen) im Alter von 11 und 15 Jahren im Hinblick auf drei Maße der Bewegungsaktivität (Daten nach Myrtek & Scharff 2000). Die Unterschiede sind im Hinblick auf den Faktor Fernsehen beim Spazierengehen (p=0,054) und beim Liegen (p=0,01) signifikant.

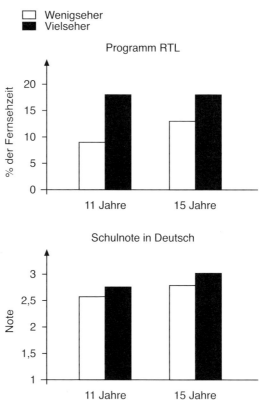

5.2 Unterschiede zwischen Wenigsehern (weiße Säulen) und Vielsehern (schwarze Säulen) im Alter von 11 und 15 Jahren im Hinblick auf das gesehene Programm (mit p = 0,073 signifikant) und die Deutschnoten (mit p = 0,05 ebenfalls signifikant; Daten nach Myrtek & Scharff 2000)

müssten fernsehen, damit sie nicht zu Außenseitern der Gesellschaft würden (vgl. hierzu auch Kapitel 8). Das Gegenteil ist vielmehr der Fall: Es sind diejenigen, die viel fernsehen, die mehr allein sind und weniger Zeit mit Freunden verbringen, also zu Außenseitern werden oder schon geworden sind. Gerade die Zunahme der Unterschiede zwischen dem elften und 15. Lebensjahr macht deutlich, dass es das Fernsehen ist, das die Jugendlichen *zu Außenseitern macht* und nicht, wie vielfach behauptet, Außenseiter verhindert.

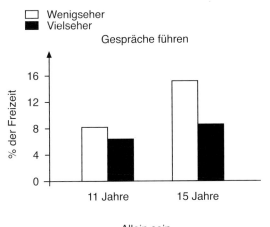
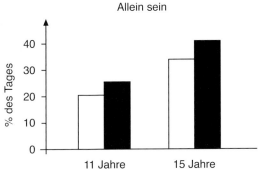
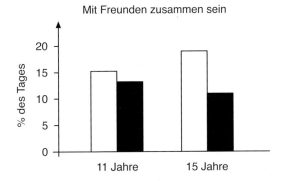

5.3 Sozialverhalten von Wenigsehern (weiße Säulen) und Vielsehern (schwarze Säulen) im Alter von elf und 15 Jahren (Daten nach Myrtek & Scharff 2000). Die Unterschiede sind in Bezug auf den Faktor Fernsehen beim Führen von Gesprächen (p=0,001), beim Alleinsein (p=0,001) und bei der Zeit mit Freunden (p=0,005) jeweils hoch signifikant.

Die Unterschiede im Freizeitverhalten zwischen Wenig- und Vielsehern weisen in die gleiche Richtung (Abb. 5.4). Wer viel fernsieht, ist weniger unterwegs. Und was sinnvolle Freizeitbeschäftigungen anbelangt wie beispielsweise das Üben einer Fertigkeit, so liegen die Vielseher weit abgeschlagen hinter den Wenigsehern.

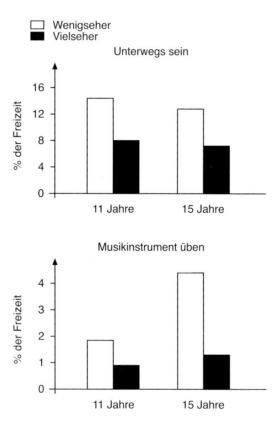

5.4 Unterschiede zwischen Wenigsehern (weiße Säulen) und Vielsehern (schwarze Säulen) im Alter von 11 und 15 Jahren im Hinblick auf das Freizeitverhalten. Wer wenig fernsieht, ist mehr unterwegs und verbringt seine Zeit mit einer sinnvollen und langfristig sehr befriedigenden Tätigkeit wie dem Üben mit einem Musikinstrument (Daten nach Myrtek & Scharff 2000).

Es sei an dieser Stelle noch einmal hervorgehoben, dass die von Myrtek und Mitarbeitern erhobenen Daten von hoher Qualität sind. Die Kinder und Jugendlichen wurden im Durchschnitt alle 15 Minuten mittels eines tragbaren Kleinstcomputers befragt. Der Computer piepste und zeigte einige Fragen an, deren Beantwortung etwa 20 Sekunden dauerte. So wurde ein sehr genaues Profil der Aktivitäten der Kinder und Jugendlichen ermittelt, das in seiner Aussagekraft weit über die üblicherweise verwendeten Fragebögen hinausgeht.

Von besonderer Bedeutung für die Auswirkungen des Fernsehens auf die schulischen Leistungen war jedoch die Zusammenschau der subjektiven, per Minicomputer erhobenen Daten mit den objektiven psychophysiologischen Messungen. Diese zeigten, dass die emotionale Beanspruchung – gemessen als Pulsbeschleunigung ohne Bewegung – während der Freizeit höher ist als in der Schule. Dies stand in völligem Gegensatz zu dem Erleben der Schüler. Fragte man diese, wann sie „Stress" hätten, so war ihre Antwort: „in der Schule". Tatsächlich jedoch erlebten die Schüler in ihrer Freizeit signifikant mehr emotionale Frequenzerhöhungen (Abb. 5.5). Myrtek kommentiert dieses Ergebnis wie folgt:

> „Es lässt sich somit kein ‚Schulstress', sondern vielmehr ein ‚Fernsehstress' ausmachen. Vielseher reagieren auf das Fernsehen emotional schwächer als Wenigseher. Es zeigt sich weiterhin, dass die jüngeren Schüler beim Fernsehen emotional beanspruchter sind als die älteren; in der Schule lässt sich dieser Unterschied nicht nachweisen. Subjektiv wird die Schulzeit im Vergleich zum Fernsehen von allen Schülern als aufregender und unangenehmer beurteilt. Der ‚Schulstress' [...] kann nicht mit physiologischen Daten belegt werden; vielmehr ist das Fernsehen beanspruchender als die Schulzeit" (Myrtek 2003, S. 458).

Eine solche Abweichung zwischen dem, was man erlebt, und dem, was mit dem Körper geschieht, findet man übrigens nicht nur bei Schülern. Fragt man Lokführer, wann sie Stress haben, so antworten sie, dass ihnen eine Talfahrt im Schwarzwald um die engen Kurven das Herz höher schlagen ließe. Wie entsprechende Messungen zeigten, war dies allerdings eher nicht der Fall. Wenn der Zug jedoch in den Bahnhof einfährt – ganz nahe vorbei an vielen Menschen –, macht sich die Angst der Lokführer vor Personenunfällen an der Puls-

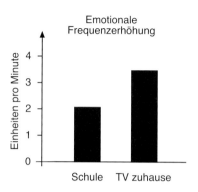

5.5 Emotionale Erhöhung der Herzfrequenz während der Schulzeit im Vergleich mit der Zeit vor dem Fernseher (Daten zusammengefasst nach Myrtek und Scharff 2000). Der Unterschied ist mit $p<0{,}001$ hoch signifikant.

beschleunigung sehr deutlich bemerkbar (Myrtek, persönliche Mitteilung).

Gerade vor dem Hintergrund der Befunde zur Abhängigkeit von Lernprozessen von Emotionen (Zusammenfassung bei Spitzer 2002) zeigen die Ergebnisse von Myrtek eine bedeutsame Schwachstelle im deutschen Erziehungssystem sehr deutlich auf: Wer morgens in der Schule döst und seine Pulsfrequenz nahe der Schlafgrenze wenig moduliert, der wird nichts lernen. Wer dann nachmittags Gewaltfilme oder Horrorvideos mit Pulsbeschleunigung betrachtet, der lernt die Gewalt besonders gut. Wenn er dann abends zu lange vor dem Fernseher liegt, ist er morgens erst recht müde und das Ganze geht wieder von vorne los. Lehrer befinden sich damit letztlich in Konkurrenz mit Hollywood und kommen gegen die Tricks von Stephen Spielberg oder George Lucas nur schwer an. Genau genommen befinden sie sich auf verlorenem Posten. Ob das der Grund dafür ist, dass es in Deutschland erstens mehr psychosomatische Klinikbetten gibt als im ganzen Rest der Welt zusammengenommen, in denen, zweitens, bekanntermaßen vor allem Lehrer behandelt werden?

Im Hinblick auf die psychophysiologischen Messungen sei noch das Ergebnis erwähnt, dass die emotionale Frequenzerhöhung bei den Vielsehern deutlich geringer ausgeprägt war als bei den Wenigsehern. Dies bedeutet, dass der Fernsehkonsum dazu führt, dass die emotionalen Reaktionen insgesamt abnehmen und kann als Hinweis auf die oft vermutete, jedoch selten klar nachgewiesene TV-bedingte emotionale Abstumpfung interpretiert werden.

Lesen lernen

Auch die im Folgenden genauer beschriebene Studie zur Lesefähigkeit wurde deswegen herausgegriffen, weil sie weit über das Niveau von Fragebogenuntersuchungen hinausgeht und daher bedeutsamer ist als andere Untersuchungen im deutschen Sprachraum.

Schon vor einigen Jahren hatte eine Studie aus Holland (Koolstra et al. 1997) Hinweise auf eine wechselseitige negative Beziehung zwischen Fernsehkonsum und Lesekompetenz gezeigt: Wer viel fernsieht, liest nicht gut, liest nicht viel und sieht wiederum mehr fern. Da die Entwicklung des Lesens von Eigenheiten der jeweiligen Sprache abhängig ist (Paulesu et al. 2001), können für Deutschland letztlich nur Untersuchungen aus dem deutschen Sprachraum richtungsweisend sein. Gerade deswegen ist die nun genauer dargestellte Studie von Marco Ennemoser (2003a,b) von so großer Bedeutung.

An dieser Studie nahmen insgesamt 332 Kinder aus Baden-Württemberg und Bayern teil, die sich aus zwei Altersgruppen zusammensetzten. Die jüngeren 165 Kinder befanden sich zu Untersuchungsbeginn im Juni 1998 im letzten Kindergartenjahr und waren durchschnittlich 6,4 Jahre alt. Die 167 Kinder der älteren Kohorte waren im Durchschnitt 8,6 Jahre alt und besuchten die zweite Klasse der Grundschule. Die Datenerhebung fand in den Kindergärten bzw. bei Hausbesuchen an insgesamt sieben Messzeitpunkten vom Sommer 1998 bis Sommer 2003 statt. Es wurden unter anderem Daten über Medienverhalten und schriftsprachliche Kompetenzen der Kinder erhoben.

Eine Besonderheit der Studie lag darin, dass die Mediennutzung der Kinder mit Hilfe eines dafür entwickelten Tagebuchs erfasst wurde. Das Tagebuch wurde zunächst von den Eltern und zum letzten Messzeitpunkt von den Kindern geführt. Es hatte ein Viertelstundenraster, und es war jeweils anzugeben, welche Person noch anwesend war und welche Medien gerade genutzt wurden. Aus den Angaben wurden der tägliche Fernsehkonsum, Computerspielzeiten, das tägliche Vorlesen sowie das Hören von Kinderhörkassetten ermittelt.

Anhand von weiteren Checklisten konnten die Kinder Angaben zu den Programmen im Einzelnen machen, sodass es möglich war, den Fernsehkonsum im Hinblick auf pädagogisch sinnvolle Programme wie beispielsweise *Sesamstraße* oder die *Sendung mit der Maus* hin auszuwerten. Das Sprach- und Lesevermögen der Kinder wurde im Vorschulalter durch Tests zur Erfassung der phonologischen Informationsverarbeitung geprüft, von denen bekannt ist, dass sie relativ gute Voraussagen über spätere Lesefähigkeit erlauben. Die sprachliche und schriftsprachliche Kompetenzen wie Wortschatz, Lesegeschwindigkeit, Leseverständnis und Rechtschreibleistung wurden mehrfach über standardisierte Testverfahren erhoben. Weiterhin wurden die soziale Schichtenzugehörigkeit, die intellektuelle Begabung, das Freizeitverhalten und die Konzentrationsleistung der Kinder mit standardisierten Verfahren untersucht.

Aufgrund der Daten zum Fernsehkonsum wurden die Kinder in drei Gruppen eingeteilt, die der Wenigseher (Fernsehkonsum von etwa 15 bis 20 Minuten täglich), die Normalseher (Fernsehkonsum von etwa einer Stunde täglich) und die Vielseher (Fernsehkonsum von etwas mehr als zwei Stunden täglich).

Bereits die erste Datenerhebung zeigte signifikante negative Korrelationen zwischen Fernsehkonsum und Leistungen der Kinder im Bereich von −0,2 bis −0,3. Wesentlich interessanter als diese Querschnittsdaten sind jedoch die Daten aus dem Längsschnitt: In Abbildung 5.6 ist die Entwicklung der Lesegeschwindigkeit vom Ende der ersten Klasse bis zum Ende der dritten Klasse für die Kinder der jüngeren Untersuchungsgruppe dargestellt. Alle Kinder lernten zunehmend besser lesen, besonders die Vielseher jedoch hatten im Verlauf der zweiten und dritten Klasse nicht die gleiche Leistungszunahme wie diejenigen Kinder, die insgesamt weniger fernsahen.

Dieser Befund ist deswegen besonders bedeutsam, weil man bereits aufgrund des Fernsehkonsums im Kindergartenalter eine ungünstigere Leistungsentwicklung beim Lesen vorhersagen kann (Abb. 5.7).

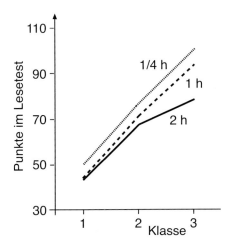

5.6 Entwicklung der Leseleistung von der ersten bis zur dritten Klasse in Abhängigkeit vom Fernsehkonsum. Die Wenigseher (etwa 1/4 Stunde Fernsehen täglich) schnitten am besten ab, die Vielseher (etwa 2 Stunden Fernsehen täglich) am schlechtesten.

Auch die Analyse der Kinder der älteren Gruppe zeigte Leistungsnachteile der Vielseher, und zwar bereits am Ende der zweiten Klassenstufe. Durch die Anwendung moderner statistischer Verfahren ist es möglich, die Stärke von Zusammenhängen bei Längsschnittuntersuchungen im Einzelnen zu erfassen. Hierüber gibt Abbildung 5.7 Auskunft. Man sieht, dass die Fernsehdauer im Kindergarten zum einen die Fernsehdauer in der ersten und dritten Klasse sehr klar vorhersagt und dass die Fernsehdauer im Kindergarten und in der ersten Klasse die Lesekompetenz jeweils in der ersten Klasse und in der dritten Klasse vorhersagt. Ferner geht aus der Abbildung hervor, dass derjenige, der in der ersten Klasse schlecht liest, auch in der dritten Klasse schlecht liest.

Von praktischer Bedeutung ist weiterhin der Befund, dass die Kinder nicht deswegen besser lesen, weil sie in ihrer Freizeit mehr lesen, sondern ganz einfach dann viel lesen, wenn ihnen das Lesen leicht fällt. Alles, was dazu dient, den Kindern das Lesen zu erleichtern, macht daher aus Lesemuffeln Freizeitleser.

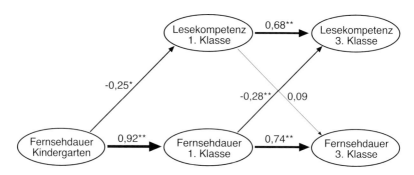

5.7 Berechnete Abhängigkeiten zwischen den gemessenen Größen in der Untersuchung von Ennemoser (2003b, S. 448). Die Pfeile und Zahlen geben die Richtung und Stärke des Zusammenhangs an (* p < 0,05; ** p < 0,01), der zwischen Fernsehdauer und Leseleistung in der ersten und dritten Klasse besteht. Fernsehen im Kindergarten sagt Fernsehen in der ersten (und auch der dritten) Klasse voraus. Sowohl der Fernsehkonsum im Kindergarten als auch in der ersten Klasse sagen die Leistung im späteren Lesetest (in der ersten und der dritten Klasse) voraus.

Die Befunde von Ennemoser passen damit zu den Ergebnissen der erwähnten holländischen Arbeitsgruppe, die auch Hinweise für kumulative negative Einflüsse des Fernsehkonsums auf die Lesefähigkeit fanden. Wichtig ist noch die Tatsache, dass die zusätzliche Berücksichtigung der sozialen Schicht und der Intelligenz keinen Einfluss auf den registrierten negativen Fernseheffekt auf die Leseleistung hatte. Es liegt also tatsächlich am Fernsehen im Kindergartenalter, dass das Lesen in der Schule nicht so gut funktioniert.

Vor diesem Hintergrund sind die in den letzten Jahren zu verzeichnenden Entwicklungen zu immer mehr Fernsehkonsum im Kindergarten und vor allem zu immer früherem Beginn dieses Fernsehkonsums besonders bedeutsam: Fernsehen im Kindergarten ist nach den Ergebnissen im letzten Kapitel eindeutig mit Aufmerksamkeitsstörungen korreliert und nach den Ergebnissen von Ennemoser eindeutig mit einer verminderten Leseleistung in der Grundschule. Ist es aus dieser Perspektive wirklich ein Erfolg, wenn speziell für Kleinstkinder entwickelte Sendereihen wie die *Teletubbies* beispielsweise in 21 Sprachen übersetzt wurden, in über 60 Ländern ausgestrahlt werden und in über 120 Ländern zu empfangen sind? Ich bin mir auch nicht sicher, ob man die Erfinderin der *Teletubbies*, Ann Wood, unbedingt dafür adeln musste, dass sie nicht nur für das Leiden vieler tausend Kinder unter Lese- und Aufmerksamkeitsstörungen verantwortlich ist, sondern indirekt auch für deren Tod (vgl. Kapitel 2; zur Problematik der „Einstiegsdroge" *Teletubbies* vgl. auch Kapitel 8).

Ein weiterer sehr wichtiger Befund der Untersuchung von Ennemoser liegt in der Auswirkung der sozialen Schicht und des IQ auf den Einfluss des Fernsehkonsums auf das Lesen: Es zeigte sich nämlich, dass besonders die Lesefähigkeit von Kindern aus sozial privilegierten Verhältnissen unter dem Fernsehen im Kindergartenalter leidet. Alle Kinder lernen schlechter lesen, wenn sie mehr fernsehen (Abb. 5.8). Aber Fernsehen im Kindergartenalter scheint Kindern aus wohlhabenderen Familien mehr zu schaden als anderen Kindern.

Folgendes Bild ergab sich im Hinblick auf den Intelligenzquotienten (Abb. 5.9): Hier sind es die Kinder mit unterdurchschnittlicher Intelligenz, die bei erhöhtem Fernsehkonsum die größten zusätzlichen Leistungseinbußen aufweisen. Kurz: Fernsehen im Kindergarten schadet Kindern mit geringer Intelligenz mehr als den schlauen Kindern! Ennemoser kommentiert seine Ergebnisse wie folgt:

> „Die Ergebnisse der Würzburger Längsschnittstudie bestätigen zunächst – trotz des vergleichsweise gering ausgeprägten Fernsehkonsums in Deutschland – negative Beziehungen zwischen dem Fernsehkonsum von Kindern und deren schriftsprachlichen Leistungen. Dieser Befund steht im Widerspruch zu den Aussagen neuerer Metaanalysen, denen zufolge bei Kindern im Grundschulalter erst ab einem Fernsehkonsum von drei bis vier Stunden von substantiellen Beeinträchtigungen ausgegangen werden kann. Die Befunde zeigen zudem, dass der vorschulische Fernsehkonsum bereits eine frühe Prognose zukünftiger Leistungsentwicklungen in dem Sinne erlaubt, dass Kinder, die im letzten Kindergartenjahr viel fernsehen, drei Jahre später schlechtere Lesekompetenzen haben werden. Ergänzende Strukturgleichungsmodelle liefern Hinweise darauf, dass diese Beziehung kausal interpretierbar ist, wobei kumulative Effekte aufzutreten scheinen" (Ennemoser 2003, S.451).

Im Klartext heißt dies: Fernsehen hat ungünstige Auswirkungen auf das Erlernen des Lesens. Dieser Effekt ist dosisabhängig und zeigt sich nicht erst bei drei oder vier Stunden, sondern bereits bei zwei Stunden Fernsehen täglich in aller Deutlichkeit. Es ist also nicht egal, ob man im Kindergarten- oder Grundschulalter 15 oder 120 Minuten täglich fernsieht.

138 Vorsicht Bildschirm

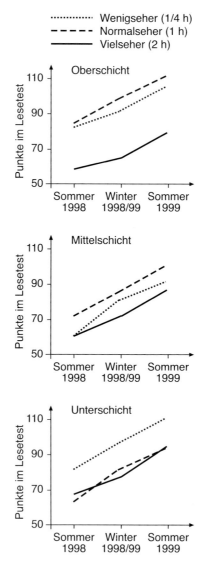

5.8 Entwicklung der Lesefähigkeit (Punktwerte im Test) in Abhängigkeit vom Fernsehkonsum und der sozialen Schicht. Das Vielsehen schadet allen Kindern, den Kindern aus der Oberschicht jedoch am meisten. Das Wenigsehen ist in der Unterschicht am wichtigsten (Daten aus Ennemoser 2003b, S. 449).

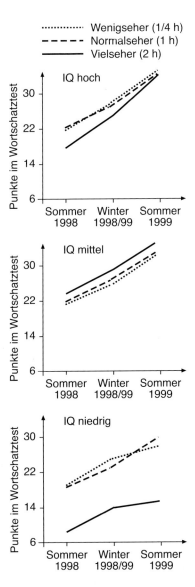

5.9 Entwicklung des Wortschatzes (Punktwerte im Test) in Abhängigkeit vom Fernsehkonsum und der Intelligenz (gemessen als IQ). Das Vielsehen schadet den Kindern mit niedrigem Intelligenzquotienten am meisten (Daten aus Ennemoser 2003b, S. 450).

Internet für die Mädchen

Mit Computern und dem Internet ist es auch wie mit Beton: Es kommt drauf an, was man draus macht. Wie jede kulturelle Neuerung unterliegt auch das Internet der Formung durch die Menschen als Träger bzw. Benutzer der Kultur. Damit dies geschehen kann, braucht es jedoch Zeit. Und genau hierin liegt beim Internet das Problem. Nimmt man als Maß die Zeit, die ein Medium braucht, bis es 50 Millionen Benutzer hat, so belief sich diese beim Telefon noch auf etwa 75 Jahre, beim Radio auf 38 Jahre, beim Fernsehen auf 13 Jahre und beim Internet (gerechnet von der Einführung des *World Wide Web* im Jahr 1992) auf ganze vier Jahre (Huurdeman 2003, S.587). Das lässt nicht viel Zeit für (kultur-)kritische Reflexionen zum Umgang und zu den Auswirkungen dieses Umgangs und führte nicht zuletzt deshalb zu einem der größten wirtschaftlichen Desaster der jüngeren Vergangenheit. – Was ist zu tun? Beim Nachdenken über diese Frage kam mir die Beobachtung meiner Kinder zu Hilfe.

Um es gleich ganz kurz zu machen, lautet meine Erfahrung wie folgt: Mädchen kommunizieren und Jungen ballern. Etwas detailreicher ausformuliert, lassen sich meine Beobachtungen folgendermaßen beschreiben: Meine Töchter Ulla und Anja benutzen das Netz zur Pflege ihrer Sozialkontake, die um die Welt nach Westen bis zur Westküste der USA und nach Osten bis nach Japan reichen. Praktisch ist das Internet ferner noch bei der Erledigung von Hausaufgaben und vor allem beim Anfertigen von Referaten. Ansonsten interessiert die Mädchen das Netz nicht besonders, schließlich gibt es spannendere Tätigkeiten als das Sitzen vor einer Mattscheibe.

Ganz anders die Jungen. Sofern sie nicht ballern, laden sie herunter: verbotene Spiele und Videos, Musik (verbotenerweise) und allerlei anderen visuo-akustischen Unsinn, bei dem es sich im Wesentlichen nicht um Faktisches, sondern um Fiktion handelt. Das Resultat ist schon fast unheimlich und besteht unter anderem darin, dass trotz jeder Menge realer Kriege in der wirklichen Welt die Diskussion im mit 4:3 männlich dominierten Familienkreis von fiktionalen Kriegen (von *Star Wars* bis *Herr der Ringe*) beherrscht wird.

Meine bescheidenen privaten Beobachtungen haben lediglich Pilotcharakter. Eine Suche bei *Google* mit den Stichwörtern „internet use" und „gender" („sex" war nicht nur aus den bekannten Gründen zu vermeiden, sondern auch inhaltlich falsch, geht es doch hier um kulturelle Geschlechterrollen) ergab in 0,08 Sekunden (!) 1.920.000 Ergebnisse (!!), von denen ich im Folgenden nur auf weniger als 0,0004 % (!!!) Bezug nehmen kann und möchte.

War die Nutzung des Internets noch vor wenigen Jahren fast reine Männersache, hat sich dies in der jüngsten Vergangenheit deutlich geändert: Die Frauen haben aufgeholt und die Männer zumindest teilweise überholt (Pastore 2001). Zwar gebrauchen Männer noch immer das Netz häufiger, der Anteil der Frauen an allen Internet-Nutzern stieg jedoch von 5 % im Jahr 1994 über 33 % im Jahr 1996 auf 49 % im Mai 1999 und auf über 50 % im Jahr 2001 (Daten aus den USA). Damit liegen die Frauen im Hinblick auf die Nutzung des Internets rein zahlenmäßig absolut vorne.

Ich möchte an dieser Stelle die These vertreten, dass dies auch gut so ist. Um sie zu belegen, seien Daten zur Internet-Nutzung im Einzelnen herangezogen, die insgesamt folgendes Bild ergeben: Je mehr die Benutzung des Internets durch die Bedürfnisse der Menschen und nicht durch technische Verfügbarkeit oder technische Kompetenz bestimmt wird, desto mehr zeigt sich, wozu es eigentlich dient bzw. zum Wohle aller dienen kann: zur Kommunikation. Nun sind Frauen in sprachlicher und sozialer Hinsicht kompetenter als Männer, und so verwundert es nicht, dass sich dies auch im Internet zeigt, je mehr es von einem Spielzeug für Männer zu einem ganz normalen Bestandteil jedes Haushalts heranreift.

Betrachten wir die Dinge genauer: In den USA ergab noch vor fünf Jahren eine Befragung von 495 Studenten (232 männlich; 263 weiblich) nach den Benutzergewohnheiten des Internets kaum geschlechtsabhängige Unterschiede in der Art der Nutzung. Dies hat sich inzwischen geändert.

So hat die Tatsache, dass überall auf der Welt vor allem Frauen Bücher kaufen und wohl auch lesen (wer es nicht glaubt, der gehe einmal tagsüber in einen ganz normalen Buchladen), beispielsweise dazu geführt, dass die Kundschaft des weltgrößten Internetbuchhändlers *Amazon* in den USA zu 56 % aus Frauen und nur noch zu 44 % aus Männern besteht. Beim sonstigen Kaufen und Verkaufen (*eBay*) haben in den USA die Männer mit 53 % noch knapp die Nase vorn (Anonymous 2002). Eine australische Studie (Singh 2000) ergab, dass Frauen das Internet eher als Werkzeug nutzen und dass sie persönliche Kommunikation über das Internet erledigen. Männer hingegen verwenden das Internet eher zum Spielen und für „unpersönlichen" (geschäftlichen) Austausch. Zu ganz ähnlichen Ergebnissen kam eine Studie an 630 angloamerikanischen Studenten: Während die Männer eher im Web surfen, nutzen Frauen vor allem die Email-Funktionalität des Internets. Und wenn Frauen schon Informationen im Netz suchen, dann drehen sich diese nach einer Studie der Vanderbilt University eher um Erziehung, Gesundheit, Familie, Kinder und Mode, wohingegen die Männer bei Nachrichten, Sport und Online-Banking die Nase vorn haben (Anonymous 1998).

Eine im August 2002 publizierte Studie zu den Benutzungsgewohnheiten von Menschen über 55 Jahren in Großbritannien passt ebenfalls ins Bild: Fast 80 % der Männer suchen im Netz Informationen oder gehen ihren Hobbys nach, wohingegen 86 % der Frauen das Internet zur Kommunikation mit Freunden und Familienangehörigen benutzen (Jüptner 2002).

Notabene: Nicht nur im Netz, sondern auch am Handy sind Frauen sozialer: Sie telefonieren mit 275 Minuten pro Monat insgesamt weniger als Männer (372 Minuten pro Monat), sprechen jedoch häufiger (78 % der Zeit am Handy) mit Freunden als die Männer (64,5 %) (Daten aus den USA; vgl. Anonymous 1998).

Über die Zukunft des Internets zu spekulieren ist schwierig. Das Platzen der Dot.com-Blase hat gezeigt, dass viele – vorwiegend männliche – Erwartungen an das Internet hoffnungslos übertrieben und realitätsfern waren. Die wichtigste Anwendung des Internets ist Email (Jackson 2001, S. 1), also ganz schlicht und einfach die elektronische Form des geschriebenen Briefs. Und wer schreibt sich vor allem? – Mädchen und Frauen! Vielleicht liegt hier eher die Zukunft des Internets als in der „schnellen Mark", die gerissene Geschäftsleute mittels Spam den ahnungslosen (männlichen) Anwendern aus der Tasche ziehen.

Es wird also höchste Zeit, dass wir die Mädchen ans Internet lassen. Dann werden sie mit ihren sprachlichen und sozialen Stärken und ihren geringeren Testosteronspiegeln schon dafür sorgen, dass dieses wunderbare Medium nicht zu einem Trainer für Aggressionen, einem Tummelplatz für Trickdiebe und einem Marktplatz für anonyme und moralisch fragwürdige Transaktionen wird (siehe hierzu auch den Abschnitt über das Internet in Kapitel 7).

Und noch ein ganz praktischer Rat für Eltern von Teenagern: Wenn Ihr 12- oder 14-jähriges Kind fragt, ob es einen Computer mit Internetzugang zu Weihnachten oder zum Geburtstag bekommen kann, sollte Ihre Antwort geschlechtsabhängig ausfallen: Bei einem Mädchen „o.k.", bei einem Jungen „nein".

Lernen am Computer? – Macht Punkt mit PowerPoint!

Ein Computer ist ein wunderbarer Vokabeltrainer. Er ist geduldiger als jeder Mensch, kennt die Aussprache, kann die Inhalte randomisiert darbieten, immer wieder; kann belohen, bestrafen und wird nie müde. Das einzige Problem: Das Ballerspiel oder die verbotene Internetseite sind ebenso leicht angeklickt wie die Vokabel-Trainingssoftware. Auch kann man sich am Computer über Gott und die Welt informieren, aber welcher (männliche) Jugendliche benutzt den Computer hierfür wirklich?

Leider haben viele Eltern heute den Eindruck, ein Kind brauche zum Lernen einen Computer und sei ohne PC in der Schule benachteiligt (vgl. hierzu den Abschnitt *Versager ohne Computer?* in Kapitel 8). Und viele Lehrer meinen, ein Referat ohne *PowerPoint* sei kein gutes Referat. Demgegenüber lässt sich gerade am Beispiel dieser Präsentationssoftware zeigen, wie schädlich und sogar gefährlich der Computer für das Kommunizieren von Information sein kann. Betrachten wir das Beispiel daher etwas genauer (vgl. Spitzer 2004).

Als Wissenschaftler und Professor erlebe ich pro Jahr einige hundert Präsentationen. Man sieht dann das Gute und das Schlechte, das Engagierte und das Langweilige, das Verständliche und das Unverständliche. Früher war Präsentationstechnik einfach: Mediziner hatten Dias, Psychologen Folien, Mathematiker erkannte man an den kreideweißen Fingern und Ingenieure hatten immer etwas dabei, das sich bewegte, Krach machte und/oder stank. Man wusste, wo man war, kannte sich aus und verstand die Vorträge. Dies hat sich in den vergangenen fünf Jahren nachhaltig verändert. An Schulen gab es Tafeln und Kreide, gelegentlich vielleicht einen Overhead-Projektor, sehr selten Dias und in Vertretungsstunden oder am Aschermittwoch ein Video. Ganz besonders gelitten haben Vorträge und Präsentationen überall – von den Schulen über die Geschäftswelt bis hinein in die Wissenschaft – mit der Einführung von Laptops, Video-Beamern und Präsentationssoftware. Es wird visualisiert und animiert, was das Zeug hält – vor allem von denjenigen, die auf sogenannte *Professionalität* Wert legen ohne wirklich ein Profi zu sein.

Das Interessante an der technologischen Revolution im Präsentationsstil ist, dass sie viel Geld gekostet hat, uns als gewaltigen Fortschritt verkauft wurde, die Präsentationen jedoch *deutlich schlechter* geworden sind: Jetzt fliegen Texte zwar von links oder rechts über den Bildschirm – hübsch, aber man kann sie dafür nicht mehr lesen! Aber darauf kommt es ja vielleicht auch gar nicht an. Waren die Hintergründe früher weiß (Folie), blau (Dia) oder dunkelgrün (Tafel), so sind sie in heutigen Präsentationen wunderbar bebildert oder zumindest gemustert – sodass man den Vordergrund kaum erkennt. Wahrscheinlich ist er eben wirklich nicht so wichtig! Die Bildschirmauflösung auch guter Hardware ist bis heute um ein Vielfaches schlechter als die von Tafeln, Dias oder Folien, aber die fliegende Schrift oder der Wechsel von einer Folie zur nächsten nach Art eines Puzzles sind einfach zu schön, um auf sie verzichten zu wollen. Wer mit PC und *PowerPoint* präsentiert, der sagt *nicht* „Hier sind die Fakten und das, was ich mir dazu denke", sondern gibt dem Publikum eher nach Art einer Dog-and-Pony-Show zu verstehen: „Hey, schaut mal, was für tolle Tricks ich diesem teuren kleinen Kistchen beigebracht habe".

Was die niedrige Auflösung in jedem Fall mit sich bringt, ist die Notwendigkeit zu großer Schrift und damit zur Beschränkung aufs Nötigste. Das wäre im Prinzip ja nicht verkehrt, aber die Präsentation von heute bleibt keineswegs beim Nötigsten. Neben den allgegenwärtigen Geschossen (*Bullets*) und Hintergründen muss *Clip Art* her, damit die Botschaft vermeintlich auch wirklich ankommt. Bei dieser Kunstform handelt es sich um die erwachsen gewordene elektronische Reinkarnation von Abziehbildchen, die ihr Unwesen in selbst den seriösesten Vorträgen treiben können und eigentlich Clip*Un*art heißen sollten.

Wie jede Revolution hat auch die des Präsentationsstils ihre indirekten Folgen. Auf Tagungen bewirkt die bis heute schwerfällige Hard- und Software immer wieder das Gleiche: Wenn der eine Redner aufgehört hat und der nächste anfangen soll, gibt es erst einmal ein Problem damit, dass der Beamer den Laptop nicht versteht und/oder umgekehrt, kurz: Es kommt kein Bild. Dann stimmt die Bildschirmauflösung nicht, das Bild ist zu klein oder zu groß und der Computer muss neu gestartet werden. Man kann dann beobachten, wie der langsam nervös werdende Vortragende das Passwort eingibt und die Festplatte des Laptops nach Viren gescannt wird. Nach zwei bis drei Minuten erscheint zur Erleichterung des Vortragenden dann endlich dessen Desktop auf der Leinwand mit allem, was für das Publikum bestimmt ist oder auch nicht. Da liegt schon der nächste Vortrag, der Brief an die Freundin oder der Link zur Porno-Seite. Nett ist es auch, wenn sich während des Vortrags plötzlich der Terminkalender meldet und darauf hinweist, dass der Vortragende auf dem Heimweg noch unbedingt eine dringend benötigte Haushaltsware vom Supermarkt mitbringen muss.

Auf Tagungen – so könnte man argumentieren – ist das ja alles nicht weiter schlimm. Das Wichtigste an Tagungen sind die Kaffeepausen und das informelle Geplauder. Man vergegenwärtige sich jedoch die Tatsache, dass es heute an Schulen nicht anders zugeht. Es soll ein Referat gehalten werden. Die Schulstunde geht jedoch damit vorbei, die Probleme der Präsentationstechnik zu lösen. Nun wird dies zuweilen sogar zugegeben, jedoch mit dem Hinweis, dass die Schüler auf diese Weise Kompetenzen erwerben würden. Es fände sich nämlich fast immer ein Computerspezialist in der Klasse, der das Problem lösen könne, und es sei doch sehr schön, wenn Probleme durch die Schüler selber gelöst würden. – Stimmt, aber um den Preis des Ausfalls einer Schulstunde, in der es ja um Inhalte gehen sollte, nicht um Computer? Haben Sie schon einmal darüber nachgedacht, wie viel Menschenjahre durch das lästige Warten, bis Laptop und Beamer sich verständigt haben (wenn sie es denn schaffen) bei Referaten und Vorträgen schon verschwendet wurden? Wenn man beginnt, hier hochzurechnen, kommt man auf ganz erstaunliche Summen verschwendeter Zeit!

Aber nicht nur das Publikum leidet unter dem Fortschritt, sondern auch der Redner, der mittlerweile ja nicht mehr so heißt, sondern zum Multimedia-Präsenter mutiert ist (Norvig 2003). Er kann nur noch wie ein Papagei das abspulen, was er in mühevoller Kleinarbeit zuvor stundenlang am PC zusammengewürfelt hat.

Ganz schlimm wird es, wenn der Redner im Besitz eines Laser-Pointers ist. Dann regrediert er sehr häufig mit Beginn seiner Präsentation zum Erstklässler und fährt beim Vorlesen seiner vorformulierten Satzbrocken mit seinem Laser-verlängerten Zeigefinger über jedes einzelne gerade zu lesende Wort. Wer glaubt, es handle sich hierbei um eine Form kindlicher Leseschwäche bei einem ansonsten gut kompensierten Erwachsenen, der irrt. Das Lesen mit dem Laser-Pointer gehört, neben dem Reden zur Leinwand, zu den verbreitetsten Unarten von Vortragenden überhaupt.

Vielleicht erklärt sich beides aus der Langeweile des Vortragenden, dessen Rede ja ebenso aus der Dose kommen muss wie seine mehr oder weniger bewegten Bilder. Deren Name – *Animationen* – kann über deren abgrundtiefe Seelenlosigkeit kaum hinwegtäuschen, denn über der nur bewegten (tierischen) Seele steht seit Aristoteles (Aristoteles 1959) ja noch die Vernunftseele des Menschen. Dieser Tatbestand scheint bei Animateuren mit ihren Animationen vor lauter technischem Fortschritt unter die Räder gekommen zu sein. Und es ist diese direkte Auswirkung der computerisierten *Form* der Präsentationen auf deren *Inhalte,* unter der wir zu leiden haben.

In seinem neuesten Buch *The Cognitive Style of PowerPoint* argumentiert der Graphik-Designer Edward Tufte (2003) sehr klar, dass die Grenzen und die Möglichkeiten moderner Präsentationssoftware zu einer Überfüllung der Präsentationen mit unnützer Grafik (er spricht von *chart-junk,* also *Graphik-Müll*) und zugleich zu einer inhaltlichen Verarmung führen. Diese besteht vor allem in einer Verflachung des geistigen Inhalts der Präsentationen. Viele Ideen lassen sich nicht in fünf Punkten mit jeweils vier Wörtern ausdrücken. Was geschieht, wenn man es dennoch versucht, sei durch ein paar Beispiele illustriert.

Aus Nobelpreis-gekrönter Literatur wird:

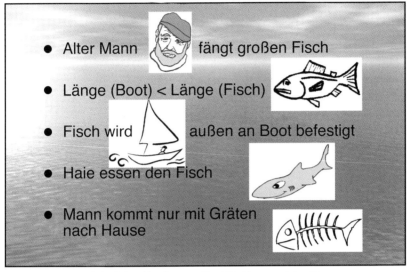

5.10 Präsentationsbeispiel zu Hemingway: *Der Alte Mann und das Meer*

Oder wie wäre es mit Schillers *Die Glocke* à la *PowerPoint*:

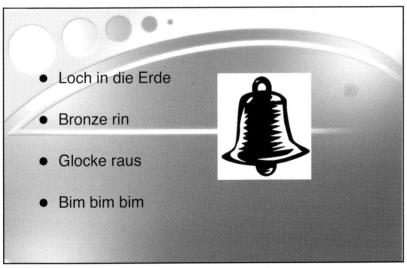

5.11 Zweites Beispiel für den fragwürdigen Nutzen gängiger Präsentationssoftware

148 Vorsicht Bildschirm

Umberto Ecos große Erzählung wird zu…

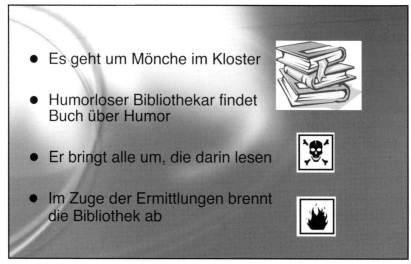

5.12 *PowerPoint*-Folie zu: *Der Name der Rose*

…und selbst die dicksten Werke großer östlich-slawischer Literaten aus dem vorletzten Jahrhundert lassen sich auf kürzestem Raum unterbringen:

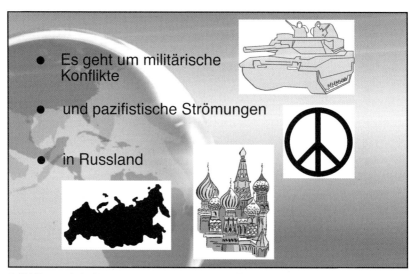

5.13 Was russische Literaten wohl dazu gesagt hätten?

Wer bei den Abbildungen 5.10 bis 5.13 kopfschüttelnd schmunzelt, der übersieht, dass wir genau das, *wirklich genau dies und nichts anderes (!)*, heute in geschäftlichen und wissenschaftlichen Vorträgen landauf landab erleben, wohlwollend über uns ergehen lassen und uns dazu auch noch gratulieren! Am bedenklichsten muss jedoch die Tatsache stimmen, dass *PowerPoint* als neueste didaktische Innovation an unseren Schulen Einzug gehalten hat. Wir sollten unsere Schüler jedoch weder mit jeweils auf drei bis fünf Punkte reduzierten Ideenfetzen füttern noch ihnen diese „Kunst" beibringen.

Ich weiß, dass diese These unmodern ist, weswegen ich sie begründen möchte. Schulverwaltungen mögen ganz offensichtlich Computer und Präsentationssoftware, sind sie doch für deren Beschaffung zuständig. Eine in der Zeitschrift *Science* (Stumpf 2004) publizierte Analyse von im *World Wide Web* publizierten *PowerPoint*-Folien aus den unterschiedlichsten Bereichen des öffentlichen Lebens ergab Folgendes: „...Präsentationen von Schulverwaltungen haben den geringsten durchschnittlichen Informationsgehalt." Sollten wir nicht verhindern, dass diejenigen, die selbst offensichtlich nichts zu sagen haben, unseren Kindern die Benutzung neuer Medien, mit denen sich dies vertuschen lässt, flächendeckend vorschreiben?

Wer nicht glaubt, dass *PowerPoint*-Präsentationen unter einem vergleichsweise sehr niedrigen Verhältnis von Gehalt zu Darstellungsfirlefanz leiden, betrachte die Daten in Tabelle 5.1.

Hier wurde die Zahl der in die jeweilige Analyse eingehenden Datenpunkte nach den Publikationsorganen bzw. Quellen aufgeschlüsselt. Man sieht, dass Grafiken in Publikationen aus *Science* oder *Nature* jede Menge Daten enthalten. Selbst Zeitungen wie die *New York Times*, das *Wall Street Journal* oder die *Frankfurter Allgemeine Zeitung* haben datenreiche Grafiken. *PowerPoint*-Grafiken hingegen werden im Hinblick auf ihre Gehaltlosigkeit nur noch von der *Prawda* aus den Zeiten des kalten Krieges überboten. Mitunter sind die mittels *Bullets* – d.h. Geschossen – präsentierten Gedankenfetzen tatsächlich tödlich, wie eine sehr detailreiche Analyse der NASA-internen Kommunikation vor dem Unglück des Space Shuttles *Columbia* zeigt (Langewiesche 2004; Tufte 2003; Abb. 5.14).

Tabelle 5.1 Median der Datenpunkte in statistischen Grafiken aus unterschiedlichen Quellen (nach Tufte 2003, S. 5)

Quelle	Anzahl
Science	>1000
Nature	>700
New York Times	120
Wall Street Journal	112
Frankfurter Allgemeine Zeitung	98
New England Journal of Medicine	53
The Lancet	46
Financial Times	40
Time	37
The Economist	32
Le Monde	28
28 Bücher über PowerPoint Präsentationen	12
Prawda (aus dem Jahr 1982)	5

Wie aus Abbildung 5.15 hervorgeht, wurden elf Sätze, die wesentliche Informationen enthalten, in insgesamt fünf (!) Hierarchie-Ebenen derart ineinander verschachtelt, dass das Wesentliche gerade nicht hervortritt, sondern verschleiert wird. Wenn man die Folie liest (sie liest sich im englischen Original übrigens nicht besser), kommt man kaum auf die Idee, dass eigentlich das Folgende ausgesagt wird: Bei genügend großer Masse und Geschwindigkeit kann abgebrochenes Isolationsmaterial durchaus die Ziegeln durchschlagen. Tests liegen für Materialbrocken von drei Kubikinch vor. Das tatsächlich abgebrochene Stück Isoliermaterial (1.920 Kubikinch) war damit 640-mal größer. Daten hierzu liegen nicht vor. Der in der Überschrift genannte Konservativismus – d. h. der Vorschlag, in Anbetracht des möglichen Schadens nichts weiter zu unternehmen – hatte fatale Folgen: Die sieben Astronauten starben, ein Shuttle wurde völlig zerstört und die

Leistungen in der Schule   151

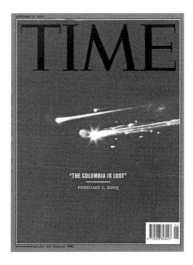

5.14 Cover des Magazins Time, Ausgabe vom 10.2.03, mit dem weltbekannten Foto der berstenden Raumfähre Columbia über dem amerikanischen Kontinent. Die Astronauten waren bis wenige Minuten vor dem Unglück völlig ahnungslos. Rettungsversuche bei realitätsgerechtem Einschätzen der Situation wären möglich gewesen (Langewiesche 2004).

anderen drei bis auf weiteres nicht mehr verwendet. Die Untersuchungskommission der NASA kam denn auch zu folgendem Schluss:

> „Wann immer Informationen in einer hierarchischen Organisation nach oben weitergegeben werden – von den Leuten, die die Analysen machen über das mittlere Management zu den höchsten Ebenen der Entscheidungsträger –, werden wesentliche Erklärungen und zusätzliche Informationen weggefiltert. So ist es leicht zu verstehen, wie ein hochstehender Manager diese PowerPoint-Folie liest und nicht realisiert, dass sie eine lebensbedrohliche Situation anspricht. [...] Das Board sieht den endemischen Gebrauch von PowerPoint anstatt technischer Berichte als eine Illustration der problematischen Methoden der technischen Kommunikation in der NASA an" (*Columbia Accident Investigation Board*, Report. zit. nach Tufte 2003, S. 11).

Wenn Menschen sich treffen, um voneinander zu lernen, haben sie besseres verdient als *PowerPoint*. Wenn sogar die NASA feststellt, dass die mit dieser Software geführte Kommunikation für eine vermeidbare Katastrophe wesentlich mitverantwortlich ist (Abb. 5.15), dann sollte dies für die Planung des Unterrichts an Schulen Hinweis

152 Vorsicht Bildschirm

> ### Review der Test-Daten legt Konservativismus im Hinblick auf Ziegel-Durchschlagung nahe
>
> ---
>
> ● Die existierenden SOFI-auf-Ziegel-Test-Daten, die zur Herstellung eines Kraters verwendet wurden, wurden zusammen mit den STS-87-Südwest-Forschungsdaten gesichtet
>
> - Krater überschätzte Durchschlagung der Ziegelbeschichtung signifikant
>
>   ◆ Initiale Durchschlagung wird durch normale Geschwindigkeit beschrieben
>
>   · variiert mit Volumen/Masse des Projektils (z.B. 700 m/s für 3cu.In)
>
>   ◆ Signifikante Energie ist nötig, damit das weichere SOFI-Teil die relativ harte Ziegelbeschichtung durchschlägt
>
>   · Die Tests zeigen, dass es bei genügender Masse und Geschwindigkeit möglich ist
>
>   ◆ Andererseits kann es zu signifikantem Schaden durch SOFI kommen, wenn ein Ziegel durchschlagen ist
>
>   · Kleinere Variationen der Gesamtenergie (oberhalb der Durchschlagungsgrenze) können signifikanten Schaden verursachen
>
> - Die Flugbedingungen liegen signifikant außerhalb der Testdaten
>
>   ◆ Volumen der Verbindung ist 1920cu in vs 3 cu in beim Test
>
> ---
>
> *BOEING*

5.15 Übersetzung einer *PowerPoint*-Folie mit optimistischer Überschrift, die durch die Daten nicht gerechtfertigt wird, und zur Katastrophe führte (aus Tufte 2003, S. 8f; Übersetzung durch den Autor, bewusst sehr wörtlich, um die Sprache nicht zu glätten). Das Shuttle ist bekanntermaßen beim Wiedereintritt in die Erdatmosphäre durch Keramikziegeln vor Hitze geschützt. Die Abkürzung „SOFI" (für „Spray On Foam Insulation") wurde ebenso beibehalten wie die drei (!) unterschiedlichen Abkürzungen für Kubikinch – „3cu. In", „1920cu in" und „3 cu in" – sowie die fünf nichts sagenden Verwendungen des Wortes „signifikant".

genug sein. Hören wir also mit dem Unsinn der Halbsätze, mit Geschossen, der fliegenden Schrift und den elektronischen Abziehbildchen auf. Beschränken wir uns auf das Wesentliche; seien wir aber auch mit weniger als dem Wesentlichen nicht zufrieden! Sei uns der Name der verbreitetsten Präsentationssoftware zugleich Programm: Macht (mit dem Unfug endlich einen) Punkt!

Zusammenfassung und Schlussfolgerungen

Als das Fernsehen vor etwa einem halben Jahrhundert eingeführt wurde, dachte man daran, dass durch dieses Medium die Menschen glücklicher und gebildeter würden. Dass wenig Grund zur Annahme besteht, dass die Menschen durch das Fernsehen tatsächlich glücklicher wurden, hatten wir in den Kapiteln 2 und 3 gesehen, dass sie nicht gebildeter wurden, zeigten die Kapitel 4 und 5. Myrtek kommentiert die von ihm nachgewiesenen negativen Auswirkungen des Fernsehens auf die Leistungen in der Schule wie folgt:

> „Zu nennen sind die schlechteren Schulleistungen der Vielseher, die sich vor allem in der Deutschnote niederschlagen. Vermutlich hängt dieser Befund mit der [...] geringeren Lesehäufigkeit der Vielseher, den seltener geführten Gesprächen und den geringeren Kontakten mit Freunden zusammen. Damit ist ein unmittelbarer Bezug zur PISA-Studie hergestellt. Kritisch ist zudem der [...] Bewegungsmangel der Vielseher zu bewerten. Es sind gerade jene Aktivitäten vermindert, die einen hohen Energieaufwand erfordern, z. B. Radfahren und zu Fuß gehen. [...] Damit wird späteren Erkrankungen des Kreislaufs, des Stoffwechsels und der Gelenke Vorschub geleistet.
> Vielsehen ist demnach durchaus keine harmlose Freizeitbeschäftigung, sondern verändert die emotionalen Reaktionen, das Denken und die Sicht der Dinge nachhaltig" (Myrtek 2003, S. 458).

Die sehr gründliche Studie der Würzburger Arbeitsgruppe zu Fernsehen im Kindergartenalter und Lesefähigkeit in der Schule hatte folgendes Ergebnis: Vielseher sind nicht nur schlechter im Lesen, sondern lernen zudem langsamer hinzu als Wenigseher. Dies traf besonders für Kinder aus wohlhabenden Familien zu. Und auf weniger intelligente Kinder hat das Fernsehen einen besonders verheerenden Einfluss. Lassen wir wieder die Autoren selbst zu Wort kommen:

> „Für die jüngere Kohorte konnte mit Hilfe eines linearen Strukturgleichungsmodells gezeigt werden, dass der vorschulische Fernsehkonsum auch unter Berücksichtigung relevanter kognitiver Prädiktoren und der sozialen Schicht einen eigenständigen und bedeutsamen Beitrag zur Vorhersage der Lese-Rechtschreibkompetenzen in der 3. Klasse leisten kann."

Im Klartext: TV im Vorschulalter führt zu schlechteren Leistungen im Lesen und Schreiben in der Schule. Diese Effekte sind ganz offensichtlich dosisabhängig, denn sie lassen sich in der ersten Klasse noch nicht deutlich nachweisen, wohl aber zwei Jahre später.

Angesichts dieser Tatsachen kann man Eltern, die am Schulerfolg ihrer Nachkommen interessiert sind, nur dringend raten, den Fernsehkonsum sehr gut im Auge zu haben oder, wie Myrtek (2003, S. 458) sagt, „rigoros zu kontrollieren". Solange ein Fernsehgerät im Hause ist, wird man dann einen nicht unerheblichen Teil seiner Erziehungsbemühungen darauf richten müssen, über Fernsehkonsum – was, wie lange, wie oft – zu diskutieren. Fernsehen ist in der Tat nicht harmlos, sondern umso schädlicher, je jünger die Zuschauer sind.

Wer glaubt, dass Computer als eine Art High-Tech-Version des Nürnberger Trichters zu betrachten sind, der irrt. Computer können das Lernen unterstützen, können es jedoch auch sehr nachteilig beeinflussen. Das Internet schadet den männlichen Jugendlichen wahrscheinlich mehr als den Mädchen. Präsentationssoftware des Typs *PowerPoint* hat bei der NASA wesentlich zu einer Katastrophe beigetragen. *Daraus* sollten Schulen lernen.

6 Gewalt im Fernsehen

Bildschirm-Medien führen zu einer ungesunden Lebensweise (Kapitel 2); sie wirken sich ungünstig auf die Ausbildung von internen Wahrnehmungsstrukturen aus und führen damit zu Aufmerksamkeitsstörungen (Kapitel 3). Sie beeinflussen unsere Bewertungen und Bedürfnisse ab der frühen Kindheit nicht immer zu unserem Besten (Kapitel 4) und beeinträchtigen schulische Leistungen und führen zu Lese-Rechtschreibschwäche, sozialem Rückzug und Vereinsamung, zu Depressivität und Angst (Kapitel 5). Im Bewusstsein der breiten Öffentlichkeit steht jedoch ein ganz anderer Effekt der Bildschirm-Medien eindeutig im Vordergrund: Die öffentliche Diskussion geht um die Verstärkung der Gewaltbereitschaft und real ausgeführter Gewaltakte durch Bildschirm-Medien, vor allem durch das Fernsehen und in den letzten Jahren zunehmend auch durch die Video- und Computerspiele.

Es sind vor allem Einzelfälle und weniger die in diesem Kapitel diskutierten Forschungsergebnisse, welche die Menschen nachdenklich machen (vgl. Barry 1997):

Nach dem Betrachten einer Filmszene, in der ein Ticketverkaufshäuschen mit Benzin übergossen und einschließlich der darin befindlichen zwei Verkäufer in Brand gesteckt wird, kam es zu einer Reihe von nahezu exakten Kopien dieser Szene in der realen Welt mit entsprechenden Todesfolgen.

Ein 15-jähriger Junge besprach während eines Telefonats mit einem Freund das Nachahmen von Szenen in dem gleichen Film, legte daraufhin den Hörer hin und schoss mit der Schrotflinte des

Vaters in das Gesicht der Mutter und den Kopf des Vaters. Daraufhin nahm er das unterbrochene Telefongespräch wieder auf.

Nach mehrfachem Betrachten des Films *Natural Born Killers* ermordeten drei junge Männer einen behinderten 65 Jahre alten Mann auf brutale Weise und ahmten mit der Tat direkt eine Szene aus dem Film nach. Einer der Teenager äußerte danach gegenüber der Polizei, dass sie zwar gewusst hätten, dass sie eine schlechte Tat begehen würden, aber dass sie nicht über die Person geweint hätten, da sie diese überhaupt nicht gekannt hätten.

Wie die britische Zeitung *The Observer* am 9. Juni 2002 schrieb, wurde Frankreich von einer Welle der Gewalt im Gefolge des Kultfilms *Scream* heimgesucht. In diesem Film geht es darum, dass ein Killer mit einer Maske, die dem berühmten Bild von Edward Munch *Der Schrei* nachempfunden ist, und einem Messer bewaffnet, ahnungslose Opfer auf brutale Weise ermordet. Genau dies geschah in Frankreich gleich mehrere Male, wobei der Zusammenhang zwischen Film und Tat jeweils eindeutig war. So wurde in Saint-Sébastien-sur-Loire im westlichen Frankreich eine 15-Jährige auf brutale Weise ermordet. Der Täter, Julien, hatte das besagte *Scream*-Video immer wieder gesehen, kam von der Schule nach Hause und rief die 15-jährige Bekannte an, die ihn zu sich nach Hause einlud. Dort wurde er von ihrem Vater zu einem Glas Orangensaft eingeladen, bevor die beiden Jugendlichen einen Spaziergang machten. Etwa eine Stunde später führte ein Nachbar seinen Hund aus und hörte das Mädchen schreien. Sie lag blutüberströmt nahe bei einem Fußballfeld auf dem Boden und konnte kurz vor ihrem Tod noch ihren Namen sowie den ihres Mörders angeben. Sie sagte unter anderem, dass dieser kurz vor der Tat eine *Scream*-Maske aus seinem Rucksack hervorholte und dann mit einem Messer auf sie einstach. Die Obduktion der Leiche ergab Tod durch 17 Messerstiche.

Alarmierend ist einerseits, dass es sich bei mehr als der Hälfte der von Kinder ausgeliehenen Videos um Horrorvideos handelt, und andererseits, dass es nach den Vorfällen in Saint-Sébastien in ganz Frankreich zu einem Ansturm auf die Videotheken kam: Sie wurden keineswegs beschimpft oder geschlossen, der Ansturm bezog sich vielmehr auf das sprunghafte Ansteigen der Nachfrage nach dem Video *Scream* (Webster 2002).

Warum verhalten sich Menschen so? – Bevor wir dieser Frage nachgehen (Kapitel 8), führen wir uns die Konsequenzen des Betrachtens von Gewalt in den elektronischen Medien, also vor allem im Fernsehen (in diesem Kapitel) und beim Spielen mit Video- und Computerspielen (im nächsten Kapitel) vor Augen.

TV-Selbstmord und reale Tote

Nach Unfällen ist die Selbsttötung die zweithäufigste Todesursache bei jungen Menschen; Frauen wählen eher „weiche" Methoden wie Gift oder Tabletten, Männer eher „harte" wie Erhängen, Erschießen oder auch das Überfahren durch einen Zug. Seitdem sich junge Menschen nach der Lektüre von Goethes Werther (der sich gegen Ende umbringt) das Leben genommen haben, wird darüber diskutiert, ob es tatsächlich möglich ist, dass das Lesen eines Buchs oder das Betrachten einer Fernsehsendung einen Menschen zur Selbsttötung verleiten kann. Auch im Fernsehen gezeigte *Gewalt gegen sich selbst* kann entsprechende Effekte ausüben, wie eine wichtige und bereits vor mehr als 20 Jahren durchgeführte Studie aus dem Mannheimer Zentralinstitut für Seelische Gesundheit zeigte.

Der Psychologe Armin Schmidtke und der Psychiater Heinz Häfner untersuchten die Häufigkeit von Selbsttötungen junger Menschen nach der Ausstrahlung der Serie *Tod eines Schülers*, in dem sich der Held nachts vor einen herannahenden Zug wirft. Diese Untersuchung, deren Design einem Feldexperiment (siehe unten) entspricht, wurde methodisch sehr sauber durchgeführt und zählt sicherlich zu einer der ersten und zugleich besten Studien aus dem deutschsprachigen Raum zum Thema Gewalt im Fernsehen.

Das ZDF strahlte die Serie, die mit dem Selbstmord des 19-jährigen Schülers beginnt (dessen Hintergründen dann nachgegangen wird) im Januar und Februar 1981 sowie im Oktober und November 1982 jeweils einmal aus. Entsprechend sammelten Schmidtke und Häfner Daten über alle in Deutschland erfolgten Eisenbahnsuizide junger Männer im Alter von 15 bis 29 Jahren aus den Jahren 1976 bis

1984. Im Durchschnitt (ohne die Jahre 1981 und 1982) fanden sich 33 solcher Fälle pro Jahr. In den Jahren 1981 und 1982 betrugen die Zahlen hingegen 101 und 91 (Abb. 6.1). Bei der Zweitausstrahlung war der Effekt um den gleichen Prozentsatz geringer, wie die Reichweite der Ausstrahlung im Hinblick auf die Zielgruppe verringert war. Dass es hier um einen Nachahmungseffekt geht, lässt sich daraus ersehen, dass die Anzahl der Selbstmorde bei jungen Männern (die dem im Fernsehen zu sehenden Modell am ähnlichsten waren) am deutlichsten zunahm; bei jungen Frauen wurde nur eine leichte Zunahme beobachtet, und auch bei Männern im mittleren Alter (30 bis 39 Jahre) war die Zunahme nur leicht. Bei älteren Männern oder Frauen wurde keine Nachahmung verzeichnet; sie waren offensichtlich zu weit vom im Fernsehen gezeigten Modell entfernt.

Man könnte nun argumentieren, dass das Fernsehen nur die Art der Tötungsmethode beeinflusste, nicht jedoch die Tötung selbst mit verursachte, nach dem Motto: „Die Leute wollten sich sowieso umbringen und bekamen dann durch das Fernsehen die Methode suggeriert." Die von den Autoren erhoben Daten zu anderen „harten" Methoden der Selbsttötung ergaben jedoch, dass es keine Abnahme dieser Suizide und damit auch keine bloße Verschiebung der Selbsttötungsmethode gegeben hatte. Mit ähnlichen Mitteln konnte auch ausgeschlossen werden, dass zum Selbstmord Entschlossene durch den Film ihre Tat lediglich früher ausgeführt haben. Dann hätte man eine Abnahme der Selbstmorde unter den langfristigen Mittelwert in einer Phase nach der filmbedingten Zunahme finden müssen, was jedoch nicht der Fall war. Es bleibt damit nur die für Programmmacher und Programmverantwortliche – hoffentlich – beunruhigende Interpretation der Ergebnisse übrig, dass eine Fernsehserie – allein in diesem einen Fall – zu einigen Dutzend vermeidbaren Todesfällen junger Menschen geführt hat.

Bringt man wirklich jemanden (oder gar sich selbst) um, nur weil man dies im Fernsehen gesehen hat? – „Lächerlich!", kommentieren viele Medienfachleute diesen Gedanken. Bevor wir dieser Frage aus neurowissenschaftlicher Sicht nachgehen, seien zunächst einige Fakten und Untersuchungsergebnisse dargestellt. Weil die Argumente komplex sind und leider oft sehr emotional vorgetragen werden, weil

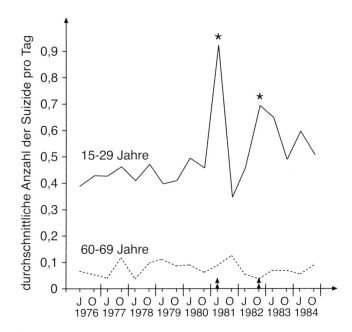

6.1 Durchschnittliche Anzahl der Suizide pro Tag in den Jahren 1976 bis 1984, jeweils ermittelt im Zeitraum vom 18. Januar bis 70 Tage später (J) sowie vom 24. Oktober bis 68 Tage später (O). Der Zeitraum J 1981 entspricht dem nach der ersten Ausstrahlung der Sendung, der Zeitraum O 1982 dem nach der zweiten Ausstrahlung (jeweils durch Doppelpfeile auf der x-Achse markiert). Die Zahl der Suizide nach den Sendungen (jeweils durch ein Sternchen markiert) liegt beim 5- bzw. 3,5-fachen der Standardabweichung des Mittelwerts, ist also sehr deutlich (nach Schmidtke & Häfner 1986, S. 507, Abb. 4).

sich nahezu jeder für einen Experten auf dem Gebiet der Auswirkungen von Gewaltdarstellungen in Bildschirm-Medien hält und weil mittlerweile sehr viele Untersuchungen zu diesem Problem vorliegen, wird es hier in zwei Kapiteln diskutiert; in diesem Kapitel geht es um Gewalt im Fernsehen und im folgenden um Gewalt in Computer- und Videospielen.

TV-Gewalt weltweit

Weder das Fernsehen noch der Computer (als Bildschirm-Medium) sind intrinsisch gewalttätig oder gewaltbeladen. Ein Blick auf die

Anfänge beider Medien macht dies besonders deutlich. Das erste bekannt gewordene Computerspiel *Pong* bestand in einer Art Tischtennisspiel (vgl. hierzu auch Kapitel 7), und noch in den 70er Jahren wies das Fernsehen in den meisten europäischen Ländern einschließlich Deutschland vergleichsweise wenige Gewaltszenen auf. Entsprechend gibt es hierzu kaum verwertbare Daten.

Mitte des letzten Jahrzehnts ließ sich die internationale Situation noch wie folgt beschreiben (Abb. 6.2): Die USA und Japan hatten mit etwa 80% den höchsten Anteil von Sendungen, die Gewalt in der einen oder anderen Form zum Inhalt haben. In Neuseeland und Australien lag dieser Anteil bei etwa 65%, in Großbritannien bei 55%. Für Deutschland lagen damals zwei Studien vor, die beide einen Anteil von etwa 50% beschrieben (Gleich 1995; Groebel & Gleich 1993; Merten 1993).

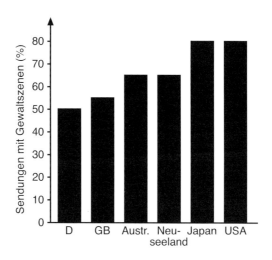

6.2 Anteil gewaltbeinhaltender Sendungen an allen Sendungen in einigen Ländern vor etwa 10 bis 15 Jahren (Daten aus Gleich 1995, S. 160)

Betrachten wir hierzu zunächst einige Fakten, wie sie für die USA ermittelt wurden. Ein Durchschnittsschüler hat dort nach Abschluss der Highschool (d. h. nach zwölf Schuljahren) etwa 13.000 Stunden in der Schule verbracht – und 25.000 Stunden vor dem Fernsehapparat.

Der amerikanische Medizinerverband *American Medical Association* hat geschätzt, dass ein Kind nach Abschluss der Grundschule (also mit etwa zehn bis elf Jahren) bereits mehr als 8.000 Morde und mehr als 100.000 Gewalttaten im Fernsehen gesehen hat. Es wurde weiterhin geschätzt, dass Kinder, die in Haushalten mit Kabelanschluss oder Videorecorder aufwachsen, bis zum 18. Lebensjahr 32.000 Morde und 40.000 versuchte Morde gesehen haben und dass diese Schätzungen für bestimmte Bevölkerungsgruppen in den Innenstädten noch weit höher liegen (Barry 1997, S. 301).

Neben allgemeinen Daten zum Fernsehkonsum gibt es detaillierte Untersuchungen zu den im Fernsehen gezeigten Inhalten. So wurden an einem typischen Wochentag (Donnerstag, der 2. April 1992) in Washington die Programme der zehn verbreitetsten Fernsehkanäle von sechs Uhr morgens bis Mitternacht aufgezeichnet und inhaltlich analysiert. Die insgesamt 180 Stunden Fernsehen enthielten 1.846 offene Gewaltakte, darunter 751 mit lebensbedrohlichem und 175 mit tödlichem Ausgang. Das ergibt etwa zehn Gewaltakte und einen Mord pro Stunde Fernsehen, verteilt über alle Programme.

Nicht nur die Gewaltszenen selbst, sondern auch deren Kontext muss als für die kindliche Entwicklung äußerst ungünstig eingestuft werden. Eine Auswertung von Gewaltszenen in insgesamt 2.500 Stunden Fernsehprogramm im Rahmen der US-amerikanischen *National Television Violence Study* (Wilson et al. 1997, S. 141) ergab, dass der Täter in 73 % der Fälle ungestraft davonkam. Mehr als die Hälfte (58 %) aller Gewaltakte wurden ohne jegliche negative Konsequenz im Sinne von Schädigung oder Schmerzen dargestellt. Nur in 4 % der Fälle wurden gewaltlose Alternativen der Problemlösung aufgezeigt (Wilson et al. 1997, S. 128). Wenn Kindergehirne die Regeln aus den gesehenen Gewaltszenen extrahieren, dann kann sich in ihrem Frontalhirn nur das Folgende in Form breiter Trampelpfade ergeben: Gewalt gibt es sehr viel in der Welt, sie löst Probleme und hierzu gibt es keine Alternative, sie tut nicht weh und der Gewalttäter kommt ungeschoren davon. Ich glaube nicht, dass es ein Zufall ist, dass diejenige Nation, die ihre Kinder seit längster Zeit medial mit der meisten Gewalt berieselt, sich außenpolitisch so verhält wie sie dies derzeit tut. Aber greifen wir den Tatsachen nicht vor. Betrachten wir vor allem zunächst einmal die Situation daheim.

Gewalt im deutschen Fernsehen

Ab den 80er Jahren wurde das Fernsehen gewalthaltiger: Die Einführung der kommerziellen Sender im Jahr 1984 (vgl. Kapitel 2) brachte einen stärkeren Konkurrenzdruck, und da gewalthaltige Sendungen zu höheren Einschaltquoten führen (vgl. Groebel & Gleich 1993), resultierte zwangsläufig eine Spirale zunehmender Gewalt im Fernsehen. Die kommerziellen Sender mussten auf die Einschaltquoten achten, weil sie sich dadurch finanzierten, die öffentlich-rechtlichen Sender jedoch konnten die Quoten ebenfalls nicht vernachlässigen, um erstens nicht in der Bedeutungslosigkeit zu verschwinden und um zweitens sich die lukrative Einnahmequelle der Werbung zu erhalten.

Es kam, wie es kommen musste: Die kommerziellen Sender loteten das Maß an gerade noch erträglicher Gewalt aus, sendeten es, und die öffentlich-rechtlichen Sender zogen notgedrungen nach, verloren aber dennoch deutlich an Werbeeinnahmen: So sind die Nettowerbeerträge der ARD seit 1988 um mehr als 63 % gesunken (Wagner 2002, S. 33).

Aufgrund ihrer Aktualität und methodischen Gründlichkeit sei zum Thema Gewalt im Fernsehen die Studie *Das Weltbild des Fernsehens* von Helmut Lukesch und Mitarbeitern (2004a,b) der Universität Regensburg näher betrachtet. Es wurde eine Stichprobe von 712 Fernsehsendungen (491,1 Stunden) der Fernsehsender ARD, ZDF, BR3, 3sat, ARTE und KIKA (öffentlich-rechtliche Anstalten) sowie RTL, Sat1, ProSieben, RTL2, VOX, Kabel 1, Super RTL, VIVA und DSF (kommerzielle Sender) auf Video festgehalten, digitalisiert und am Computer im Hinblick auf die Länge einzelner Gewaltszenen sekundengenau ausgewertet. Aufgenommen wurden (über ein Zufallsverfahren ausgewählte) Informations- und Nachrichtensendungen, (fiktionale und nicht-fiktionale) Unterhaltungssendungen, Musik- und Sportsendungen sowie Kinder- und Jugendsendungen in der Zeit zwischen 5.30 Uhr morgens und 2.00 Uhr nachts, zwischen dem 18.

März und 5. April des Jahres 2002. Um das Werbefernsehen bereinigt, standen für die Auswertung des Inhalts nach klar definierten Kategorien insgesamt 438,2 Stunden Programm zur Verfügung. (Auf Einzelheiten der Methodik kann hier ebenso wenig eingegangen werden wie auf die zahlreichen über die folgende Darstellung weit hinausgehenden interessanten Ergebnisse. Der interessierte Leser sei hierzu auf die beiden Original-Bände verwiesen; vgl. Lukesch et al. 2004a,b).

Vielleicht das wichtigste Ergebnis der Untersuchung ist, dass Gewalt in 78,7 % aller Sendungen vorkommt. Dieser Wert lag noch zu Beginn der 90er Jahre bei knapp 47,7 % (Groebel & Gleich 1993, S. 62), hat sich also in etwa einem Jahrzehnt von knapp 50 % auf knapp 80 % und damit auf amerikanische Verhältnisse (Abb. 6.1) gesteigert. Man braucht also auch hierzulande nach Gewalt im Fernsehen nicht mehr zu *suchen*, man sieht sie, sobald man nur – was auch immer – einschaltet und schaut. In jeder Stunde Fernsehprogramm werden im Durchschnitt 4,12 schwerste Gewalttaten (z. B. Morde) und 5,11 schwere Gewalttaten (z. B. jemanden in schädigender Absicht schlagen) gezeigt. Diesen gut neun Gewalttaten pro Stunde im Jahr 2002 stehen 4,9 Einzelaggressionen pro Stunde (gemessen in einer Untersuchung von 750 Stunden Fernsehprogramm von Groebel und Gleich, 1993) zu Anfang der 90er Jahre gegenüber.

Die hohe Rate an Gewaltszenen unabhängig von der Art des Programms erklärt unter anderem, warum sich in vielen Studien zu Fernsehen und Gewalt als nicht wichtig herausstellte, *was* gesehen wurde, sondern nur, *wie viel* (siehe unten).

Betrachtet man die Daten dennoch nach Programmkategorien getrennt, so zeigt sich, dass 93,6 % der fiktionalen Unterhaltungssendungen Gewalt enthalten, gefolgt von (an zweiter Stelle!) Kindersendungen mit 89,4 % und Informationssendungen mit 77,7 % (Lukesch et al. 2004a, S. 29). Gerade in den Nachrichtensendungen sind Gewaltdarstellungen häufig und vor allem zunehmend häufig (Abb. 6.3), wie ein von der Deutschen Forschungsgemeinschaft (DFG) gefördertes Projekt zeigen konnte (Unz et al. 2002). Gleichzeitig nahm die mittlere Zeitdauer einzelner Szenen – ganz im Stil von MTV – ab und lag 1996 bei 7 Sekunden, 1998 bei 5,5 Sekunden und im Jahr 2000 bei 4,9 Sekunden. Man fragt sich unweigerlich, ob diese

Gewaltvideoclips überhaupt noch sinnvolle Information tragen können oder ob sie nicht vielmehr zum „Würzen" von Inhalten verwendet werden, die von Redakteuren als langweilig eingestuft werden.

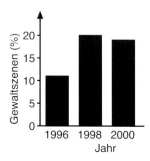

6.3 Gewalt in den Nachrichten. Prozentualer Anteil von Gewaltszenen an allen gezeigten Szenen in den Hauptnachrichtensendungen der Jahre 1996, 1998 und 2000 (nach Unz et al. 2002). Die Daten können in Zeiten und entsprechende (geringere) Prozentwerte umgerechnet werden.

Im Hinblick auf Kinder als Zuschauer ist weiterhin von Bedeutung, dass ein Zusammenhang zwischen der Anzahl der Zuschauer im Tagesverlauf und dem Gewaltanteil des Programms im Tagesverlauf gefunden wurde. Mit anderen Worten: Die Gruppe der 3- bis 13-Jährigen schaut genau dann mehr fern, wenn es dort gewalttätiger zugeht (vgl. Lukesch et al. 2004a, S. 36). Insgesamt zeigen die Daten zudem, dass „rund 90% des Gewaltkonsums der meisten Kinder auf private Programmanbieter" entfällt (Lukesch et al. 2004b, S. 41).

Im Hinblick auf die Zeitdauer der gezeigten Gewalt ergab sich, dass 5,1% des Programms in Gewaltszenen bestanden, 4,2% bei den öffentlich-rechtlichen Sendern und 5,8% bei den kommerziellen Sendern. Dieses Überwiegen von Gewalt bei den kommerziellen Sendern war zu allen Tageszeiten zu finden. Betrachtet man hier wiederum einzelne Programmkategorien, so führen jetzt sogar die Kindersendungen mit 9,9% zeitlichem Anteil von Gewaltszenen, gefolgt von fiktionalen Unterhaltungssendungen wie Spielfilme oder Fernsehserien (6,2%), Informationssendungen (4,7%) und nicht-fiktionalen Unterhaltungssendungen wie Quiz- oder Talkshows (2,3%). Über die Verteilung dieser relativen Häufigkeiten auf die öffentlich-rechtlichen und kommerziellen Sender informiert Abbildung 6.4.

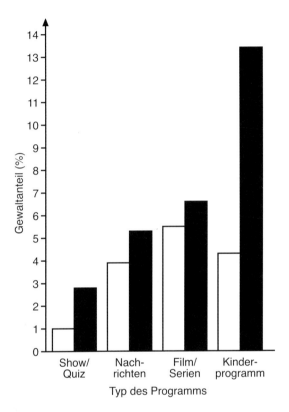

6.4 Anteil gewalthafter Szenen in Prozent der Gesamtzeit, aufgeschlüsselt nach Typ des Programms (Sendungsformat) und Programmanbieter (öffentlich-rechtlich: weiße Säulen; kommerziell: schwarze Säulen; nach Lukesch et al. 2004a, S. 31)

Eine weitere Beobachtung sei hier nicht unerwähnt: Während früher die Darbietung von Musik im Fernsehen praktisch definitionsgemäß ausschloss, dass in dieser Sendung auch Gewalt zu sehen war (man denke nur an Konzertaufzeichnungen, die *Hitparade*, den *Beat-Club* oder den *Musikantenstadl*), hat sich dies mit der Einführung des gänzlich neuen Genres der Musikvideos völlig geändert: In 87,5 % der

Videoclipsendungen, die fast ausschließlich von Kindern und Jugendlichen gesehen werden, findet sich das Thema Gewalt.

Im Hinblick auf die Folgen der Gewalt für den Täter ist das deutsche Fernsehen nicht sehr viel besser als das US-amerikanische (was nicht zuletzt daran liegt, dass gerade die kommerzielle Sender ihre Programme vor allem in den USA einkaufen): In nur 26,2% der Fälle haben die im deutschen Fernsehen gezeigten Gewalthandlungen negative Konsequenzen für den Gewalttäter. In 35,3% der Fälle gibt es gar keine Konsequenzen und in 12,9% der Fälle (d.h. bei etwa jedem siebten Gewaltakt) sind die Konsequenzen positiv (Lukesch et al. 2004b, S.178f; angemerkt sei, dass sich die Zahlen nicht zu 100% addieren, weil Fälle mit positiven und negativen Konsequenzen sowie Fälle ohne identifizierbare Konsequenzen eigens kategorisiert wurden). Der Befund des Lernforschers Bandura (1989), dass in mehr als einem Drittel der im Fernsehen gezeigten Gewaltakte der Täter als attraktives Rollenmodell für Kinder und Jugendliche dargestellt wird, begünstigt darüber hinaus die Aneignung gewaltbezogener Inhalte.

Vor dem Hintergrund der Ergebnisse der Gehirnforschung zur Neurobiologie von Lernprozessen (vgl. Kapitel 3 und 4) lassen diese Daten zu den Erfahrungen junger Menschen weltweit und auch in Deutschland kaum Gutes erwarten. Die vorliegenden Studien bestätigen diese Befürchtungen und untermauern sie mit sehr vielen Einzelheiten.

Empirische Untersuchungen

Über Gewalt in Film und Fernsehen ist schon so vieles geschrieben worden, dass es mittlerweile Arbeiten zur Geschichte dieses Literatur-Genres gibt (Hausmanninger 2002). Nach Lukesch und Mitarbeitern (2004) gibt es etwa 800 empirische Untersuchungen zum Thema *Auswirkungen von Mediengewalt,* in denen etwa 2.400 einzelne Effektvergleiche durchgeführt wurden. Für den Laien ist es daher schwer verständlich, dass dieses Thema nach Jahrzehnten der Forschung noch immer kontrovers diskutiert wird. Eigentlich sollte die Sache doch klar sein. Wie dieses und das folgende Kapitel zeigen, ist sie das auch: Fernsehen fördert die Gewaltbereitschaft und führt zu mehr Gewalt in der wirklichen Welt. Vor allem auf Kinder und Jugendliche hat das Medium nachweisbare, deutliche und im Grunde erschreckende Auswirkungen.

Bereits in Kapitel 2 wurden unterschiedliche Methoden angesprochen, durch die ganz prinzipiell Zusammenhänge in den Sozialwissenschaften nachgewiesen werden können: Laborexperimente, experimentelle Feldstudien und naturalistische Feldstudien im Längs- und Querschnitt besitzen jeweils ihre spezifischen Vor- und Nachteile. Es wäre jedoch naiv, daraus zu folgern, dass sich ihre Ergebnisse aus diesem Grund widersprechen würden und man daher keine klaren Aussagen machen könnte. Wir hatten bereits gesehen, dass genau das Gegenteil der Fall ist: Sofern Studienergebnisse, die mit unterschiedlichen Methoden gewonnen wurden, in die gleiche Richtung weisen, stützen sich ihre Ergebnisse gegenseitig. Wenn man also im Labor zeigen kann, dass zugeführte Nahrung dick macht, könnte man dieses Ergebnis durch die Situation im Labor (künstliche Umgebung, kein Auslauf etc.) hinwegerklären. Zeigt sich in Querschnittstudien, dass eine hochkalorische Diät mit Übergewicht korreliert, so könnte man vielleicht sagen, dass beides Ausdruck von Armut oder Frustration oder was auch immer sei. Betrachtet man hingegen beide Studien, von denen die eine einen kausalen Zusammenhang und die zweite ein lebenspraktisches Phänomen beschreibt, zusammen, so lässt sich nur noch schwer aufrecht erhalten, dass es keinen Zusammenhang zwischen Ernährungsweise und Körpergewicht gibt.

All dies mag trivial klingen, wird jedoch von denjenigen nicht berücksichtigt, die den nachgewiesenen Zusammenhang zwischen Fernsehkonsum und realer Gewalt leugnen. Daher werden im Folgenden einige mit unterschiedlicher Methodik (mit Ausnahme von Laborexperimenten) durchgeführte Studien etwas genauer beschrieben. Es soll dadurch klar werden, was man weiß und wie man es erforschte. Laborexperimente werden anschließend diskutiert, wenn es um die Mechanismen der Verursachung im Einzelnen geht.

Feldexperimente

Neben der oben bereits beschriebenen deutschen Studie ist bei den Experimenten außerhalb des Labors (wie man sagt: „im Feld") zunächst die kanadische Studie von Tannis MacBeth Williams (1986) zu nennen. Man spürte drei kleine Gemeinden in Kanada auf, von denen es in einer bis zum Jahr 1973 aufgrund der geographischen Lage in einem Tal kein Fernsehen gab. Um die Anonymität zu wahren, wurde diese Stadt in allen Publikationen mit dem Namen *Notel* (für „no television") bezeichnet. In der zweiten Gemeinde gab es bereits seit sieben Jahren Fernsehen, jedoch nur einen Kanal (man gab ihr daher den Namen *Unitel*), und in der dritten (mit *Multitel* bezeichneten) Gemeinde gab es bereits seit 15 Jahren Kabelfernsehen mit vielen Kanälen. Die Städte waren bis auf die Unterschiede im Hinblick auf das Fernsehen vergleichbar: Es gab Straßen, Busverbindungen, Schulen und sonst alles, was zum normalen Leben gehört; nur eben in *Notel* kein Fernsehen, was sich innerhalb weniger Monate durch die Aufstellung eines neuen Sendemasts ändern sollte. Noch bevor dies geschah, begann die Untersuchung.

Man wählte die beiden anderen Gemeinden als Kontrollgruppen, denn es musste ausgeschlossen werden, dass die in der untersuchten Gemeinde stattfindenden Veränderungen durch andere soziokulturelle Veränderungen verursacht wurden. Mit anderen Worten: Sofern man bestimmte Veränderungen nur in der Gemeinde *Notel*, in der das Fernsehen eingeführt wurde, nicht aber in den anderen Gemeinden beobachten konnte, war zu vermuten, dass diese Veränderungen auf das Fernsehen zurückzuführen waren.

Das Verhalten der in den drei Gemeinden lebenden Kinder wurde zweimalig – einmal zum Zeitpunkt vor der Einführung des Fernsehens in *Notel* und ein zweites Mal zwei Jahre danach – auf verschiedene Weise erfasst, sowohl durch Beobachtung in natürlichen Spielsituationen als auch durch Befragen der Lehrer und der Kinder und Jugendlichen. Es zeigte sich, dass innerhalb von zwei Jahren in der Gemeinde mit eingeführtem Fernsehen das beobachtete und mittels Fragebogen erfasste Aggressionsniveau zunahm: Die verbale Aggressivität verdoppelte sich, die körperliche Aggressivität war nahezu verdreifacht (ein hoch signifikantes Ergebnis). Dies traf sowohl auf die Jungen als auch auf die Mädchen in allen untersuchten Altersklassen zu. Man fand weiterhin einen Zusammenhang zwischen der Zeit, die die Kinder und Jugendlichen vor dem Fernseher zubrachten, und der Gewaltbereitschaft. Im Gegensatz dazu war das Gewaltniveau in den beiden Kontrollgemeinden gleich geblieben (Joy et al. 1986).

Das Problem vieler Feldstudien besteht darin, dass sie – sieht man einmal von dem gerade beschriebenen Glücksfall der drei kanadischen Gemeinden ab – praktisch nur in Internaten durchgeführt werden können, denn nur dort kann man gut kontrollieren, was die Kinder und Jugendlichen den ganzen Tag wirklich tun – einschließlich ihrer Fernsehgewohnheiten. Damit beziehen sich diese Studien nicht mehr unbedingt auf die Gesamtbevölkerung, sondern auf eine Teilgruppe, von der man unter Umständen annehmen kann, dass es sich um von vornherein aggressivere Kinder handelt. Dies wiederum schränkt die Verallgemeinerungsfähigkeit der Resultate ein, von denen die meisten den Zusammenhang zwischen Fernsehkonsum und Gewalt zeigen (vgl. Joy 1986). Feldstudien können zudem dadurch verfälscht sein, dass die Kinder oder Jugendlichen der Kontrollgruppe in aller Regel sowohl vor als auch nach der Studie normale Fernsehgewohnheiten hatten und nur während der Studie auf das Fernsehen verzichten mussten. Betrachten wir hierzu ein Beispiel.

Jungen aus Heimen, die für einen Zeitraum von sechs Wochen entweder Fernsehprogramme mit oder ohne Gewalt angeschaut hatten, wurden im Hinblick auf ihr Verhalten beobachtet. Es zeigte sich, dass diejenigen Jungen, die gewaltlose Programme anschauten, zu *mehr* Gewalt neigten als diejenigen, die Gewalt anschauten. Das Ergebnis widersprach damit den oben beschriebenen Befunden und könnte zunächst als Hinweis auf einen positiven Effekt des Gewaltfernsehens interpretiert werden (Feshbach & Singer 1971). Bei genauerem Hinsehen jedoch ergibt sich ein ganz anderes Bild: Die Jungen sahen Fernsehprogramme mit Gewalt lieber als gewaltfreies Fernsehen und waren über die verordnete sechswöchige Einschränkung ihrer Auswahl verärgert. Dieser Ärger äußerte sich dann in aggressiven Handlungen (Joy 1986).

Mit diesem Problem der „verordneten Fernsehdiät" sind alle experimentellen Feldstudien behaftet, was ihre Aussagekraft schmälert. Dennoch sei gesagt, dass eine Replikation der Untersuchung von Feshbach und Singer den entgegengesetzten Effekt zeigte, d. h. mehr Gewalthandlungen bei den Jungen, die Gewalt im Fernsehen gesehen hatten (Wells 1973; zit. nach Joy 1986).

Nicht hinwegzudiskutieren ist eine Studie von Robinson und Mitarbeitern (2001) von der Abteilung für Kinderheilkunde an der Stanford Universität in Kalifornien, die zudem erhebliche praktische Bedeutung hat: Durch diese kontrollierte experimentelle Feldstudie konnte nachgewiesen werden, dass durch Einschränkung des Fernseh- und Videokonsums das tatsächliche aggressive Verhalten bei Grundschulkindern reduziert werden konnte. Man muss es nur richtig anstellen! Die Autoren dieser Studie gingen ganz pragmatisch vor:

> „In der gegenwärtigen Multimedia-Multikanal-Fernbedienungsumgebung, in der starker Gebrauch der Medien die Norm ist, ist die Frage von großer klinischer, praktischer und politischer Wichtigkeit: Führt die Verminderung des Gebrauchs von Fernseher, Videobändern und Videospielen zu einer Verringerung aggressiven Verhaltens?" (Robinson et al. 2001, S. 18; Übersetzung durch den Autor).

Um diese Frage zu beantworten, wurde in der oben (Kapitel 2) bereits beschriebenen Studie zu einem Programm zur Verminderung des Bildschirm-Medienkonsums nicht nur das Körpergewicht gemessen, sondern auch das aggressive Verhalten der Schüler. Dies geschah zum einen durch mehrfache Fragebogenuntersuchungen der Kinder zu ihrer Aggressivität (*self report*), durch schriftliche Befragung der Schüler über die Mitschüler (die man auf neudeutsch auch hierzulande als *peer ratings* bezeichnet) und durch Befragung der Kinder zu ihrer Sicht der Welt als gemein und gefährlich. Darüber hinaus wurden bei 60 % der Kinder Beobachtungen auf den Schulhöfen und Spielplätzen vorgenommen, während diese z. B. in der Pause dort spielten, und es fand eine standardisierte Befragung der Eltern zu kriminellen und aggressiven Verhaltensweisen der Kinder statt. All dies geschah auf methodisch sehr anspruchsvolle Weise, mit Kontrolle der Übereinstimmung unterschiedlicher Interviewer, der Übereinstimmung der Eltern im Hinblick auf ihr Kind und mittels standardisierter und erprobter Messverfahren. Betrachten wir als Beispiel die Befragung der Klassenkameraden, die nach einem Modell erfolgte, das von den Arbeitsgruppen um Eron und Walder (vgl. Huesman et al. 1984) entwickelt worden war:

> „Die Kinder wurden gebeten, auf 15 Fragen, die sich auf das Verhalten ihrer Klassenkameraden bezogen, zu antworten. Die erste Frage war zum Aufwärmen (Wer sitzt neben Dir in der Klasse?). Die nächsten 14 Fragen schlossen 10 Fragen im Hinblick auf die Aggressivität ein (z.B. Wer sagt öfters ‚Gib mir dieses‘? Wer fängt wegen nichts einen Streit an? Wer schubst die anderen Kinder herum?); eingestreut zwischen diese 10 Fragen waren jeweils zwei Fragen zur Popularität (z.B. welche Kinder hättest Du gerne als deine besten Freunde?) und zwei Fragen zum sozialen Engagement der Kinder (z.B. wer hilft anderen Kindern?). Die Fragen wurden laut vorgelesen, und die Kinder sollten ihre Antworten für jede Frage extra auf einem Zettel festhalten, der von einer bestimmten Farbe war. Auf dem Zettel waren zwei Spalten von Namen, nämlich die Jungen und die Mädchen der Klasse; jede Spalte enthielt zudem noch die Eintragung ‚kein Junge‘ und ‚kein Mädchen‘. Die Kinder wurden angehalten, zu jeder Frage so viele Namen auf dem jeweils zugehörigen Zettel anzukreuzen wie sie wollten, jedoch nicht sich selbst. Die Auswertung der Zettel erfolgte dadurch, dass man die Häufigkeit bestimmte, mit der ein Kind bei einer bestimmten Frage von allen genannt wurde, geteilt durch die Anzahl der möglichen Nennungen (d.h. die Anzahl der Schüler der Klasse minus 1). In dieser Studie war zum ersten Beobachtungszeitpunkt (*baseline*) die interne Konsistenz für Aggressions-Fragen sehr hoch (Cronbachs Alpha = 0,97) und die Werte für Aggression waren negativ mit den Werten für Popularität ($r = -0,21$; $p < 0,002$) und soziales Engagement ($r = -0,39$; $p < 0,001$) korreliert" (Robinson et al. 2001, S. 18; frei übersetzt durch den Autor).

Verglichen mit der Kontrollgruppe wurde in der Interventionsgruppe durch die Reduktion des Bildschirm-Medienkonsums eine signifikante Verringerung der von den Klassenkameraden berichteten Aggressivität ($p = 0,03$) und der auf dem Schulhof beobachteten verbalen Aggressivität ($p = 0,01$) festgestellt. Die Effektstärken nach Cohen (1992) betrugen 0,29 (klein bis mittel) bzw. 0,53 (mittel). Die (nicht signifikanten) Effektstärken im Hinblick auf die anderen Variablen waren 0,18 (beobachtete körperliche Aggressivität), 0,17 (Wahrnehmung der Welt als gemein und gefährlich), 0,18 (Elternberichte über aggressives Verhalten) und 0,06 (Elternberichte über kriminelles Verhalten). Zur fehlenden Signifikanz ist anzumerken, dass die Datenbasis der Beobachtungen auf dem Schulhof geringer war und dass auch die Eltern wahrscheinlich weniger häufig und damit weniger genau beobachten konnten.

Die Berechnung derartiger Effektstärken ist übrigens in der Medizin seit längerer Zeit üblich und erlaubt genaue Angaben über die Wirksamkeit einer Intervention (die man in der Medizin zumeist „Therapie" nennt und die in Schulen als „Interventionsprogramm" bezeichnet wird). Im Prinzip war das Design der Studie von Robinson daher so angelegt, dass sich ihre Effekte mit denen von Therapien in der Medizin vergleichen lassen. Hier also einige Effektstärken zum Vergleich: Die Stärke des Effekts einer Behandlung mit Aspirin zur Vorbeugung eines Herzinfarkts beträgt nach einer großen Studie an 22.000 Ärzten 0,034 (Steering Committee of the Physicians Health Study Research Group 1988), die einer Behandlung von Osteoporose mit Kalzium liegt bei etwa 0,1 (zur weiteren Diskussion von Effektstärken siehe unten).

Im Hinblick auf die Interpretation ihrer Ergebnisse möchte ich die Autoren noch einmal selbst zu Wort kommen lassen:

> „Weil die Intervention sich nur auf die Benutzung von Bildschirm-Medien bezog, ohne einen Ersatz in Form anderer Verhaltensweisen oder Aktivitäten zu liefern, stellen diese Ergebnisse einen deutlichen Hinweis für die ursächliche Rolle dieser Medien für das aggressive Verhalten der Kinder dar. Natürlich ist aggressives Verhalten durch komplexe Wechselbeziehungen zwischen biologischen und sozioökologischen Einflüssen bestimmt. Mit unserer Intervention wurde nur *einer* dieser Einflüsse vermindert, nämlich das Modell aggressiven Verhaltens in Fernsehen, Videofilmen und Videospielen. [...] In Übereinstimmung mit dem Modell [des kognitiven und sozialen Lernens] zeigen unsere Ergebnisse, dass die Reduktion der vor dem Bildschirm verbrachten Zeit zu einer Verringerung der aggressiven Verhaltensweisen von Kindern führt" (Robinson et al. 2001, S. 21; frei übersetzt durch den Autor).

Man könnte nun noch kritisieren, dass die Autoren nur den Bildschirmkonsum insgesamt reduzierten und nicht den Konsum von Gewalt durch diese Medien. Insofern könnte man die behauptete Kausalität in Frage stellen. Umgekehrt spricht jedoch die Tatsache, dass die Zusammenhänge gefunden wurden, obwohl nicht der Medien*gewalt*konsum, sondern nur der Medienkonsum reduziert wurde, dafür, dass der eigentliche Effekt von Gewalt in den Medien in der Studie eher *unter-* als überschätzt wurde. Mit anderen Worten:

Der Zusammenhang von Gewalt auf dem Bildschirm und realer Gewalt ist mindestens so stark wie die in der Studie gefundenen Zusammenhänge. Vielleicht aber auch noch stärker.

Feldstudien

Feldstudien können sowohl als einmalige Querschnittserhebungen als auch als Längsschnittstudien mit wiederholten Messungen durchgeführt werden (vgl. Kapitel 2). Gegenüber Feldexperimenten fehlt hier die vom Versuchsleiter herbeigeführte experimentelle Variation einer Einflussgröße: Man beobachtet also „nur", was sich tut, ohne in die Situation einzugreifen. Dennoch sind diese Studien mitunter sehr aussagekräftig. Zu den eindrucksvollsten diesbezüglichen Daten zählen die von Eron und Huesmann (1986), die eine Längsschnittstudie an 875 Jungen über einen Zeitraum von insgesamt 22 Jahren (!) von 1960 bis 1981 durchführten. Diese Studie gehört damit zu den bedeutsamsten Untersuchungen zu den langfristigen Auswirkungen von Gewalt im Fernsehen.

Diejenigen Jungen, die bei der ersten Untersuchung im achten Lebensjahr überdurchschnittlich viele Gewaltszenen im Fernsehen sahen, wurden mit größerer Wahrscheinlichkeit von ihren Lehrern als gemein und aggressiv eingeschätzt. Die gleichen Jungen waren im Alter von 19 Jahren mit größerer Wahrscheinlichkeit mit dem Gesetz in Konflikt geraten und im Alter von 30 Jahren mit größerer Wahrscheinlichkeit wegen Gewaltkriminalität verurteilt oder gewalttätig gegenüber Ehefrauen und Kindern.

Die Studie zeigte, dass die Menge der Gewaltszenen, die die Kinder im achten Lebensjahr im Fernsehen gesehen hatten, die Gewalttätigkeit der Menschen im späteren Leben vorhersagen konnte. Die entsprechende Korrelation lag nach Herausrechnen des Effekts bereits vorbestehender Neigung zu Gewalt bei 0,09 (Jungen) bzw. 0,14 (Mädchen). Es wurden sogar Effekte auf die nachfolgende Generation festgestellt in dem Sinne, dass Jungen, die im achten Lebensjahr mehr Gewalt im Fernsehen gesehen hatten, mit einer größeren Wahrscheinlichkeit später ihre eigenen Kinder schlugen.

Gegenüber diesen Daten wurde und wird eingewendet, dass die Effekte sehr klein seien. Wie der Harvard-Statistiker Robert Rosenthal (1986) sehr eindrücklich gezeigt hat, können kleine Korrelationen jedoch gesellschaftlich sehr bedeutsam sein. Er analysierte die Daten der Studie von Eron und Huesmann (1986) und stellte die einfache Frage: Was bedeuten diese Zahlen konkret? Die Antwort: Würde man bei achtjährigen Kindern einschätzen wollen, wer in 22 Jahren mehr oder weniger zu Gewalt neigt (und würde man hierzu zwei gleich große Gruppen der in 22 Jahren mehr Gewalttätigen und der weniger Gewalttätigen bilden), so wäre die Vorhersage ohne jede Information 50:50. Allein mit Kenntnis des Fernsehkonsums mit acht Jahren (d.h. ohne Kenntnis der Gewalttätigkeit mit acht Jahren) ändert sich die Voraussage bei den Jungen auf 54,5 zu 45,5 und bei den Mädchen auf 57 zu 43. Wir können also neun von 100 Jungen und 14 von 100 Mädchen besser klassifizieren.

Damit erweist sich eine Korrelation von 0,09 (bzw. 0,14) keineswegs als unbedeutend. Nehmen wir zum Vergleich den Zusammenhang der mit acht Jahren von Gleichaltrigen eingeschätzten Gewaltbereitschaft und tatsächlicher Kriminalität im 30. Lebensjahr – wiederum aus den Daten von Eron und Huesmann (1986). Hier zeigt sich für Jungen und Mädchen eine Korrelation von 0,12, was einer besseren Klassifizierung gegenüber einer Zufallsentscheidung von zwölf von 100 Kindern in die Gewalt- oder Nicht-Gewalt-Gruppe entspricht. Mit anderen Worten: Kennt man den Fernsehkonsum von Achtjährigen, so kann man ihre Gewaltbereitschaft mit 30 Jahren ebenso gut beurteilen wie wenn man ihre Gewaltbereitschaft mit acht Jahren kennt. (Noch einmal sei hier darauf hingewiesen, dass beim Effekt des Fernsehkonsums die Gewaltbereitschaft mit acht Jahren zuvor herausgerechnet war, also diese beiden Effekte unabhängig voneinander sind.)

Gegenüber Längsschnittstudien haben Feldstudien im Querschnitt eine deutlich schwächere Aussagekraft, wie das folgende Beispiel nochmals verdeutlichen soll: Durch die Messung der Schuhgröße und des Einkommens kann man finden, dass hier ein Zusammenhang im Sinne einer Korrelation besteht. Es ist heute jedoch eine Binsenweisheit und wurde in diesem Buch bereits mehrfach angesprochen, dass solche Korrelationen nichts über Ursache und Wirkung aussagen. Im eben genannten Beispiel rührt nämlich der Zusammenhang von der Tatsache her, dass Männer nicht nur größere Füße als Frauen haben, sondern auch nach wie vor im Schnitt ein höheres Einkommen.

Erwähnt sei an dieser Stelle dennoch eine von vielen Querschnittstudien, die insofern von Bedeutung sind, als ihre Zahl und ihre weitgehend übereinstimmenden Ergebnisse in der Summe durchaus Gewicht haben. Dies ist insbesondere dann der Fall, wenn man mittels statistischer Verfahren die Effekte anderer Einflüsse, die vielleicht (neben dem Fernsehen) die interessierende Wirkung nach sich ziehen, herausrechnen kann. Im obigen Beispiel würde dies bedeuten, dass der Zusammenhang zwischen Schuhgröße und Einkommen nach dem Herausrechnen der Variable „Geschlecht" nicht mehr nachweisbar ist.

In einer retrospektiven kontrollierten Studie wurden 100 inhaftierte Männer, die wegen Mordes, Vergewaltigung oder Körperverletzung verurteilt worden waren, mit einer Kontrollgruppe von 65 Männern verglichen, die keine Gewaltverbrechen begangen hatten und im Hinblick auf Alter, Rassenzugehörigkeit und Lebensumstände parallelisiert waren. Es zeigte sich in dieser Untersuchung ein statistischer Trend dahingehend, dass die als Kind im Fernsehen angeschaute Gewalt zum Gewaltverbrecher prädisponiert (Kruttschnitt et al. 1986). Bedeutsam war hierbei, dass durch entsprechendes Herausrechnen nachgewiesen werden konnte, dass dieser Einfluss des Fernsehkonsums in der Kindheit auf die spätere Kriminalität selbst dann bestehen blieb, wenn man den möglichen Einfluss der drei Variablen (1) Schulleistung, (2) elterliche Gewalt und (3) eine vorbestehende Neigung zu kriminellen Handlungen berücksichtigte.

Metaanalysen

Liegen zu einer Frage viele Untersuchungen vor, so kann man diese Untersuchungen gleichsam aus der Vogelperspektive betrachten und nochmals zusammenfassen. Früher geschah dies in Form von Übersichtsreferaten bzw. Reviews, in denen die Ergebnisse von Studien zusammengetragen und diskutiert wurden. Vor allem in der Medizin entstand dabei immer wieder das Problem, wie man Studien bewerten soll, die mit einer unterschiedlichen Anzahl von Patienten über verschiedene Ergebnisse von Therapieverfahren berichteten. Wenn ein Medikament im Mittel an 1.000 Patienten einen kleinen Effekt (Studie A) und an zehn Patienten einen großen Effekt (Studie B) hat, wie sollen dann beide Studien zusammenfassend bewertet werden? Die Mathematik der Metaanalyse hat auf diese Fragen Antworten gefunden. Sie hat Kriterien geliefert, um methodisch sauber durchgeführte Studien zu finden, und Verfahren, um sie zu gewichten. Lukesch und Mitarbeiter (2004) geben eine Übersicht zu fünf Metaanalysen der Studien zu Fernsehkonsum und Gewalt, die insgesamt etwa 700 Studien und etwa eine halbe Million Probanden zusammenfassen.

Das Resultat von Metaanalysen sind Effektstärken (d.h. Maße des untersuchten Zusammenhangs), die sich auf verschiedene Weise ausdrücken lassen, beispielsweise als Korrelationskoeffizienten. Hierbei bedeutet eine Korrelation von Null keinen Zusammenhang und eine Korrelation von 1 einen perfekten Zusammenhang. Eine Korrelation von 0,2 wird gerne als gering bezeichnet, bedeutet im Hinblick auf die hier diskutierte Frage jedoch, dass sich die Wahrscheinlichkeit von Aggressivität von 50 zu 50 auf 60 zu 40 ändert, wie die oben im Einzelnen diskutierten Beispiele zeigten (Rosenthal 1986). Ein Vorteil von Metaanalysen mit ihrem großen Datenreichtum besteht in der Möglichkeit der Untergruppenbildung. Man kann je nach Datenlage und Erkenntnisinteresse also nachsehen, ob es Unterschiede in den Effekten zwischen Studien in einzelnen Ländern gibt, zwischen Studien bei jüngeren oder älteren Probanden oder zwischen Studien, die unterschiedliche Typen bzw. Arten von Programmen zum Gegenstand hatten. Nicht in jeder Metaanalyse wird dabei jedes Problem betrachtet bzw. jede Frage beantwortet. Aus der Zusammenschau ergibt sich jedoch ein sehr detailreiches Bild des Zusammenhangs von Fernsehkonsum und realer Gewalt.

Die Analyse von Andison (1977) fasste Studien aus der Zeit von 1956 bis 1976 an etwa 30.000 Versuchspersonen zusammen. Die Verteilung der Effektstärken der 67 Einzeluntersuchungen ist in Abbildung 6.5 wiedergegeben.

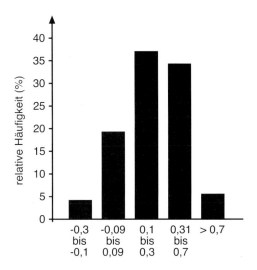

6.5 Gruppierung der Studienergebnisse nach Effektstärken in der Metaanalyse von Andison (1977). Eine negative Beziehung zwischen Fernsehkonsum und Gewalt mit der Stärke −0,3 bis −0,1 fanden 4,1% der analysierten Studien (ganz linke Säule). Keine Beziehung (r zwischen −0,09 und +0,09) wurde in 19,2% der Studien gefunden (zweite Säule von links). Mehr als drei Viertel der analysierten Studien (76,7%) fanden einen positiven Zusammenhang (Daten aus Andison 1977). Eine ganz ähnliche Verteilung beschreiben auch Paik & Comstock (1994, S.527).

Fasste man die Studien nach den Ländern zusammen, in denen sie erstellt wurden, so ergab sich, dass Studien, die in den USA durchgeführt worden waren, einen vergleichsweise stärkeren Zusammenhang zeigten. Dies wundert nicht, wenn man den Zeitraum betrachtet (die USA waren Vorreiter sowohl im Hinblick auf das Fernsehen als auch auf die Gewalt im Fernsehen; Abb. 6.2). Weiterhin war es beispielsweise möglich, den Einfluss des Fernsehens nach Altersgruppen getrennt zu analysieren. Hierbei zeigte sich der deutlichste Effekt bei den Sechs- bis Zwölfjährigen, aber auch bei Vorschulkindern fand Andison einen – im Vergleich zu allen Probanden – deutlicheren Effekt (Abb. 6.6).

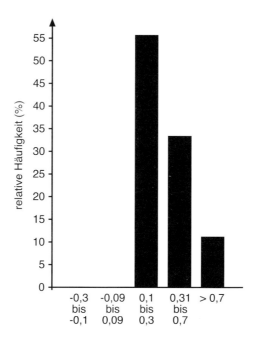

6.6 Gleiche Darstellung wie Abb. 6.5, jedoch wurden nur die Studienergebnisse zu Vorschulkindern berücksichtigt. Man sieht deutlich, dass es keine Studie gibt, die einen negativen oder keinen Zusammenhang ergab (Daten aus Andison 1977).

Die Metaanalyse von Hearold (1986) umfasste 230 Studien und etwa 100.000 Versuchspersonen. Sie ergab einen Zusammenhang von medialer Gewalt und aggressivem Verhalten (Effektstärke) von 0,30 über alle Studien hinweg. Interessant ist an dieser Untersuchung vor allem die Aufschlüsselung des Effekts nach unterschiedlichen Typen bzw. Arten von Programmen. Hierdurch wird die Annahme widerlegt, dass beispielsweise Westernfilme mit ihren Cowboys und Colts, Schurken und Schießereien einen besonders starken gewaltinduzierenden Effekt haben. Umgekehrt zeigte sich aber auch, dass die häufig belächelten Comic- und Kartoonsendungen durchaus reale Gewalt zur Folge haben können (Abb. 6.7).

Die Metaanalyse von Paik und Comstock (1994) bezog sich auf 217 Studien (die insgesamt 1.142 Einzelvergleiche enthielten) des Zeitraums von 1957 bis 1990. Überschneidungen mit den in die Ana-

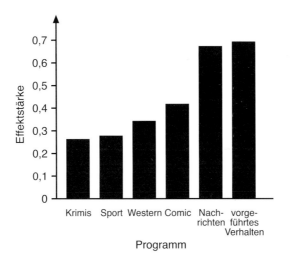

6.7 Auswirkung verschiedener Programmgattungen auf reale Gewalt. Der stärkste Zusammenhang wurde für Nachrichten und real vorgeführte Gewalt gefunden, was die Bedeutung sogenannter Reality-TV-Sendungen im Sinne einer besonders starken Auswirkung auf nachfolgendes aggressives Verhalten nahelegt. Comic- bzw. Kartoonsendungen rangieren vor Western- und Kriminalfilmen (nach Hearold 1986, S.102).

lyse von Hearold eingegangenen Studien ließen sich nicht vermeiden, lagen jedoch mit 101 Studien unter 50 %. Die Autoren konnten 82 neuere Studien einbeziehen sowie 34 weitere, die Hearold nicht gefunden hatte (da Paik und Comstock auch nicht publizierte Untersuchungen aufstöberten; vgl. Paik & Comstock 1994, S.522). Auch in dieser Metaanalyse zeigte sich ein sehr deutlicher, sehr gut abgesicherter Einfluss der Gewalt im Fernsehen auf reale Gewalt von 0,31, wobei der Zusammenhang wiederum bei Kindern besonders offensichtlich war (siehe unten, Abb. 6.14) und der Einfluss der Programmgattung sich ähnlich darstellte wie bei Hearold (Abb. 6.8).

Die neueste Metaanalyse stammt von Craig Anderson und Brad Bushman (2001) von der Iowa State University. Die Autoren untersuchten alle im Jahr 2000 publizierten 280 Berichte über den Zusammenhang von medialer und realer Aggression und Gewalt. Ihre sich auf insgesamt 51.597 Probanden beziehenden Resultate unterstreichen nochmals die Ergebnisse der früheren Studien und wurden

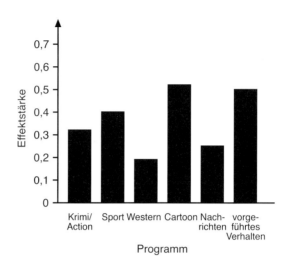

6.8 Auswirkung verschiedener Programmgattungen auf reale Gewalt. Der stärkste Zusammenhang wurde bei Comic- bzw. Kartoonsendungen gefunden. Die Unterschiede zu den Ergebnissen von Hearold sind nicht sehr groß und teilweise auf etwas andere Eingruppierungen bzw. Kategorisierungen der Programmtypen zurückzuführen (nach Paik & Comstock 1994, S. 530).

mehrfach in unterschiedlichem Zusammenhang dargestellt (Anderson & Bushman 2002a,b, 2003).

Um dem Argument zu begegnen, dass in Metaanalysen auch Laboruntersuchungen eingehen, die sehr künstliche Situationen und Messmethoden beinhalten können, führten Wood und Mitarbeiter (1991) eine eigene Metaanalyse durch, in die nur Studien einbezogen wurden, bei denen das Aggressions- bzw. Gewaltverhalten der Probanden in einer natürlichen sozialen Situation beobachtet wurde. Es zeigte sich jedoch auch in dieser Metaanalyse von 23 sehr sorgfältig ausgewählten, zwischen 1956 und 1988 publizierten Studien, dass mehr als zwei Drittel von ihnen einen signifikanten (und der Rest einen nicht signifikanten) positiven Zusammenhang zwischen medialer Gewalt und realer Aggression zum Ergebnis hatten.

Effekte: groß und klein versus wichtig und unwichtig

Zu den in Metaanalysen gefundenen Effektstärken wird nicht selten geäußert, dass sie doch vergleichsweise sehr klein seien. Dies ist jedoch eine Frage der Grundgesamtheit, auf die sich ein Effekt bezieht, und weiterhin eine Frage, worum es geht.

Greifen wir nochmals Beispiele aus der Medizin heraus. In der oben bereits erwähnten Studie zur vorbeugenden Wirksamkeit von Aspirin im Hinblick auf Herzinfarkte an 21.071 Ärzten (vgl. Rosenthal 1990), von denen 11.037 Aspirin und 11.034 ein wirkungsloses Placebo eingenommen hatten, kam es in der Aspirin-Gruppe zu 104 (0,94 %) und in der Placebo-Gruppe zu 189 (1,71 %) Herzinfarkten. Dieses Ergebnis kam den Versuchsleitern so dramatisch vor, dass sie die Studie aus ethischen Gründen abbrachen: Man wollte die Behandlung der Hälfte der Gruppe nicht mehr vorenthalten. Die gleichen Zahlen lassen sich jedoch auch anders betrachten: Immerhin hatten 98,29 % der Ärzte (10.845) in der Placebo-Gruppe ebenso wenig einen Herzinfarkt wie die 99,06 % der Ärzte (10.933) in der Aspirin-Gruppe. Und immerhin verstarben 104 Menschen trotz Aspirin. Für die allermeisten Teilnehmer der Studie machte es damit keinen Unterschied, zu welcher Gruppe sie gehörten. Die Korrelation zwischen der Einnahme von Aspirin und dem Nichteintreten eines Herzinfarktes berechnet sich aus diesen Zahlen mit 0,034. Eine kleine Korrelation kann also sehr viele Tote bedeuten, wenn sie sich auf einen Effekt bezieht, der viele Menschen betrifft (d. h. auf eine große Grundgesamtheit anzuwenden ist).

Dieses Beispiel aus der Medizin ist keineswegs ein Einzelfall (Abb. 6.9): Die Effektstärke (Korrelation), aufgrund derer man das Medikament Cyclosporin zur Vermeidung von Abstoßungsreaktionen nach Organtransplantationen einsetzt, betrug in der entsprechenden Studie 0,15 (Canadian Multicentre Transplant Study Group 1983). Das Medikament Azathioprin (AZT) wird bei AIDS-Patienten eingesetzt – aufgrund einer Effektstärke von 0,23 (Barnes 1986). In beiden Fällen wurde wie bereits bei der Aspirin-Studie verfahren: Die Studien wurden aufgrund der Daten abgebrochen, weil der Effekt so deutlich war.

182 Vorsicht Bildschirm

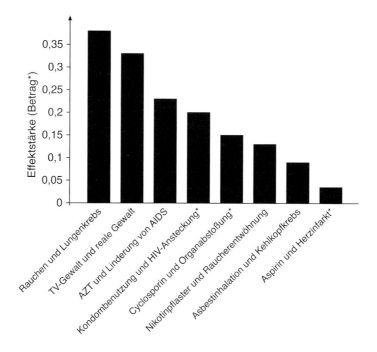

6.9 Effektstärken (* zur Vereinheitlichung der Grafik nur positive Werte, d.h. der Betrag, eingezeichnet) in verschiedenen Untersuchungen (in Anlehnung an Bushman & Anderson 2001, S. 481, unter Verwendung der in diesem Kapitel zusätzlich genannten Studien)

Man kann hieraus den folgenden Gedanken ableiten: Würde man es heute fertig bringen, eine experimentelle randomisierte kontrollierte Studie zu den Auswirkungen des Fernsehens an einer größeren Gruppe von – sagen wir – 20.000 Menschen durchzuführen, würde diese Studie mit an Sicherheit grenzender Wahrscheinlichkeit aus ethischen Gründen vorzeitig abgebrochen werden müssen. Es würde sich aufgrund der aus den Metaanalysen bekannten Effektstärken (multipliziert mit den Zahlen der Versuchsteilnehmer) sehr bald ein so deutlicher Unterschied in der Anzahl ungünstig betroffener Menschen in der Fernseh-Gruppe herausstellen, dass niemand mehr bereit wäre, die Verantwortung dafür zu tragen, das Experiment fortzuführen.

Nochmals anders gewendet lässt sich Folgendes sagen: Unser Gesundheitssystem bricht derzeit unter der finanziellen Last, die vor allem Zivilisationskrankheiten mit sich bringen, zusammen: Die häufigsten und damit auch für die Gemeinschaft teuersten Krankheiten wie Bluthochdruck, erhöhter Blutzucker oder erhöhte Blutfette werden mit Medikamenten behandelt, deren Effektstärken im ganz rechten Bereich der Abbildung 6.9 liegen. Niemand käme jedoch aus diesem Grund auf die Idee, die Milliarden einfach mit dem Argument zu streichen, der Aufwand stehe aufgrund der geringen Effektstärken in keinem Verhältnis zur gesamtgesellschaftlichen Wirkung.

Gewalt im Labor: von der Psychologie zur Neurobiologie

Der Psychologe Albert Bandura der kalifornischen Stanford-Universität und seine Mitarbeiter zeigten bereits zu Anfang der 60er Jahre Kindern im Kindergarten Filme von anderen Kindern, die entweder gewalttätig oder nicht gewalttätig mit einer Puppe spielten. Danach hatten die Kinder Gelegenheit, mit derselben Puppe zu spielen. Sie wurden dabei gefilmt, und diese Filme wurden dann von unabhängigen Personen betrachtet, die nicht über die Art der vorherigen Exposition (Gewalt gesehen oder nicht) der Kinder informiert waren. Diese Personen hatten das Vorkommen von Gewalt im Verhalten der Kinder zu verzeichnen, wobei sich ein deutlicher Effekt der vorherigen Exposition durch Gewaltszenen auf das nachfolgende Verhalten zeigte. *Wer Gewalt sieht, wird selbst gewalttätig* (vgl. Bandura et al. 1963; Bandura 1979). Gesehene Gewalt wird imitiert, was sich in mehreren Experimenten nicht nur beim Umgang mit Spielzeug, sondern auch im Spiel der Kinder miteinander und bei deren Umgang mit Erwachsenen zeigte.

Der Vorteil solcher Laborexperimente besteht darin, dass die Bedingungen genau kontrolliert werden können. Daher zeigten in den Metaanalysen die Laborexperimente die größten Effektstärken (Abb. 6.10). Zudem können die Probanden per Zufall (d.h. randomisiert) den Experimentalgruppen (eine Gruppe sieht beispielsweise Gewaltvideos, die andere gewaltfreie Videos) zugewiesen werden. Danach kann man genaue Beobachtungen in einem standardisierten

Setting – z.B. durch Film- oder Videoaufnahmen – durchführen. Gerade durch die randomisierte Gruppenzuweisung kann ausgeschlossen werden, dass sich die Kinder von vornherein im Hinblick auf ihre Gewaltbereitschaft unterscheiden oder dass andere Faktoren als die experimentelle Variation der gesehenen Gewalt zu den beobachteten Effekten geführt haben. Das laborexperimentelle Design erlaubt daher die Aufdeckung von Ursache-Wirkungs-Beziehungen zwischen Fernsehen und gewalttätigem Verhalten.

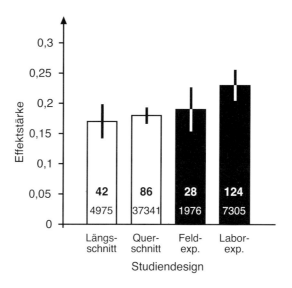

6.10 Effekt der Gewalt in den Medien in Abhängigkeit von der Art (dem so genannten Design) der wissenschaftlichen Arbeit. Die Effektstärken sind bei experimentellen Studien (schwarze Säulen) größer als bei Korrelationsstudien (weiße Säulen). Die Zahlen der oberen Reihe (fett gedruckt) geben die jeweilige Anzahl der analysierten Studien an, die Zahlen der unteren Reihe die Anzahl der insgesamt eingeschlossenen Versuchspersonen. Zu beachten ist, dass die Fehlerbalken in allen Fällen weit von der Nulllinie entfernt sind, d.h. die statistische Wahrscheinlichkeit, dass es sich bei den Effekten um Zufallsergebnisse handelt, ist jeweils extrem gering (nach der Metaanalyse von Anderson & Bushman 2002a,b sowie Anderson et al. 2003, S.93).

Diese Vorteile werden mit den Nachteilen der „Künstlichkeit" der Situation erkauft, was sowohl zur Unterschätzung als auch zur Überschätzung der tatsächlichen Effekte führen kann (vgl. Joy et al. 1986):

Zum einen wird zuhause in der Regel länger ferngesehen (nicht nur ein kurzes Video) als im Labor. Zudem wurden die Kinder nur direkt nach dem Fernsehen gefilmt, sodass längerfristige Auswirkungen mit der Labormethode nicht erfassbar waren. Beides führt zur Unterschätzung des Effekts von Gewalt im Fernsehen. Umgekehrt kann man argumentieren, dass der nicht eingreifende Charakter des Labors (die Kinder werden zusammen mit Spielzeug und anderen Kindern sich selbst überlassen und beobachtet), d.h. das Fehlen erzieherischer Sanktionen zum vermehrten Auftreten von Gewalt führen könnte, wodurch in Laborexperimenten die Gewaltbereitschaft der Kinder überschätzt würde.

Laborexperimente allein stellen somit ebenso wenig wie Feldexperimente oder naturalistische Studien für sich genommen der Weisheit letzten Schluss dar. Sie bilden jedoch einen wichtigen Mosaikstein im Gesamtzusammenhang der Argumentation gegen Gewalt im Fernsehen. Betrachten wir einige weitere dieser Untersuchungen (vgl. hierzu auch die Zusamenfassung bei Anderson et al. 2003 sowie Tabelle 6.1).

Finnische Kinder im Alter von fünf bis sechs Jahren sahen zunächst einen gewalthaltigen oder einen nicht gewalthaltigen Film. Danach wurden sie von zwei Beobachtern, die nicht wussten, welchen Film die Kinder zuvor gesehen hatten, beim Spielen miteinander beobachtet. Diejenigen Kinder, die zuvor den Gewaltfilm gesehen hatten, waren hoch signifikant ($p < 0{,}001$) körperlich aggressiver (sie schlugen andere Kinder etc.) als die Kinder, die zuvor den Film ohne Gewalt gesehen hatten (Bjorkqvist 1985).

Ähnlich ging Josephson (1987) in seinem Experiment an fast 400 Jungen im Alter von sieben bis neun Jahren vor. Nach dem Betrachten entsprechender Filme ließ er die Jungen Hockey spielen, wobei diejenigen Kinder, die zuvor den Gewaltfilm gesehen hatten, signifikant körperlich aggressiver spielten (mehr Foulspiel, mehr verbale aggressive Äußerungen) als die Kinder, die zuvor den Film ohne Gewalt gesehen hatten.

Weitere Experimente an straffälligen männlichen Jugendlichen (aggressive versus gewaltlose Filme, randomisierte Zuteilung, danach Verhaltensbeobachtung durch „blinde" Beobachter) zeigten prinzi-

Tabelle 6.1 Studien zu den Auswirkungen des Konsums gewalthaltiger Videos

Autor (Jahr)	Stichprobe	Effekt-stärke	Intervention	Effekt
Leyens et al. (1975)	straffällige Jungen, Belgien	0,14 bzw. 0,38	Gewalt- vs. gewalt-freie Videos an fünf aufeinander fol-genden Abenden	körperliche Gewalt beim Spielen
Bjorkqvist (1985)	finnische Kin-der	0,36	Gewalt- vs. gewalt-freie Videos, einmalig	
Parke et al. (1977)	straffällige Jungen, USA	k.A.		
Josephson (1987)	Jungen in den USA	0,25		körperliche Gewalt beim Hockeyspiel
Green and O'Neal (1969)	College-Stu-denten	0,75	Video eines Box-kampfes	Austeilen eines elektrischen Schocks an einen provozierenden Mitmenschen
Donnerstein and Berko-witz (1981)	männliche Studenten	0,71	Videos mit/ohne Gewalt und Sex (2x2-Design)	Austeilen eines elektrischen Schocks an eine provozierende Frau

piell die gleichen Ergebnisse (Leyens et al. 1975; Parke et al. 1977). Besonders bedeutsam sind wahrscheinlich zudem Studien, die zei-gen, dass das Niveau der vorbestehenden Erregung beim Sehen eines Gewaltfilms dessen Einfluss auf nachfolgendes reales gewalttätiges Verhalten verstärken kann (Green & O'Neal 1969; Berkowitz 1993). Hierbei kann auch sexuelle Erregung die Verstärkerrolle übernehmen (Donnerstein & Berkowitz 1981), sodass von Filmen, welche die sprichwörtlichen Themen *Sex and Crime* darstellen, eine besonders große Gefahr im Hinblick auf die Verursachung realer Gewalt auszu-gehen scheint.

Zur Erklärung der vielen experimentellen Ergebnisse zur Nach-ahmung gesehener Gewalt wurde seitens der empirischen sozialpsy-chologischen Forschung die sozial-kognitive Theorie des Modelller-nens vorgeschlagen (vgl. Bandura 1994; Lukesch et al. 2004, S. 255ff).

Ihr zufolge bestimmen Aufmerksamkeits-, Gedächtnis-, Emotions- und Motivationsprozesse den Grad des Lernens am Modell. Durch geschickte Variation der Experimentalbedingungen wurden diese Faktoren einzeln herausgearbeitet und charakterisiert. Betrachten wir ein von Lukesch et al. (2004, S. 260) angeführtes Beispiel:

> „In einer aktuellen Studie erwies sich so bei jüngeren Kindern (Vier- bis Siebenjährige) die Tatsache, dass eine Gewalttat nicht bestraft wird, als wesentlich für die Rechtfertigung einer Tat; bei älteren (Acht- bis Elfjährige) war es entscheidend, ob die gezeigte Aggressivität provoziert bzw. nicht provoziert war (Krcmar & Cooke, 2001). Diese Befunde entsprechen sehr gut den entwicklungspsychologischen Annahmen zur Moralentwicklung, wonach sich jüngere Kinder bei ihren moralischen Bewertungen vorwiegend an Strafe und Belohnung orientieren und diese Orientierung später durch eine Auge-um-Auge- und Zahn-um-Zahn-Moral abgelöst wird."

Die in früheren Kapiteln auf neurobiologischer Ebene beschriebenen Lernprozesse der Ausbildung von Gedächtnisspuren finden in der Sozialpsychologie ihre Entsprechung in so genannten *Scripts*, d.h. hochstufigen Repräsentationen von Bedeutungs- und Handlungszusammenhängen. Später traten Überlegungen zu *assoziativen Netzwerken* hinzu, die wiederum mit mathematischen und biologischen Modellen *neuronaler Netzwerke* in Verbindung gebracht werden können (Spitzer 1996). Damit ist heute ein Niveau der wechselseitigen Integration wissenschaftlicher Ergebnisse erreicht, das noch vor zehn Jahren nicht gegeben war und das die von manchen Autoren noch immer behauptete Beliebigkeit der Diskussion um mediale und reale Gewalt beendet. Kurz: Wirkliches Wissen um Prozesse und Mechanismen, gestützt durch sehr viele empirische Daten, hat bloße Meinungen inzwischen ersetzt.

Medienwirkungsforschung praktisch angewendet

Die Randbedingungen bzw. die genauen Inhalte der gezeigten Gewalt sind keineswegs unbedeutend für deren Auswirkung, was z.B. Lukesch und Mitarbeiter (2004a, S. 202f) mit Recht hervorheben. Es ist wieder wie mit dem Essen und dem Dickwerden: Essen macht dick, eindeutig und dosisabhängig; aber nicht jede Nahrung tut dies im gleichen Ausmaß. Entsprechend bewirkt Fernsehkonsum je nach Inhalt mehr oder weniger Gewalt. Im Einzelnen führt Fernsehgewalt besonders dann zu vermehrten realen Gewaltakten, wenn Folgendes der Fall ist (nach Lukesch et al. 2004, S. 203):

(1) Moralisch gerechtfertigte Gewalt
(2) Ein sympathischer Aggressor
(3) Darstellung des Opfers als feige und hinterlistig
(4) Gewalt im Kontext enger sozialer Beziehungen
(5) Belohnung von Gewalt
(6) Gewalt ohne Grund
(7) Sehr realistische Gewalt
(8) Große Ähnlichkeit zwischen TV-Täter und Zuschauer bzw. TV-Opfer und realem Opfer

Die Autoren kommentieren ihre Forschungsergebnisse wie folgt:

„Diese Merkmale sind auch deutliche Hinweise für alle Filmemacher oder alle mit dem Jugendschutz im Medienbereich beauftragten Personen; zu behaupten, die Medienwirkungsforschung würde für die Rechtsanwendung keine Ergebnisse erbringen, nimmt die Forschungslage nicht zur Kenntnis" (Lukesch et al. 2004, S. 203).

Was Bilder im Gehirn bewirken

Betrachten wir abschließend ein weiteres Beispiel zur Ablösung bloßer Meinungen durch empirische Forschungsergebnisse: Der italienische Schriftsteller und Sprachforscher Umberto Eco sagt: „Jeder Text eröffnet eine Vielzahl von Lesarten" (zit. nach Lukesch et al. 2004, S. 261). Wer daraus jedoch folgert, eine Sendung sei nur der Anlass zu Wahrnehmungen, die bei jedem Menschen völlig anders seien, weswegen man im Grunde gar nicht von den objektiven Effekten der Medien sprechen könne, weil diese auf jeden Menschen anders wirkten, hat unrecht.

Solche Argumente werden nicht selten unter Berufung auf den so genannten *radikalen Konstruktivismus* angeführt, einer Richtung des Theoretisierens, deren philosophische Schwächen hier nicht weiter erörtert werden sollen. Gewiss haben unsere Vorerfahrungen einen

Einfluss auf unsere Wahrnehmungserlebnisse (wie schon mehrfach dargestellt), sie bestimmen sie jedoch nicht völlig.

Hierzu gibt es Daten auf mehreren Ebenen, und das ist das wirklich Neue in der gegenwärtigen wissenschaftlichen Diskussion: Noch vor zehn Jahren konnte man nur sozialpsychologisch vorgehen, Versuchspersonen die Zeitung lesen lassen und finden, dass alle einigermaßen das Gleiche verstanden haben (Kepplinger et al. 1995).

Heute kann man Versuchspersonen in einen Scanner legen und mittels des bildgebenden Verfahrens der funktionellen Magnetresonanztomographie (fMRT) nachweisen, dass die Gehirne verschiedener Personen beim Betrachten eines Kinofilms sehr ähnlich reagieren. Hasson und Mitarbeiter (2004) legten Versuchspersonen in einen Magnetresonanztomographen und zeigten ihnen einen 30-minütigen Ausschnitt des Western-Films *Zwei glorreiche Halunken*. Die Versuchspersonen brauchten nichts weiter zu tun, als sich den Film anzuschauen und danach zu sagen, worum es geht. Die Autoren analysierten ihre Daten, indem sie die Gehirne der Versuchspersonen im Computer so verformten, dass sie auf ein Standard-Gehirn passten, sodass sie vergleichbar wurden. Dann wählten sie jeweils ein Gehirn aus und korrelierten dessen Aktivierung über die Zeit Punkt für Punkt mit den anderen Gehirnen. Man benutzte also den zeitlichen Verlauf der Aktivierung an jeder einzelnen Stelle des Gehirns einer Person zur Voraussage des Verlaufs der Aktivierung in den anderen Gehirnen an der gleichen Stelle. Die Frage, die sich mit Hilfe eines solchen Verfahrens beantworten lässt, ist etwa diejenige: Macht das gleiche visuelle Material mit allen Menschen das Gleiche oder ist die Wahrnehmung (des gleichen Films) hochgradig durch individuelle Wahrnehmungsgewohnheiten geprägt? Es zeigte sich, dass ein knappes Drittel der Gehirnrinde (29 %) eine hoch signifikante intersubjektive Korrelation aufwies. Insbesondere zeigte sich auch, dass die Korrelationen nicht nur in den – erwarteten – primären sensorischen Arealen zu finden waren, sondern weit über diese hinausgingen und sekundäre sensorische sowie multimodale Assoziationsareale einschließlich kognitiver und emotionaler Areale umfassten.

„Diese starke Korrelation zwischen den Versuchspersonen zeigt, dass trotz des völlig freien Sehens dynamischer komplexer Szenen einzelne Gehirne in synchronisierten raum-zeitlichen Mustern ‚zusammenticken', wenn sie der gleichen visuellen Umgebung ausgesetzt werden" (Hasson et al. 2004, S. 1635; Übersetzung durch den Autor).

Weitere Analysen zeigten, dass die gemeinsame Aktivierung auf zwei Ursachen zurückzuführen war: zum einen auf eine unspezifische Aktivierung bei entsprechenden Szenen und zum anderen auf eine für bestimmte Bereiche des Gehirns spezifische Aktivierungskomponente. Das Gesichter-verarbeitende Areal war beispielsweise bei allen Personen immer dann aktiv, wenn ein Gesicht zu sehen war (Abb. 6.11).

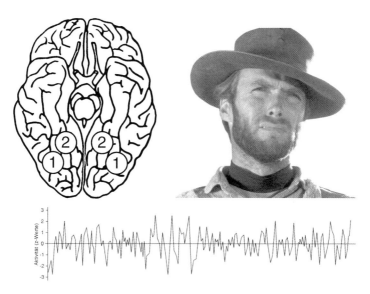

6.11 Links oben: Lokalisation des bei der Verarbeitung von Gesichtern aktiven kortikalen Areals im Bereich des posterioren fusiformen Gyrus, der auf der Zeichnung einer Ansicht des Gehirns von unten (ventral) mit einem Kreis und der Zahl 1 markiert ist. Rechts oben: Szenenfoto aus dem Film *Zwei glorreiche Halunken* mit einem Filmausschnitt, der das Gesichterareal aktiviert. Unten: Zeitlicher Verlauf der Aktivierung des Gesichterareals (Mittelwerte über fünf Versuchspersonen) über die gesamte gezeigte Filmsequenz hinweg. Es lassen sich hieraus sehr klar einzelne Spitzen ablesen, zu deren Zeitpunkt dann nachgesehen werden kann, was die Zuschauer jeweils sehen (Daten nach Hasson et al. 2004, S. 1637).

Es konnte in dieser Untersuchung also gezeigt werden, dass verschiedene Menschen auf die gleichen komplexen Stimulationsbedingungen nicht nur in einfachen (unimodalen sensorischen) Bereichen der Gehirnrinde ähnlich reagieren, sondern auch in komplexeren Rindenarealen, die an höheren geistigen Leistungen wie Denken, Bewerten oder Entscheiden beteiligt sind (vgl. hierzu auch Spitzer 2004). Menschen sind durchaus verschieden; aber nicht ganz so verschieden, als dass man nicht wüsste, was in ihren Köpfen beim Betrachten eines Westernfilms geschieht.

Kinder und Kinderprogramm

Kinder sind zum Lernen geboren, lernen schneller als Erwachsene und lernen vor allem die regelhaften Zusammenhänge anhand erlebter oder gesehener Beispiele. Gelernt wird eben nicht nur in der Schule, sondern immer (Spitzer 2002), auch und gerade von kleinen Kindern und auch vor dem Fernseher (Abb. 6.12). Dies gilt selbstverständlich auch für das Betrachten von Gewaltfilmen: *Wer Gewaltfilme sieht, der lernt Gewalt.*

Es ist wie beim Spracherwerb oder beim Betrachten von Gesichtern, Schmetterlingen, Briefmarken, Autos oder Pilzen: Wer jeweils Tausende gesehen hat, der wird zum Experten, nimmt differenzierter wahr, kennt sich aus und weiß, worauf es ankommt. Dies gilt auch für denjenigen, der im Fernsehen Gewalt sieht. Er wird nicht nur zum Gewaltfilmexperten; er wird auch Gewalt im realen Leben zunehmend und differenzierter wahrnehmen. Vor allem aber wird das Gelernte sein Verhalten beeinflussen und damit nicht nur sein eigenes Leben, sondern auch das der Mitmenschen bis hin zum sozialen Leben in der gesamten Gemeinschaft.

Was Hänschen nicht lernt, lernt Hans nimmermehr – sagt der Volksmund. Und Recht hat er. Kinder lernen schneller als Erwachsene, und dies gilt auch für das Lernen von Gewalt vor dem Fernsehapparat. Ganz verschiedene Untersuchungen haben gezeigt, dass die Lerngeschwindigkeit des einfachen, nicht an bereits vorhandene Strukturen anknüpfenden Lernens (der Neuroplastizität; vgl. die

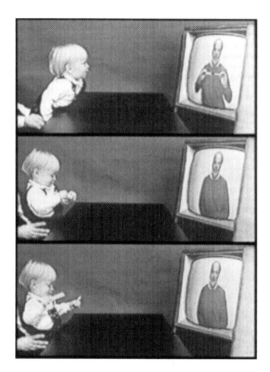

6.12 Ein Zweijähriger schaut begeistert zu, wie jemand ein Spielzeug auseinander zieht, und macht es nach (mit freundlicher Genehmigung der Autoren aus Gopnik et al. 1999).

Kapitel 3 und 4) mit zunehmendem Alter abnimmt (vgl. die beiden Kurven in Abbildung 6.13).

Es wundert daher nicht, dass nach den oben angeführten Metaanalysen vor allem kleine Kinder besonders stark beeinflussbar sind: Die Auswirkungen des Sehens von Gewalt auf reale Gewaltbereitschaft und Gewalttätigkeit (Effektstärke) erwiesen sich in dieser Gruppe als am größten (Abb. 6.14).

Bei der Diskussion von Gewalt im Kinderprogramm darf nicht übersehen werden, dass das meistgenutzte Kinderprogramm das *Erwachsenenprogramm* ist. Nach Weiß (2000, S.63f) sitzen in Deutschland um 22 Uhr noch etwa 800.000 Kinder im Kindergartenalter vor dem Fernseher, um 23 Uhr noch etwa 200.000 und selbst nach Mitternacht noch etwa 50.000 Kinder. Bedenkt man, dass sich

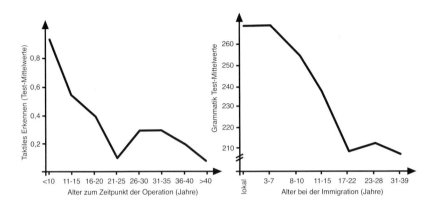

6.13 Zwei ganz unterschiedliche Beispiele für die Abnahme der Lerngeschwindigkeit mit zunehmendem Lebensalter (aus Spitzer 2002, Kapitel 6). Links: Durchschnittliche Besserung des Tastsinns bei 54 Patienten zwei Jahre nach der Verletzung und operativer Wiederherstellung wesentlicher Nerven des Unterarms (nach Lundborg & Rosén 2001, S. 809). Rechts: Abschneiden von Immigranten aus China und Korea in New York in einem Grammatiktest in Abhängigkeit vom Alter bei der Einwanderung (nach Baringa 2000, S. 2119). Im ersten Fall lernt der Bereich der Gehirnrinde, der für den Tastsinn zuständig ist, die eingehenden Signale neu zu verarbeiten; im zweiten Fall lernen sprachbezogene Areale.

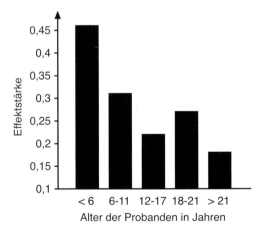

6.14 Effektstärken des Zusammenhangs von medialer und realer Gewalt, differenziert nach dem Alter der Probanden (Metaanalyse von Paik & Comstock, 1994)

im Programm nach Mitternacht keine Sendungen mehr befinden, die keine Gewalt enthalten (Lukesch et al. 2004a), wird deutlich: Kinder lernen Gewalt unter anderem durch das Betrachten von Programmen, die nicht für sie bestimmt sind. Fast jeder zweite Schüler hat seinen ersten Horror- oder Gewaltfilm vor dem zehnten Lebensjahr gesehen; jeder dritte Einstiegsfilm war indiziert und jeder sechste sogar beschlagnahmt (Weiß 1993; zit. nach Lukesch et al. 2004, S. 211).

Nicht selten wird behauptet, dass nur kleine Kinder durch Medien beeinflussbar seien, weil nur diese noch nicht zwischen Fiktion und Realität unterscheiden könnten. Wer dies glaubt, sei zunächst daran erinnert, dass alle Medien davon leben, dass sie uns faszinieren, wir in sie eintauchen können und sie uns fesseln. Wenn ein Autor, Film- und Fernsehmacher oder Computerspieleprogrammierer dies nicht schafft, ist er schlecht. Die Tatsache, dass sich nicht wenige Erwachsene an Schauspieler wenden und um Rat in Lebensfragen nachsuchen, ganz als ob dieser Schauspieler nicht nur die Rollen des Vaters, Arztes oder Ratgebers spielt, sondern in der Realität auch verkörpert, verdeutlicht zudem das Verwischen der Grenzen zwischen Fiktion und Realität sogar beim Erwachsenen.

Richtig ist, dass Kinder erst ab etwa dem achten Lebensjahr zwischen Realität und Phantasie unterscheiden können, etwa im gleichen Alter, in dem sie auch zwischen normalem Programm und Werbung unterscheiden. Zu bedenken ist daher, dass gerade bei Vorschul- und Grundschulkindern die Auswirkungen des Konsums medialer Gewalt besonders groß sind. Sie lernen ohnehin am schnellsten und können zudem nicht zwischen virtueller und realer Gewalt unterscheiden. Bedenkt man nun noch, dass kindliche Aggressivität der beste Prädiktor für Aggressivität im Erwachsenenalter ist, dann wird die Tragweite des Konsums von Bildschirm-Medien über mehrere Stunden täglich deutlich.

Schließlich sei nochmals Folgendes festgehalten: Wer behauptet, dass Gewalt im speziellen Kinderprogramm harmlos sei, da sie vor allem in Form von Trickfilmen und Comicsendungen auftrete, der wird durch die diesbezüglichen Untersuchungen eines Besseren belehrt: Sofern die Metaanalysen Effektstärken nach Programmtypen differenziert betrachteten, haben sie gezeigt, dass Kartoon- und

Comicfilme etwa so effektiv in der Vermittlung von Gewaltverhalten sind wie das direkte reale Vormachen.

Gewaltdarstellungen schaden Jungen *und* Mädchen

Im Hinblick auf die Beziehungen zwischen Gewalt im Fernsehen und realer Gewalt wurde nicht selten argumentiert, dass sich die empirisch gewonnenen Daten nur auf Jungen bezögen, nicht aber auf Mädchen. Dieser Befund wiederum wurde dann dazu verwendet, um zu behaupten, dass die These, Gewalt könne durch das Fernsehen hervorgerufen werden, falsch sein müsse. Auch Mädchen müssten dann gemäß der These durch Fernsehen gewalttätig werden. Deshalb führe Gewalt in Bildschirm-Medien nur bei demjenigen zu vermehrter realer Gewalt, der bereits eine Tendenz zur Gewaltbereitschaft aufweise. Wer umgekehrt (wie beispielsweise Mädchen) diese Tendenz also nicht schon in sich habe, den würde auch die Gewalt in den Medien nicht verderben (vgl. Eggers 1990).

In Bezug auf diese Argumente ist eine Untersuchung an 707 Familien mit einem Kind im Alter von einem Jahr bis zehn Jahren von Bedeutung (Johnson et al. 2002). Mütter und Kinder wurden im Hinblick auf Fernsehgewohnheiten und aggressive Verhaltensweisen untersucht. Die Familien wurden zufällig aus zwei Landkreisen im nördlichen Staat New York ausgewählt, also aus einer repräsentativen Gegend für die ländliche amerikanische Bevölkerung, mit einem hohen Anteil an Katholiken (54%) und Weißen (92%). Interviews mit diesen Familien wurden in den Jahren 1975, 1983, 1985/86 und 1991/93 durchgeführt. Im Jahr 2000 wurden mittels Fragebogen aggressive Akte erfasst und zusätzlich Daten aus Kriminalstatistiken des Staates New York herangezogen.

Das mittlere Alter der untersuchten Probanden war 5,8 Jahre im Jahr 1975 bzw. 30 Jahre im Jahr 2000. Die Kinder und ihre Mütter wurden getrennt durch vorher intensiv trainierte und supervidierte Interviewer befragt, die jeweils gegenüber den Antworten der zugehörigen Mutter bzw. des zugehörigen Kindes blind waren. Gemessen wurden zusätzlich der sozioökonomische Status, die verbale Intelligenz sowie die Vernachlässigung der Kinder anhand von Selbst- und Fremdbeurteilungen. Weiterhin wurden die Nachbarschaftsverhältnisse, die Aggressivität unter Gleichaltrigen und die Gewalt in der Schule untersucht.

Die Ergebnisse zeigten Folgendes: Vernachlässigung als Kind, Aufwachsen in einer unsicheren Nachbarschaft, geringes Einkommen der Familie, geringes Ausbildungsniveau sowie psychiatrische Erkrankungen der Eltern waren signifikant positiv mit dem Fernsehkonsum im Alter von 14 Jahren und mit aggressivem Verhalten im Alter von 16 bzw. 22 Jahren korreliert. Wurde der Einfluss der genannten Kovariablen durch statistische Verfahren eliminiert, blieb noch immer ein signifikanter Zusammenhang zwischen Fernsehkonsum und aggressivem Verhalten nachweisbar (Abb. 6.15). Der Fernsehkonsum im Alter von 14 Jahren war deutlich mit späteren aggressiven Akten gegenüber anderen Personen korreliert, nicht jedoch mit späteren Diebstahlsdelikten, Brandstiftung oder Vandalismus, also nicht mit Kriminalität überhaupt. Besonders wichtig ist der Befund, dass der Fernsehkonsum mit späterer Aggressivität auch bei denjenigen Jugendlichen korreliert war, die zuvor keine aggressiven Verhaltensweisen gezeigt hatten. Das Fernsehen macht also nicht nur diejenigen gewalttätig, die hierzu ohnehin neigen, sondern auch diejenigen, die eigentlich nicht dazu neigen. Auch zeigte sich, dass der Zusammenhang zwischen Fernsehkonsum und Gewalt nicht nur für die Jungen, sondern auch für die Mädchen zutraf.

Von Bedeutung ist die Tatsache, dass der Fernsehkonsum nicht nur bei Kindern, sondern auch bei Jugendlichen zu späteren Gewaltdelikten führt: Bei den Männern war der Fernsehkonsum im Alter von 22 Jahren mit späteren Tätlichkeitsdelikten mit Körperverletzung korreliert. In der entsprechenden Altersgruppe der Frauen war die Menge an Fernsehkonsum im Alter von 22 Jahren mit Gewalttaten und Verletzungsdelikten, mit Raubüberfällen, Gewaltdrohungen und Waffengebrauch sowie mit allgemein aggressiver Verhaltensweise gegenüber anderen Personen korreliert. Interessanterweise war die Verbindung zwischen Fernsehkonsum im Alter von 22 Jahren und der letztgenannten Variablen (*„any aggressive act against another person"*) bei den weiblichen Probanden *größer* als bei den männlichen.

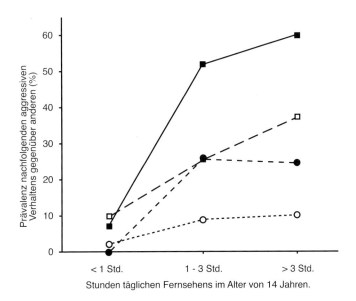

6.15 Fernsehen macht gewalttätig (aus Spitzer 2002). Der Effekt ist dosisabhängig, betrifft sowohl Jungen (Quadrate) als auch Mädchen (Kreise) sowie zuvor gewaltbereite Jugendliche (schwarze Symbole) und zuvor nicht gewaltbereite Jugendliche (weiße Symbole). Dargestellt ist der Zusammenhang zwischen der Dauer des täglichen Fernsehkonsums im Alter von 14 Jahren und späteren Gewalttaten gegenüber anderen Menschen gemessen im Alter von 16 bzw. 22 Jahren (Daten aus Johnson et al. 2002).

Die Autoren heben hervor, dass die Untersuchung einen klaren Zusammenhang zwischen Fernsehkonsum und Gewaltbereitschaft nachweist. Dieser Zusammenhang ist nicht erklärbar durch andere Variablen, wie beispielsweise niedriges Einkommen oder ungünstige Wohnverhältnisse. Die Autoren fanden weiterhin, dass gewaltbereite Jugendliche im Alter von 14 Jahren zwei Jahre später einen höheren Fernsehkonsum hatten, dass es also auch den umgekehrten Zusammenhang gibt: Gewalt macht Fernsehkonsum. Der Zusammenhang zwischen Fernsehkonsum und Aggression war unabhängig davon, ob bereits vorher aggressive Verhaltensweisen vorlagen oder nicht. Dies legt wiederum nahe, dass der *wesentliche kausale* Einfluss in die andere Richtung geht: Fernsehen macht gewalttätig.

Medienkommissionen und Schönrednerei

Mit dem Thema Gewalt im Fernsehen wird von verschiedener Seite ganz uneinheitlich umgegangen: Einerseits wird die Einschränkung von Gewaltdarstellungen in Video und Fernsehen von der Bundesregierung gefordert und von den öffentlich-rechtlichen Rundfunkanstalten versprochen. Andererseits begründen diese mit dem Verweis auf die viele Gewalt in den kommerziellen Sendern die Ausstrahlung von Gewalt auch im öffentlich-rechtlichen Fernsehprogramm, ganz nach dem Motto: Die anderen machen diesen Unfug, und wenn wir konkurrenzfähig bleiben sollen, müssen wir diesen Unfug auch machen (weil die Zuschauer ihn gerne sehen). Das bereits in der Einleitung (S. 11) angeführte Zitat der ARD/ZDF Medienkommission zeigt diese Meinung klar an, die heute wahrscheinlich – angesichts des gewachsenen Konkurrenzdrucks – in höherem Maße gilt als noch zu Beginn der 90er Jahre.

Die Sache wird auch dadurch nicht klarer, dass Medienkommissionen auf die „multifaktorielle" Verursachung von Gewalt hinweisen: Das Fernsehen mache doch gar nicht allein gewalttätig, vielmehr seien viele Faktoren unserer Gesellschaft für die Zunahme der Gewalt verantwortlich. Natürlich ist das so, das Argument ist aber ebenso falsch, wie wenn man sagt, dass McDonalds für Fettleibigkeit nicht zuständig sei, weil man sich ja ungesunde Speisen von vielen Anbietern holen könne (vgl. hierzu auch Kapitel 8).

Immer wieder hört man auch das Argument, dass sich die Forscher ja nicht einig seien und dass es sehr viele, zum Teil sich widersprechende Theorien über Gewalt im Fernsehen und deren Auswirkungen gebe. Hierzu muss man zunächst einmal festhalten, dass dieser Einwand nicht zutreffend ist: Nur dadurch, dass es unterschiedliche Theorien über einen Sachverhalt gibt, kann man den Sachverhalt selbst keinesfalls leugnen: So gab es beispielsweise in der Vergangenheit unterschiedliche Theorien dazu, was Feuer ist, oder warum eine Kerze brennt. Daraus folgt jedoch nicht, *dass* es Feuer nicht gibt oder *dass* Kerzen nicht brennen. Genau so wird aber nicht selten im Hinblick auf Gewalt im Fernsehen argumentiert: Weil es Lerntheorie, Rollentheorie, Triebtheorie, Konflikttheorie, Erregungstheorie etc.

gäbe und sich diese Theorien nicht einig seien, könne man den tatsächlichen Effekt der Gewalt im Fernsehen gar nicht beurteilen.

Auch im Hinblick auf dieses Argument verhält es sich mit der Gewalt in den Medien nicht anders als mit den Klimaveränderungen durch menschliche Einwirkung (vgl. auch Kapitel 1 und 8): Weil es in der Wissenschaft sowieso immer Kontroversen gibt (so behaupten die Luftverschmutzer), und weil es zuweilen auch unter Wissenschaftlern Menschen gibt, die ohne jegliche Begründung das Gegenteil einer allgemein akzeptierten Meinung behaupten, kann Nichtstun weiter begründet werden. Der amerikanische Präsident Bush beruft sich auf ein paar Wissenschaftler, die den Zusammenhang von Treibhausgasen und globaler Erwärmung anzweifeln. Dieser Zusammenhang ist jedoch mittlerweile bei der überwiegenden Mehrheit der Wissenschaftler nicht mehr umstritten, unklar sind allenfalls noch Einzelheiten und genaue Wirkungszusammenhänge. Mit dem Hinweis auf die Uneinigkeit der Wissenschaftler jedoch wurde und wird nach wie vor von der Bush-Administration die Untätigkeit im Hinblick auf eine Reduktion der Treibhausgase gerechtfertigt. Die Uneinigkeit von Wissenschaftlern ist also praktisch, wenn es darum geht, nichts zu verändern.

Nicht anders ist es bei der Diskussion von Gewalt im Fernsehen (vgl. Ludwig & Pruys 1998, S. 18). Hierzu folgen nun einige Beispiele. Im Jahr 1971 publiziert das ZDF folgendes Statement:

> „Die dominierende Position in dieser Auseinandersetzung schreibt der Gewaltdarstellung im Fernsehen eine eindeutig negative Wirkung, insbesondere auf Kinder zu. Diese Auffassung ist in ihrer Einseitigkeit und damit Undifferenziertheit sicherlich falsch, wenngleich die sozialwissenschaftliche Forschung zu diesem Thema bisher keine eindeutigen Aussagen machen konnte." (Kellner & Horn 1971, S. 3)

Etwa zehn Jahre später findet sich diese Formulierung:

> „Insgesamt gesehen ist die Fernsehgewalt für die Genese realer Gewalt ziemlich bedeutungslos." (Kunczik 1980, S. 813)

Oder:

> „Eine deutliche Reduktion von Mediengewalt führt mit Sicherheit nicht zu einer Reduktion der in einer Gesellschaft tatsächlich ausgeübten Gewalt" (Kunczek; zit. nach Eisenhauer & Hübner 1986, S. 88).

Wie ein Medienwissenschaftler angesichts der erdrückenden Datenlage dies behaupten kann, bleibt mir schleierhaft. Wenn jedoch selbst die unabhängige Gewaltkommission der Bundesregierung in ihrem Abschlussbericht knapp 20 Jahre später das Folgende feststellt:

> „Aufgrund der bisher vorliegenden Untersuchungen sind keine befriedigenden Aussagen über das Verhältnis von Medieninhalten und Gewaltanwendung möglich" (Schwind & Baumann 1990, S. 391),

dann ist klar, dass hier nicht unabhängig und schon gar nicht objektiv (und schon gar nicht von Experten) geurteilt wurde. So ging es weiter, und auch vor zehn Jahren hieß es noch:

> „Es gibt keine klaren Antworten, weil es die direkten, starken Wirkungen des Fernsehens nicht gibt und weil man die indirekten, langfristigen Wirkungen nur schwer messen kann." (Merten 1994, S. 3)

Im Grunde genommen war damals die Datenlage bereits erdrückend, worauf auch immer wieder hingewiesen wurde (vgl. Groebel 1993, S. 91). Es fällt jedoch auf, dass gerade deutsche Medienpädagogen (vgl. den Abschnitt in Kapitel 8) die internationale Literatur zur empirischen Forschung der Auswirkungen von Gewalt im Fernsehen vielfach nicht zur Kenntnis nehmen.

> „Die Argumente gegen Gewaltdarstellungen im Fernsehen sind nach wie vor nicht eindeutig und empirisch abgesichert."

Dies schreiben noch 1998 die Medienforscher Ludwig und Pruys (1998, S. 28), und nichts anderes findet man in einer Publikation der *Bundeszentrale für politische Bildung* aus dem Jahr 2003:

> „Auf erkenntnistheoretischer Ebene besteht unter den Wissenschaftlern weithin Einigkeit, dass es im Hinblick auf die mediale Welt keine direkten Wirkungen von dieser auf die reale Welt gibt, egal, ob die Inhalte gewaltorientiert sind oder nicht" (Fritz & Fehr 2003, S. 51).

Hier wird – finanziert mit öffentlichem Geld – schlicht gelogen.

Gesetze gegen Gewalt

Wie ist die Gesetzeslage? Bereits im Jahr 1973 wurden mit dem Paragraphen 131 des Strafgesetzbuches (StGB) Gewaltdarstellungen in den Medien verboten, die „in grausamer und unmenschlicher Weise eine Verherrlichung oder Verharmlosung solcher Gewalttätigkeiten ausdrücken". 1985 wurde der entsprechende Paragraph verschärft, weil der Gesetzestext für viele Filme gar nicht zutraf: In ihnen wurde die dargestellte Gewalt weder „verherrlicht" noch „verharmlost", sie wurde schlichtweg einfach nur gezeigt (vgl. Eisenhauer & Hübner 1986, S.185). In der Neufassung des Paragraphen 131 des StGB ging es daher nicht mehr um die grausame oder unmenschliche Schilderung von Gewalttaten, sondern um die Gewalttaten selbst.

Dies könnte man zwar als Fortschritt bewerten, die Diskussion wurde jedoch nicht klarer, da man einerseits von Kriterien der Bewertung sprach, andererseits jedoch keine solchen Kriterien festlegte. Natürlich sollte die Sache nicht auf persönliches Geschmacksempfinden hinauslaufen, also darauf, dass irgendjemand festlegt, was ihm als „noch erträglich" oder als „nicht mehr zumutbar" erscheint. Sofern man sich auf solche Bewertungen einlässt, hat man im Grunde genommen schon verloren, denn es zeigt sich immer wieder, dass es allgemeine Kriterien zur Bewertung von guter und schlechter Gewalt im Fernsehen nicht gibt, und dass niemand bereit ist, subjektive Kriterien zu akzeptieren. So meinte Peter Voss, damals Redakteur beim ZDF, 1986:

> „Ich wäre nicht bereit, meinen Geschmack und den meiner Familie zur Richtschnur zu machen dafür, was ich der großen Mehrheit anbiete." (Zit. nach Eisenhauer & Hübne 1986, S.1972)

Solange man damit die Frage nach der Gewalt im Fernsehen auf die des guten oder schlechten Geschmacks reduziert, ist die Diskussion eigentlich vom Tisch: Über Geschmack kann man nicht streiten (und alles bleibt beim Alten).

Es hat keineswegs an Versuchen gefehlt, der zunehmenden Gewalt in den Medien Einhalt zu gebieten: So gab es bereits 1994 einen „Antrag der Bundesfraktionen der CDU/CSU, FDP und SPD zum Schutz von Kindern und Jugendlichen vor Gewaltdarstellungen in den Medien". Hierin wurden die Fernsehveranstalter aufgefordert, Strategien zu entwickeln wie „dem Summeneffekt von Gewalt in der Vielzahl der Programme wirksam begegnet werden kann" (Antrag der Bundestagsfraktion Juni 1994, S.21). Es wurde also vor zehn Jahren bereits gesehen, dass es sich beim Problem der Gewalt in Medien um eines der *Dosis* handelt, und dass sich die Effekte „jenseits von Gesetzesverstößen" (Antrag S. 21) im Einzelnen abspielen. Es kommt nicht darauf an, dass das Gesetz gegen Gewalt in den Medien einmal etwas strenger oder etwas laxer ausgelegt wird. Es kommt vielmehr darauf an, dass die Anzahl der in den Medien gezeigten Gewalttaten deutlich reduziert wird. Dies aber ist bis heute nicht gelungen.

Im Hinblick auf das folgende Kapitel muss noch das am 1. April 2004 in Kraft getretene neue Jugendschutzgesetz erwähnt werden, das einen Schritt in die richtige Richtung darstellt, wenn auch nur einen sehr kleinen. Die Unterhaltungssoftware-Selbstkontrolle (USK) der Softwareindustrie funktionierte bislang praktisch nicht und hatte dazu geführt, dass jeder Knirps die härtesten Computerspiele käuflich erwerben konnte. Entsetzte Eltern – falls sie es denn mitbekamen – konnten bislang rechtlich nichts gegen den Verkäufer unternehmen. Dies wurde dadurch geändert, dass in der USK Prüfer von der Filmselbstkontrolle (FSK) mitarbeiten und dadurch die flächendeckende Bewertung der Produkte nach Altersstufen, also wie bei Filmen und Videos, erfolgt. Wer dann ein Spiel, das ab 16 erlaubt ist, an einen 13-Jährigen verkauft, macht sich in ähnlicher Weise strafbar wie derjenige, der Videos ab 16 oder Alkohol an 13-Jährige verkauft. Manche besonders üblen Produkte werden auf einen Index kommen, d. h., ihr Verkauf bzw. ihre Verbreitung wird völlig verboten.

Man kann sich jedoch ausmalen, wie ein 14-Jähriger auf die Angebote „ab 16" oder „ab 18" reagieren wird; samt seiner vielleicht eher nachgiebigen Eltern, die sich womöglich sagen werden, dass es „so schlimm" schon nicht sei, wenn der Sohn spaßeshalber ein bisschen mehr oder weniger gewalttätig virtuell ballert. Es wird also noch ein weiter Weg sein von einer nahezu völligen Gleichgültigkeit vieler Menschen (auch vieler Eltern!) gegenüber den Inhalten von Bildschirm-Medien hin zu einem verantwortungsvollen Umgang. Auch die vorgesehene neu aufzubauende Jugendmedienkommission wird wenig am derzeit noch überwiegend völlig sorglosen Umgang mit Gewalt in elektronischen Medien ändern. Solange nicht jeder Mutter und jedem Vater klar ist, worum es sich hierbei wirklich handelt – Erfahrungen zum Einüben von Aggression als der einzig möglichen Konfliktlösung –, wird die reale Gewalt zunehmen.

Medizin gegen Gewalt

Unter einer Epidemie versteht man eine Krankheit, die viele Menschen betrifft, sich nach bestimmten Gesetzen ausbreitet und mittels Faktoren wie Anfälligkeit oder Ansteckungsgrad beschrieben werden kann. Die Wissenschaft von Epidemien ist die Epidemiologie, ein Fach der Medizin wie Frauenheilkunde oder Anatomie. Epidemiologische Studien waren bereits vielfach in diesem Buch Thema, beispielsweise in Kapitel 2 bei der Diskussion von Übergewicht und Rauchen.

Auch Epidemiologen (also Mediziner) haben sich – neben den Psychologen – der Frage angenommen, welche Auswirkungen Gewalt im Fernsehen hat. Um den Einfluss des Rauchens auf die Gesundheit zu studieren, untersucht man in der Epidemiologie nicht starke Raucher und Gelegenheitsraucher, sondern vergleicht ganz einfach *Raucher mit Nichtrauchern*. Als man in den 60er Jahren im Hinblick auf die Untersuchung der Auswirkungen des Fernsehens ebenso vorgehen wollte, stellte sich jedoch heraus, dass es so etwas wie Nichtraucher im Hinblick auf das Fernsehen nicht gab: Praktisch jeder sah fern. Dies machte epidemiologische Studien zum Einfluss des Fernsehens auf den Menschen (durch den Vergleich von Fernsehern mit Nichtfernsehern) bereits wenige Jahre nach der Einführung praktisch unmöglich.

Der Epidemiologe Centerwall (1989a,b) untersuchte den Zusammenhang zwischen der Einführung des Fernsehens und der Häufigkeit von Tötungsdelikten in der weißen Bevölkerung der USA, der gesamten Bevölkerung von Kanada (97% Weiße) und der weißen Bevölkerung von Südafrika. Nachdem in den 50er Jahren in den USA und Kanada das Fernsehen eingeführt worden war, kam es dort zu einer Verdopplung von Tötungsdelikten innerhalb von zehn bis 15 Jahren. Während des gleichen Zeitraums nahm die Zahl der Tötungsdelikte in Südafrika um 7% ab. Nach der Einführung des Fernsehens in Südafrika im Jahre 1975 stiegen im Zeitraum bis 1987 die Tötungsdelikte um 130%. Der Autor kommentiert:

> „Sofern das Fernsehen nie entwickelt worden wäre, gäbe es heute in den Vereinigten Staaten jährlich 10.000 weniger Tötungsdelikte, 70.000 weniger Vergewaltigungen und 700.000 weniger Delikte mit Verletzungen

anderer Personen" (Centerwall 1992, S.3061; Übersetzung durch den Autor).

Man hat dem entgegengehalten, dass beispielsweise in Deutschland das Fernsehen zwar in den 60er Jahren eingeführt, ein derart dramatischer Anstieg der Gewalt jedoch nicht verzeichnet worden sei (Freedman 2002). Hierbei ist allerdings zu berücksichtigen, dass bei uns zunächst nur wenige Programme und diese auch nur zu bestimmten Zeiten zu sehen waren. Die Dosis des Fernsehens war damit in Deutschland zunächst gering. Sie nahm vor etwa 15 Jahren deutlich zu. Und wir haben in den letzten Jahren einen Anstieg der Aggressivität unter Jugendlichen. Nach kürzlich vom baden-württembergischen Kultusministerium veröffentlichten Angaben (Abb. 6.16) wurde in diesem Bundesland von 1997 bis 2003 eine Zunahme aggressiver Verhaltensweisen bei Schülern um über 40% festgestellt.

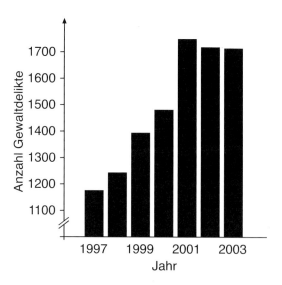

6.16 Entwicklung der registrierten Gewaltstraftaten (abzüglich der Sachbeschädigungen) an Schulen in Baden-Württemberg von 1997 bis 2003 (Daten berechnet aus: Kultusministerium Baden-Württemberg 2004, S.5). Die Zunahme der Gewalt im Jahr 2003 im Vergleich zum Jahr 1997 liegt bei 46%.

Zusammenfassung und Schlussfolgerungen

Dieses Kapitel hat die Wahrnehmung bestimmter komplexer Inhalte, nämlich von Gewaltdarstellungen, über ein weit verbreitetes Medium der Wahrnehmung – das Fernsehen – zum Thema. Beides, Inhalt und Medium, stehen beispielhaft für andere Inhalte und Medien. Andere, subtilere Lerninhalte wie beispielsweise Vorurteile (Stereotypien) im Hinblick auf die Rollen der Geschlechter werden ebenfalls visuell über das Fernsehen geliefert und verbreitet, sind aber schwieriger zu untersuchen und insgesamt viel seltener untersucht.

Es sollten die Auswirkungen von produzierter Massenwahrnehmung verdeutlicht werden, insbesondere sollte dargestellt werden, dass wir Verantwortung für produzierte Wahrnehmung, d.h. die Medien und insbesondere das Fernsehen, übernehmen müssen (worauf ich in der Vergangenheit immer wieder hingewiesen habe; vgl. Spitzer 1999, 2001, 2002, 2003). Ein eigenes Kapitel über die Effekte des Fernsehens auf die tatsächliche Gewalt in der Welt lässt sich zudem aus mehreren Gründen leicht rechtfertigen: Zum einen gehört der Problemkreis der Gewalt vielleicht zu den am besten untersuchten Themen mit Bezug zu Bildschirm-Medien. Zum zweiten sind gerade im Hinblick auf die Wahrnehmung von Gewalt auch neurobiologische Gesichtspunkte von besonderer Bedeutung und drittens wird kaum jemand die Relevanz der Thematik bestreiten.

Die Gewalt in den Medien schadet besonders jungen Kindern unter acht Jahren, da diese noch Schwierigkeiten haben, zwischen Realität und Phantasie zu unterscheiden. Sie hat nachweislich eine ganze Reihe von Auswirkungen bei Kindern: Sie verstärkt Aggressivität und antisoziales Verhalten, verstärkt aber auch Ängste, selbst Opfer von Gewalttaten zu werden. Zudem desensibilisiert Gewalt in den Medien die Jugendlichen gegenüber realer Gewalt und Gewaltopfern. Schließlich führt Gewalt in den Medien zu einem „verstärkten Appetit" auf mehr Gewalt im Unterhaltungsprogramm aber auch im realen Leben.

Skeptiker wenden gerne ein, dass es sich bei Gewalt in den Medien um die Kehrseite der Meinungsfreiheit handle, einer Medaille, die man wegen einigen Ausrutschern nicht leichtfertig veräußern dürfe.

Ein Beispiel für einen solchen Ausrutscher und die Argumente dafür ist das Video *Bumfights*, das bei Produktionskosten von 50.000 US-Dollar in den USA zu einem Untergrundbestseller mit 250.000 verkauften Exemplaren geworden ist. Es zeigt Gewaltszenen gegen Obdachlose sowie Gewalt unter Obdachlosen, die dafür bezahlt wurden (Wazir 2002). Die Hersteller verteidigen sich gegenüber Angriffen, das Video sei an Geschmacklosigkeit nicht mehr zu überbieten, damit, dass sie sich auf ihre Meinungsfreiheit berufen und darauf, dass es offensichtlich genug Menschen gibt, die durch diese Art Video unterhalten werden:

> „Wir sind alle Voyeure. Und die weltweite Nachfrage zeigt dies. Warum sollten wir sie dann nicht befriedigen? Es ist ein Unterhaltungsservice", werden die Macher des Videos zitiert (Wazir 2002, S.8; Übersetzung durch den Autor).

Ich überlasse es dem Leser, sich über die Sinnhaftigkeit derart verstandener Meinungsfreiheit eigene Gedanken zu machen.

An Appellen, die Situation zu ändern, fehlt es keineswegs (Grossmann & De Gaetano 1999, AAP Committee on Communications 2001). Aber ein Blick in die Zeitungen, Kinos und Videotheken lehrt, dass diese Appelle völlig fruchtlos verhallen. Warum dies so ist, wird ausführlicher in Kapitel 8 diskutiert.

Wir dürfen daher nicht müde werden, auf diese Zusammenhänge hinzuweisen und sie denjenigen immer wieder zu erklären, die anderes für richtig halten. Die Datenlage ist eindeutig, die freiwillige Selbstkontrolle der Medien funktioniert nicht. Wann werden Politiker hierauf reagieren?

7 Computer- und Videospiele

Vor etwa 30 Jahren begannen Videospiele zunächst ganz harmlos; man spielte friedlich *Ping-Pong, Tetris* oder *Pacman*. Dies änderte sich Anfang der 90er Jahre mit der Entwicklung immer leistungsfähigerer Rechner. So wurde im Jahr 1993 – rechtzeitig zum Fest der Liebe – ein sehr realistisches gewalttätiges Videospiel auf den Markt gebracht und mit großem Gewinn verkauft. Der Held schießt nicht einfach auf virtuelle Raumfahrzeuge – nein, sein Gegner hat menschliche Gestalt: Man köpft ihn, reißt ihm das Herz aus der Brust oder die Gliedmaßen vom Körper. Noch einmal: Dies war ein kommerzieller Erfolg – zu Weihnachten!

Zunehmend real, gewaltbeladen und geschmacklos

Im Rückblick war dies jedoch erst der bescheidene Anfang einer sehr raschen Entwicklung von Hardware und Software, bei der sich bislang drei Phasen unterscheiden lassen (Kent 2001). In der ersten Phase (1977–1985) wurde vor allem auf *Atari*-Rechnern gespielt und Gewalt gab es, wenn überhaupt, nur in sehr abgeschwächter Form. Dies war kein Zufall, wie ein Kommentar des Gründers der Firma *Atari*, Nolan Bushnell, dokumentiert:

> „Wir hatten die interne Regel, dass wir Gewalt gegenüber Menschen nicht zulassen würden. Es war o.k., einen Panzer oder eine fliegende Untertasse in die Luft zu sprengen, aber es war untersagt, Leute in die Luft zu sprengen. Wir waren der Meinung, dass dies keine gute Form sei, und wir hielten uns an diese Regel während der gesamten Zeit meiner Führung" (Bushnell, zit. in Kent 2001, S.92; Übersetzung durch den Autor).

Die Dinge änderten sich in der zweiten Phase der Entwicklung von Videospielen (1985–1995), die mit dem Hersteller *Nintendo* verknüpft ist. Nicht nur wurde die Grafik realistischer; vor allem wurde auch das Tabu der Gewalt gebrochen, und es kamen zunehmend gewaltbeladene Spiele auf den Markt: Mit dem Spiel *Wolfenstein 3D* wurde 1992 das erste „Ego-Shooter"-Spiel mit großem kommerziellem Erfolg eingeführt. Bei diesen Spielen kämpft der Spieler hinter der Waffe in der Ich-Perspektive gegen die Feinde, sieht also alles aus der Perspektive des Schießenden, schaut nicht nur zu, sondern befindet sich selbst im Spiel, was den Realitätsgrad des Spiels enorm verstärkt. Hinzu kam, dass die erschossenen Gegner nicht einfach verschwinden, sondern zu Boden gehen und bluten. Nur ein Jahr später folgte (zu Weihnachten) das eingangs bereits erwähnte Spiel *Doom*, in dem diese Prinzipien noch weiter entwickelt wurden: Es gab noch mehr Blut zu sehen und erstmals konnten Spieler gegeneinander spielen, sich also virtuell gegenseitig abschlachten.

Die dritte Phase (1995 bis in die Gegenwart) wird durch die Firma *Sony* und das Produkt *Playstation* dominiert. Durch erneut wesentlich verbesserte Grafik ähnelten die Spielszenen von nun an immer mehr realistischen Filmen. Da die Bilder in den Spielen aus dreidimensionalen geometrischen Gebilden – Polygonen – zusammengesetzt sind, wird die Leistung der Grafik-Hardware in Spielekonsolen mit Polygonen pro Sekunde (pg/s) angegeben: Leistete die *Sony Playstation* von 1995 noch 350.000 pg/s, so wartete die Konkurrenz *Sega* mit ihrer Konsole namens *Dreamcast* im Jahr 1999 bereits mit über drei Millionen pg/s auf, was wiederum von der *Sony Playstation II* mit 66 Millionen pg/s übertroffen wurde. Die 2001 auf den Markt gekommene *X-Box* von *Microsoft* bringt es auf 125 Millionen pg/s und die nächste *Sony Playstation* soll eine Milliarde pg/s schaffen (Gentile & Anderson 2003).

Damit wurden diese Spiele immer realistischer. So konnte auch Gewalt in ihnen immer realistischer werden: Im Jahr 2000 erschien das Spiel *Soldier of Fortune*, bei dem der Körper des dargestellten menschlichen Gegners in 26 „Todeszonen" eingeteilt ist, sodass eine Verletzung je nach ihrem Ort ganz realistische Folgen, die dann auch ganz wirklichkeitsgetreu gezeigt werden, haben kann.

Die Hersteller werfen immer neue, immer realistischere und leider auch immer gewalttätigere und geschmacklosere Spiele auf den Markt, auf dem mittlerweile Milliarden verdient werden (Abb. 7.1). Im Jahr 1999 wurde durch Videospiele mehr Geld umgesetzt als mit Theaterkarten; weltweit betrug der Wert des Marktes zu dieser Zeit etwa 20 Milliarden US-Dollar, und es wurden 100 Millionen *Gameboys* (*Nintendo*) und 75 Millionen *Playstations* (*Sony*) verkauft. Die wöchentlich mit diesen Spielen verbrachte Zeit liegt bei Kindern und Jugendlichen in den USA (im Alter von zwei bis 17 Jahren) bei durchschnittlich sieben Stunden (Gentile et al. 2004).

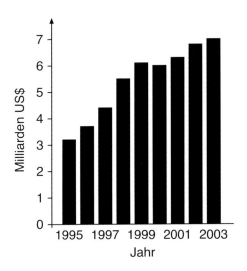

7.1 Verkauf von Computerspielen in den USA, Umsatz von 1995 bis 2003 in Milliarden US-Dollar (*Entertainment Software Association*; zit. nach Muir 2004)

„Die Feder sträubt sich, den Inhalt solcher Computerspiele oder anderer Spiele wiederzugeben, die gegenwärtig Kinder und Jugendliche in den Umgang mit roher Gewalt, Hass und widerwärtiger Sexualität einführen" (Kroeber-Riel & Weinberg 2003, S. 663).

„Das gnadenlose Abknallen nackter Frauen, die wehrlos gefesselt an der Decke hängen, finde ich, gelinde gesagt, daneben", zitiert Fromm (2003, S. 13) eine weibliche Beurteilerin des Spiels *Duke Nukem 3D* der Bundesprüfstelle für jugendgefährdende Schriften.

Wer glaubt, es handle sich bei diesen Spielen eher um die Ausnahme, der irrt: Wie eine vergleichende Analyse von 33 *Nintendo*- und *Sega*-Videospielen zeigte, haben etwa 80% Gewalt und Aggression zum Inhalt, 20% beinhalten sogar explizit Gewalt gegenüber Frauen (Dietz 1998). Bei Computerspielen liegen die Dinge ähnlich.

In mittlerweile sehr vielen Spielen (*Doom, Mortal Combat, Duke Nukem 3D, Soldier of Fortune, Wolfenstein 3D, Dark Forces, Quake III, Areana, Resident Evil, Half Life, Gunman*, um nur einige Beispiele zu nennen) ist die Tötung des realistisch dargestellten Gegners das erklärte Ziel. Wer diese Spiele für eine harmlose Freizeitbeschäftigung hält, der schaue genauer hin:

> „Gefangennahme oder Verwunden [des Gegners] ist dabei nicht vorgesehen, da sich angeschossene Gegner, wie in *Soldier of Fortune*, schnell wieder erholen und so wiederum zu tödlichen Widersachern für den Protagonisten werden. Es bleibt also meist nur der präzise und schnelle Todesschuss oder Todesstoß, der mit einem ganzen Arsenal von Waffen gesetzt werden kann. Die Palette reicht von einer Faust samt Schlagring über Pistolen, Schrotflinten und Raketenwerfern bis hin zu Säuregeschossen, Kettensägen und Elektrowaffen – kurzum alles, was den Gegner effektiv eliminieren kann. Dass beim Einsatz der Waffen das Gegenüber meist unter Schmerzensschreien zerstückelt wird, versteht sich von selbst. Nicht selten dokumentieren rote Fleischklumpen die vollendete Tat" (Fromm 2003, S. 9f).

Viele Computerspiele werden von der Bundesprüfstelle für jugendgefährdende Schriften indiziert (d.h. für Jugendliche unter 18 Jahren verboten) oder beschlagnahmt (d.h. gesetzlich generell verboten). Dies geschieht auf Antrag einer Behörde und muss im Einzelfall begründet werden. In der Indizierungsbegründung des Spiels *Doom* heißt es entsprechend:

> „Die sofortige Betätigung der eigenen Waffe ist unumgänglich, da sonst umgekehrt der Erschießungstod bzw. ein Zerfleischen droht. Die Tötungsszenarien werden sehr realistisch dargestellt und überaus blutig inszeniert: Das jeweilige Opfer verwandelt sich in blutig auseinanderstrebende Fleischfetzen" (zit. nach Fromm 2003, S. 10).

Leider steht es um die Wirksamkeit solcher Verbote noch schlechter als um die Versuche, den Fernsehkonsum von Gewalt durch Kinder mittels später Sendezeiten zu unterbinden (vgl. Kapitel 6). In den USA liegt der Anteil der 13- bis 16-Jährigen, die

Spiele für Erwachsene ganz einfach käuflich erwerben können, bei 78 % (US Federal Trade Commission; zit. nach Muir 2004). Hierzulande liegen die Dinge nicht besser: Nach einem im Handbuch für Konsumentenverhalten zitierten Medienbericht (Krocber-Riel & Weinberg 2003, S.662; vgl. hierzu auch Glogauer 1999) zum Konsum von indizierten oder beschlagnahmten Computerspielen bei zehn- bis 16-jährigen Hauptschülern und -schülerinnen sind 82,6 % damit in Kontakt gekommen, spielen 60,5 % damit und haben 33,5 % diese Spiele zuhause! *Von den Zehn- bis Zwölfjährigen spielten 53 % mit indizierten und/oder beschlagnahmten Computerspielen, und bei den 13- bis 14-Jährigen waren es 67 %.*

Die von Video- und Computerspielen ausgehende Gefahr wurde zunächst kaum bedacht, geschweige denn untersucht. Dies lag nicht zuletzt daran, dass die wenigsten Erwachsenen sich mit diesen Spielen beschäftigen (man hat besseres zu tun als virtuelle Monster abzuschießen) und daher die Inhalte nicht kennen.

Virtuell spielen, real morden

Dies änderte sich wesentlich mit den Berichten über Massaker, die Jugendliche an Mitschülern verübten. Am 20. April 1999 (dem 110. Geburtstag Adolf Hitlers) betraten die Schüler Dylan Klebold (17 Jahre) und Eric Harris (18 Jahre) in Littleton (Colorado, USA) mit zwei Maschinenpistolen, zwei Schrotflinten und einem halbautomatischen Gewehr schwer bewaffnet die Schule und erschossen neun Mitschüler, drei Mitschülerinnen und einen Lehrer. Darüber hinaus verletzten sie 23 weitere Jugendliche zum Teil schwer, richteten die Gewehre dann auf sich und begingen Selbstmord. Zuvor deponierten sie noch mehr als 30 Granaten, Rohrbomben und andere Sprengkörper auf dem Schulgelände, das danach tagelang von Spezialteams durchsucht werden musste, um die Sprengsätze durch Waffenexperten unschädlich zu machen.

Spätestens seit dieser furchtbaren Bluttat wurde klar, dass Videospiele verheerende Folgen haben können. Der einleitende Abschnitt aus einer Arbeit von Anderson und Dill zur Gefahr, die von Video- und

Computerspielen ausgeht, macht dies vielleicht deutlicher als jede Statistik:

> „Am 20. April 1999 starteten Eric Harris und Dylan Klebold einen Terroranschlag auf die Columbus-Schule in Littleton, Colorado, ermordeten 13 und verletzten 23 Mitschüler, bevor sie die Gewehre auf sich selbst richteten. Obgleich es unmöglich ist, genau zu wissen, was diese Teenager dazu brachte, ihre Lehrer und Klassenkameraden anzugreifen, waren wahrscheinlich mehrere Faktoren beteiligt. Ein möglicher solcher Faktor sind gewalttätige Videospiele. Harris und Klebold spielten gerne das blutige ‚leg-sie-um'-Videospiel Doom, ein Spiel, das vom Militär der USA zur Ausbildung von Soldaten im tatsächlichen Töten des Gegners lizenziert und eingesetzt wird. In den Archiven des Simon-Wiesenthal-Zentrums, einer Institution, die das Aufspüren von Hass und Gewalt im Internet zum Ziel hat, wurde eine Kopie der Web-Seite von Harris gefunden, die eine von ihm personalisiert gestaltete Version des Spiels Doom enthielt. In dieser Version gab es zwei Soldaten, ausgestattet mit extra Waffen und unbegrenzter Munition, und die Gegner im Spiel waren wehrlos. Als Projektarbeit im Rahmen des Unterrichts hatten Harris und Klebold ein Video produziert, das der von ihnen personalisierten Version des Spiels Doom entsprach. In diesem Video tragen Harris und Klebold Trenchcoats, sind bewaffnet und ermorden sportliche Klassenkameraden. Weniger als ein Jahr später agierten sie ihre Video-Performance in der Realität aus. Ein mit dem Wiesenthal-Zentrum assoziierter Untersucher sagte aus, dass Harris und Klebold ‚ihr Spiel spielten – im Gott-Modus'" (Anderson & Dill 2000, S. 772; Übersetzung durch den Autor).

Nur wenige Monate später wurde auch in Deutschland aus der virtuellen Gewalt grausame Realität: Am 1. November 1999 erschoss der 16-jährige Martin Peyerl in Bad Reichenhall vier Menschen und dann sich selbst. Zu den Hobbys des als Einzelgänger bekannten Lehrlings zählten Gewalt-Videospiele wie *Resident Evil*, bei dem es um das Abschlachten von Zombies geht.

Im gleichen Monat – November 1999 – stürmte der 15-jährige Meißener Gymnasiast Andreas S. in sein Klassenzimmer und ermordete seine Lehrerin Sigrun Leuteritz mit 22 Messerstichen. Der Täter hat eine Leidenschaft für Computer und vor allem für verbotene Spiele wie *Duke Nukem 3D*, das mit „detailverliebten Tötungsanimationen wie das Wegspritzen von Blut- und Hautpartikeln, Wegsprengen ganzer Körperteile etc. alleine das Ziel, Fun-Erlebnisse zu vermitteln" verfolgt, wie es in der Begründung für die Indizierung (also das Verbot dieses Spiels durch die Bundesprüfstelle für jugendgefährdende Schriften) heißt (zit. nach Fromm 2003, S.13). Dass diese Eigenschaften des Spiels gerade bei Kindern und Jugendlichen die Attraktivität erhöhen, zeigt ein inhaltlich entsprechendes, im Hinblick auf die Bewertung jedoch entgegengesetztes Zitat aus einem Spiele-Magazin (PC-Player 7/96): „Herumkullernde Augäpfel, wegspritzende Extremitäten und an der Wand herunterlaufende Blutspritzer *sprechen für sich*" (zit. nach Fromm 2003, S.31).

Ebenfalls in Deutschland fand am 27. April 2002 die wahrscheinlich bekannteste und zugleich schrecklichste Tat (weltweit seit 1996 und deutschlandweit seit dem Zweiten Weltkrieg) statt. Der 19-jährige Schüler Robert Steinhauser aus Erfurt stürmte mit einer Pistole und einer Schrotflinte bewaffnet gegen 11 Uhr vormittags das Gutenberg-Gymnasium und erschoss 17 Menschen, davon 13 Lehrer. Als die Polizei später den Klassenraum stürmen wollte, in dem er sich verschanzt hatte, erschoss sich der Schüler. Er war wenige Wochen zuvor wegen schlechten Betragens der Schule verwiesen worden. Und er hatte sehr viel Zeit mit dem Spielen von Gewalt-Videospielen verbracht.

Gewalt wird aktiv trainiert

Man könnte zunächst meinen, dass die Gewalt in Computer- und Videospielen im Vergleich zum Fernsehen geringere Auswirkungen auf die Gewaltbereitschaft der Nutzer hat. Diese Auffassung war früher mit der viel schlechteren Grafik und zu Zeiten des *Atari* mit dem Argument, es gäbe kaum Gewalt in den Spielen, tatsächlich begründbar. Heute liegen die Dinge jedoch anders, und es lassen sich eine ganze Reihe von Gründen anführen, aus denen abgeleitet werden kann, dass die Auswirkungen von Computer- und Videospielen stärker sind als die des Fernsehens (vgl. Gentile & Anderson 2003).

Zunächst einmal ist festzustellen, dass Gewalt in diesen Spielen nicht nur passiv konsumiert, sondern *aktiv trainiert* wird. Aktives Training jedoch führt zu einem besseren Lernerfolg als nur passives Zusehen, wie die Lernforschung seit langem weiß. Es gehört daher auch zu den Argumenten, die für den Einsatz von Computern in Schulen sprechen, dass mit ihnen nicht nur passiv gelernt, sondern aktiv geübt wird. Dies ist korrekt, trifft aber leider auch für negative Lerninhalte zu. Die meisten Video- und Computerspiele dienen also dazu, dass Gewalt, Verrohung und Geschmacklosigkeit aktiv trainiert werden.

Zweitens führt die Identifikation mit einem Aggressor zu dessen Imitation. Dieser Mechanismus ist vor allem für die Auswirkungen der Ego-Shooter-Spiele von Bedeutung, denn es ist gerade das Besondere dieser Spiele, dass sie den Spieler zur Identifikation mit der aggressiven Spielfigur zwingen. Man schlüpft ja gewissermaßen in dessen Rolle, in dessen Körper, sieht die Welt mit dessen Augen. Hat man sich aber erst einmal mit der aggressiven Spielfigur identifiziert – bei manchen Spielen kann der Spieler sogar diese mit seinem Passbild ausstatten –, so werden die Handlungen der Spielfigur noch rascher und nachhaltiger gelernt.

Drittens sieht man im Fernsehen oft nur Handlungsausschnitte, während man in einem Videospiel eine ganze Handlung ausführt, von Anfang an bis zum Ende. Hierzu bemerken Gentile und Anderson das Folgende:

> „Sofern man lernen wollte, jemanden umzubringen, würde man rasch realisieren, dass diese Handlung sich aus einer ganzen Reihe von Schritten zusammensetzt. Man muss zumindest erst einmal entscheiden, wen man umbringen will, man muss eine Waffe besorgen, Munition einkaufen, die Waffe laden, das Opfer verfolgen, die Waffe anlegen, zielen und dann den Abzug betätigen. Im Fernsehen oder im Kino werden nur selten all diese Schritte gezeigt. Aggressive Videospiele hingegen verlangen vom Spieler, dass er diese Schritte immer wieder übt. Einige Videospiele sind so erfolgreich im Hinblick auf das Einüben von aggressiven Handlungsabfolgen, dass die US-Armee sie zum Training ihrer Soldaten lizensiert hat. [...] Darüber hinaus hat die US-Armee mittlerweile ihr eigenes aggressives Videospiel zur Rekrutierung von Soldaten produziert" (Gentile & Anderson 2003, S. 135f; Übersetzung durch den Autor).

Zudem ist die Gewalt in Computer- und Videospielen kontinuierlich und wird nicht einmal – wie im Fernsehen – durch Werbespots unterbrochen. Zeit zum Nachdenken über sein Tun oder gar für Gefühle der Empathie oder Schuld kann es daher nicht geben.

Das tausendfache wiederholende Üben von immer den gleichen Gewalthandlungen begünstigt Lernprozesse bekanntermaßen; und das tausendfache Betrachten visuell eindrücklich dargestellter

Gewaltszenen führt darüber hinaus zu einer Abstumpfung gegenüber Gewalt. Beides betrifft nicht nur die Gewalt in der virtuellen, sondern auch in der realen Welt.

Nicht umsonst hat die Armee der USA, wie im obigen Zitat bereits angedeutet, tatsächlich ihr eigenes Ego-Shooter-Spiel produziert und im August 2002 kostenlos über verschiedene Kanäle, vor allem über das Internet, verteilt. Mit diesem Spiel des Namens *America's Army* sollen junge Männer zwischen 17 und 24 Jahren direkt angeworben werden. Gieselmann (2003, S.56f) beschreibt es wie folgt:

> „Das Spiel besteht aus einem Rollenspiel, in dem der Spieler die Karrierestufen der Armee durchlaufen kann. Der zweite Teil ist ein First-Person-Shooter, der sich eng an *Counterstrike* anlehnt und hauptsächlich online mit Mannschaften gespielt wird. Vorher muss der Spieler nur einige Trainings- und Exerzierübungen bestehen, um sich für die Online-Gefechte zu qualifizieren. Gute Ergebnisse verhelfen dem Spieler zu einem raschen Aufstieg in der militärischen Rangordnung. Das Besondere: Die eigene Mannschaft des Spielers wird immer als US-Anti-Terroreinheit und die jeweils gegnerische Mannschaft immer als Terroristen dargestellt. [...] Außerdem ist kein Pixelblut zu sehen, weswegen die US-amerikanischen Jugendschützer das Spiel für Teenager ab 13 Jahren freigaben. [...] Das Militär speichert die E-Mail-Adressen und Fortschritte der Spieler und bekommt so direkten Kontakt zu potenziellen Rekruten. [...] Die Armee wirbt explizit damit, dass alles im Spiel so genau wie möglich der realen Armee nachempfunden sei."

Spiele, die hierzulande durch eine staatliche Prüfstelle verboten werden, werden in den USA staatlich produziert und verbreitet. Gieselmann (2003, S.57) kommentiert dies klar und unmissverständlich wie folgt:

> „Während die Rekrutierung von Kindern völkerrechtlich geächtet ist, scheint die virtuelle Ausbildung und militärische Indoktrination von Minderjährigen in den USA völlig in Ordnung zu sein."

Gewalt wird belohnt

Im Gegensatz zu Film und Fernsehen liefert die Videokonsole oder der Computer eine Belohnung für verübte Gewalt. Man erntet Punkte, sammelt neue eigene Leben, kommt eine Ebene weiter, erhält neue Waffen oder Munition etc.

Die neurobiologischen Grundlagen dieses belohnenden Effekts waren der Gegenstand intensiver Forschungsbemühungen der vergangenen Jahre. Man wusste schon lange, dass der Botenstoff Dopamin hierbei eine wesentliche Rolle spielt, konnte jedoch dessen genaue Funktion bei Belohnungseffekten erst vor wenigen Jahren klären. Dieser Stoff wird ausgeschüttet, wenn ein Ereignis eintritt, das besser ist als erwartet (Fiorillo et al. 2003; Schultz et al. 2000; Waelti et al. 2001). Er sorgt dann für eine Steigerung der Funktion des Frontalhirns sowie (über die Ausschüttung von körpereigenen opiumähnlichen Stoffen, den endogenen Opioiden) für positive Emotionen. Damit markiert die Ausschüttung von Dopamin Ereignisse, die für den Organismus positiv sind, und sorgt zugleich dafür, dass diese Ereignisse *gelernt* werden. Dachte man früher, beim Dopamin-System handle es sich um das Lust-System oder das Sucht-System, das durch Kokain-Injektion, Schokolade oder schöne Musik aktiviert wird (Breiter et al. 1997; Small et al. 2001; Blood & Zatorre 2001), so wurde gerade in jüngster Zeit immer deutlicher, dass es sich um das Bedeutungs-Generierungs-System (Spitzer 2003) bzw. das Lern-System handelt (Spitzer 2002, 2003).

Vor diesem Hintergrund wird die Bedeutung einer Studie deutlich, die bereits im Jahre 1998 mittels Positronenemissionstomographie (PET) durchgeführt wurde und die eine um mindestens 100% gesteigerte Dopaminfreisetzung beim Spielen eines Gewalt-Videospiels zum Ergebnis hatte (Koepp et al. 1998). Vor dieser Studie hatte man solche Dopaminfreisetzungen in dieser Größenordnung nur mittels Psychostimulationen wie Amphetamin beim Menschen hervorrufen können. Es zeigte sich sogar ein deutlicher Zusammenhang zwischen der Leistung im Spiel und der Freisetzung von Dopamin, der im ventralen Striatum des Gehirns am deutlichsten ausgeprägt war (Abb. 7.2). Die Autoren kommentieren ihren Befund wie folgt:

> „Diese Ergebnisse zeigen, nach unserer Kenntnis zum ersten Mal, Verhaltensbedingungen auf, unter denen Dopamin beim Menschen freigesetzt wird…" (Koepp et al. 1998, S. 266; Übersetzung durch den Autor).

Mit anderen Worten: Das Spielen eines Gewaltvideos war die erste Aktivität, bei der man die Aktivierung des menschlichen Dopaminsystems ohne Verwendung eines Suchtstoffs (d.h. auf rein psychologischem Weg) nachweisen konnte. Und je besser es gespielt wurde, desto aktiver war das Dopaminsystem.

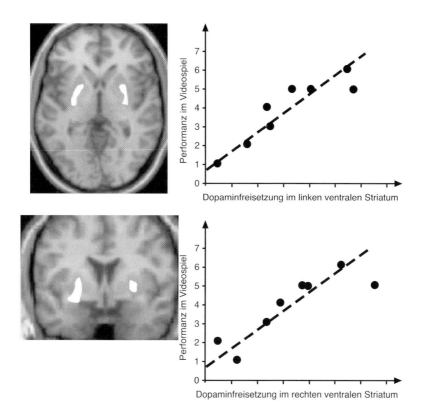

7.2 Ort der Dopaminfreisetzung beim Gewalt-Videospiel im Striatum (links in zwei Schnittbildern jeweils weiß zu sehen) und Korrelation der endogenen Dopaminfreisetzung im linken (r=0,86; oben) und rechten (r=0,83; unten) ventralen Striatum mit der Leistung im Spiel (nach Koepp et al. 1998, S. 267)

Fassen wir zusammen: Computer- und Videospiele (1) trainieren aktiv (2) durch viele Wiederholungen (3) via Identifikation mit einem Aggressor (4) ganze Handlungssequenzen (5) ohne Pause und (6) mit Belohnung Aggression und Gewalt. Aus diesen Gründen wundert es nicht, dass nach den vorliegenden Daten die Auswirkungen von

Video- und Computerspielen mindestens so stark sind wie die Effekte von Gewalt im Fernsehen. Wahrscheinlich sind sie stärker und es kommt zum Erlernen von entsprechenden Emotionen, Gedanken und Verhaltensbereitschaften.

Da das Gehirn immer lernt und bei Kindern und Jugendlichen noch dazu besonders schnell, ist dies gar nicht zu vermeiden (vgl. die Kapitel 3 und 4). Es lernt, was es tut, d.h., es bildet in Form von synaptischen Verschaltungen in sich ab, was es an Erlebnissen, Erfahrungen und Verhaltensweisen produziert. Es kann gar nicht anders und tut nichts lieber. Wenn also junge Menschen gewalttätige Videospiele spielen, verändern sie ihre Wahrnehmung im Hinblick darauf, dass andere eher als Gegner und Feind betrachtet werden. Sie üben aggressive Gefühle, Gedanken und Verhaltensweisen. Sie verschwenden ihre Zeit, in der sie etwas anderes lernen könnten. Und sie lernen gerade *nicht*, was sie in jungen Jahren lernen sollten, nämlich sich mit anderen gewaltfrei auseinander zu setzen. Sie aktualisieren und verfeinern vielmehr uralte Verhaltensprogramme, die vielleicht vor 200.000 Jahren wichtig waren, heute jedoch einem geordneten Zusammenleben im Wege stehen. Aggressive Handlungen gegenüber anderen werden ebenso trainiert wie die Erwartung, dass andere aggressive Akte ausführen werden. Gelernt wird die positive Einstellung gegenüber Gewalt und die Meinung, dass gewalttätige Konfliktlösungen effektiv und sinnvoll sind.

Studien zu Gewalt in Computer- und Videospielen

Obgleich zu den Auswirkungen von Video- und Computerspielen noch nicht so viele Studien vorliegen wie für das Fernsehen, und obwohl Studien zu den Langzeiteffekten von Gewalt per Konsole, Computer oder Internet noch gar nicht vorliegen können, wissen wir dennoch bereits einiges. Die wichtigsten Ergebnisse seien an dieser Stelle zusammengefasst.

Zunächst einmal ist aufgrund der Zunahme von Gewalt und Realitätsnähe in den Computer- und Videospielen anzunehmen, dass der Zusammenhang zwischen dem Spielen dieser Spiele und realer Gewalt, wie er sich in den Ergebnissen von Studien ausdrückt, zunehmen sollte. Mit anderen Worten: Je jünger die wissenschaftlichen Untersuchungen zum Zusammenhang von Gewalt und Computer- bzw. Videospielen sind, desto größer sollte der gefundene Zusammenhang sein. Genau dies wurde mit einer Korrelation von 0,738 tatsächlich gefunden (Abb. 7.3).

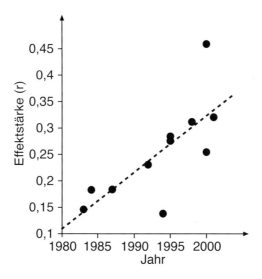

7.3 Zusammenhang zwischen dem Jahr der Veröffentlichung von Studien zum Effekt von Gewalt in Video- und Computerspielen und der in diesen Studien gefundenen Effektstärke (nach Gentile & Anderson 2003, S.144). Je neuer die Studien sind, desto deutlicher war der gefundene Zusammenhang.

Betrachten wir beispielhaft einige Studien zu diesem Zusammenhang etwas genauer. In einer Längsschnittstudie der Universität Potsdam untersuchten Barbara Krahé und Ingrid Möller (2004) bei 231 zwölf- bis 14-jährigen Jugendlichen mittels eines Fragebogens den Zusammenhang zwischen Konsum bzw. Präferenz gewalthaltiger Bildschirmspiele und aggressionsbegünstigenden Gedanken. Eine Neigung zu Aggressivität sowie das Geschlecht wurden getrennt erfasst, sodass ihre Auswirkung auf die Ergebnisse „herausgerechnet" werden konnte. Die Ergebnisse zum ersten Messzeitpunkt stützten bereits bekannte Befunde zum Zusammenhang zwischen Gewaltspielkonsum und aggressionsbegünstigenden Gedanken. Das Untersuchungsdesign erlaubte es weiterhin, unterschiedliche Modelle des kausalen Zusammenhangs zwischen Mediengewalt und Aggressionsneigung bzw. entsprechenden aggressiven Gedanken zu untersuchen. Insgesamt hatte diese Studie die folgenden Ergebnisse: (1) Wer viel Video- und Computerspiele spielt, der spielt auch viele *aggressive* Video- und Computerspiele (r=0,98). (2) Jungen spielen mehr als die Mädchen. (3) Jungen empfehlen anderen auch eher ein Gewalt-Videospiel und neigen zu gewalttätigen Gedanken bzw. zum Gebrauch von körperlicher Gewalt. Damit ergaben sich in dieser deutschen Studie Hinweise für reale Gewalt durch virtuelles Spielen.

Besser als Fragebögen sind Beobachtungen und Experimente; allerdings ist damit auch wesentlich mehr Arbeit und Aufwand verbunden. Dennoch wurde eine Reihe von Untersuchungen zur Gewalt durch Video- und Computerspiele experimentell und unter Laborbedingungen durchgeführt. Kinder oder Jugendliche spielen entweder ein gewaltfreies oder ein stark gewaltbeladenes Spiel. Danach wird ihr Verhalten beobachtet, insbesondere im Hinblick auf reale Gewalt gegenüber anderen Menschen. Irwin und Gross (1995) fanden in ihrer Studie dieser Art bespielsweise eine signifikante Zunahme körperlicher Gewalt (schlagen, treten, kneifen, schubsen, an den Haaren oder den Kleidern zerren) bei Jungen nach dem Gewalt-Videospiel. Die Stärke des Zusammenhangs betrug 0,31 und lag damit im gleichen Bereich wie die Effektstärke von Untersuchungen zu Gewalt im Fernsehen (Abb. 6.9).

Anderson und Dill führten im Jahr 2000 zwei Untersuchungen mit ganz unterschiedlicher, sich jedoch ergänzender Methodik durch. In der ersten Studie wurde der Zusammenhang zwischen gewalttätigem bzw. nicht gewalttätigem Videospiel und einer Reihe von Persönlichkeitseigenschaften wie Irritabilität, Aggressivität, Straffälligkeit, subjektive Meinung zu Kriminalität und persönlicher Sicherheit sowie Studienerfolg an 227 Collegestudenten (78 Männer, 149 Frauen) mit einem mittleren Alter von 18,5 Jahren untersucht. Es zeigte sich, dass 207 Studenten (91 %) um den Zeitpunkt der Untersuchung Videospiele in ihrer Freizeit spielten, wobei die hierauf wöchentlich verwendete Zeit 2,14 Stunden betrug. Die von den Studenten klassifizierten Spiele waren zu etwa einem Fünftel eindeutig gewalttätig und zu einem weiteren Fünftel deutlich gewaltbetont. Das Spielen von gewalttätigen Videospielen war signifikant positiv mit aggressiver Delinquenz (r=0,46) und mit nicht-aggressiver Delinquenz (r=0,31) sowie mit dem Persönlichkeitszug Aggressivität (r=0,22) korreliert.

Weiterhin zeigte sich, dass die mit Videospielen verbrachte Zeit signifikant negativ mit den Studienleistungen korrelierte (r=–0,2). Solche Korrelationen sagen zunächst nichts über ursächliche Zusammenhänge, denn es könnte ja sein, dass kriminelle Jugendliche zu gewalttätigen Videospielen neigen (und nicht umgekehrt diese Spiele delinquentes Verhalten hervorrufen). Zu Aussagen über Ursachen und Wirkungen gelangt man nicht durch Beobachtung allein; sie sind die Domäne des wissenschaftlichen Experiments.

Daher führten die Autoren an 210 College-Studenten (104 Frauen und 106 Männer) das folgende Experiment durch: Männer oder Frauen spielten entweder ein gewalttätiges (*Wolfenstein 3D*) oder ein nicht gewalttätiges (*Myst*) Videospiel. Die Aggressivität der Versuchspersonen wurde danach experimentell dadurch gemessen, dass die im Labor spielenden Versuchspersonen die Dauer und die Lautstärke eines Lärmgeräuschs im Raum eines vermeintlichen Gegenspielers einstellen konnten, wenn dieser ihrer Meinung nach verloren hatte. Wurde das aggressive Spiel gespielt, nahm der Bestrafungslärm für den Gegenspieler zu; die Versuchspersonen verhielten sich also eindeutig aggressiver.

Aber nicht nur das Verhalten, sondern auch die Gedanken änderten sich durch das Spiel. Aggressives Denken wurde mit einem Wortlese-Experiment gemessen, bei dem die Reaktionszeit beim Lesen von insgesamt 192 neutralen oder aggressionsgeladenen Wörtern ermittelt wurde. Es zeigte sich hierbei eine hoch signifikante Verkürzung der Reaktionszeit bei Wörtern mit aggressivem Gehalt nach dem Spielen aggressiver Spiele. Man spricht hier von Bahnungseffekten (*Priming*; siehe unten), d.h. davon, dass bestimmte Gedanken leichter fallen, wenn sie erst einmal besonders oft „eingeschliffen" wurden. In der experimentellen Studie fand man somit Effekte aggressiver Videospiele auf das Denken und das Verhalten der Spieler und damit insgesamt eine deutliche Verstärkung von deren Gewaltbereitschaft.

Gentile und Mitarbeiter (2004) berichten über eine weitere Studie an insgesamt 607 Kindern der achten und neunten Klasse im mittleren Alter von 14 Jahren. Erfasst wurden der Gebrauch von Videospielen und deren Art sowie die Persönlichkeit und das Verhalten der Kinder: Feindseligkeit, Streit mit dem Lehrpersonal, Häufigkeit körperlicher Aggression (Kämpfe während des vergangenen Jahres) sowie die Leistungen in der Schule.

Ein wichtiges Ergebnis dieser Studie bestand darin, dass Kinder, die nicht zu Feindseligkeit neigen, durch Computer- und Videospiele zu körperlicher Aggressivität verleitet werden, was sich in einer größeren Häufigkeit aggressiver Handgreiflichkeiten zeigt (Abb. 7.4).

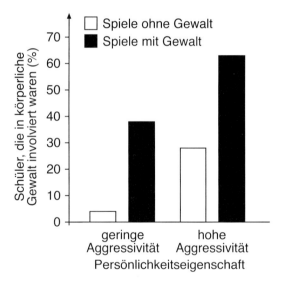

7.4 Körperliche Gewalt (Handgreiflichkeiten und Kämpfe) in Abhängigkeit von der Persönlichkeitseigenschaft Aggressivität bzw. Feindseligkeit einerseits und dem Konsum von Video- und Computerspielen mit oder ohne Gewalt (nach Daten aus Gentile et al. 2004, S. 15, Tabelle 5). Die beiden Säulen links beziehen sich auf das Viertel (Quartil) der Gesamtgruppe mit der geringsten Feindseligkeit, die Säulen rechts auf das Quartil mit der höchsten Feindseligkeit.

Zur Frage der Richtung der korrelativen Zusammenhänge kann man aus den Daten weiterhin Folgendes ableiten: Wenn nur die ohnehin gewaltbereiten Kinder durch Computer- und Videospiele noch gewalttätiger würden, dann hätten diese Spiele auf diejenigen Studenten mit einer nur gering ausgeprägten Aggressivität oder Feindseligkeit (als Persönlichkeitseigenschaft) keine Auswirkungen haben dürfen. Dies war jedoch nicht der Fall. Wie die Abbildung zeigt, war bei den primär gering aggressiven Kindern die Wahrscheinlichkeit, im letzten Jahr in Handgreiflichkeiten verwickelt gewesen zu sein, auf etwa das Zehnfache erhöht, sofern sie gewalttätige Computer- und Videospiele spielten. Man sieht weiterhin, dass die primär nicht aggressiven Kinder, die aggressive Spiele gespielt hatten, häufiger in Kämpfe und Handgreiflichkeiten verwickelt waren als die primär aggressiven Kinder, die keine solchen Spiele spielten. Insgesamt nahmen die Handgreiflichkeiten, d.h. die reale Gewalt, mit zunehmendem Konsum von Gewalt-Videospielen zu (Abb. 7.5).

Wie bei den Auswirkungen der Gewalt im Fernsehen wird auch im Hinblick auf die Gewalt durch Video- und Computerspiele immer wieder bestritten, dass es hier überhaupt einen Zusammenhang gibt. Dem ist entgegenzuhalten: Es gibt genügend Studien, deren Ergebnisse klar genug sind, um Schlussfolgerungen zu ziehen.

Metaanalysen zu Gewalt in Computer- und Videospielen

Bis vor wenigen Jahren gab es zu den Auswirkungen von Gewalt in Video- und Computerspielen lediglich zusammenfassende Übersichtsreferate (Dill & Dill 1998). Dies hat sich mit einer Metaanalyse (vgl. Kapitel 6), in der die Daten aus einzelnen Studien gewichtet und zusammengefasst werden, geändert. Craig Anderson und Brad Bushman (2001) fassten metaanalytisch 35 Studien zusammen, die allein im Jahr 2000 zu den Auswirkungen von Video- und Computerspielen publiziert wurden und ähnlich wie die gerade diskutierte Studie durchgeführt wurden (vgl. auch Anderson & Bushman 2002a,b, 2003). Die wichtigsten Ergebnisse seien im Folgenden kurz zusammengefasst und durch weitere Studien ergänzt.

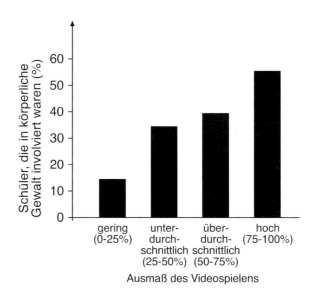

7.5 Gewalt in Video- und Computerspielen führt zu realer körperlicher Gewalt. Die Abbildung zeigt den prozentualen Anteil der Schüler, die in körperliche Gewalt (Handgreiflichkeiten und Kämpfe) verwickelt waren in Abhängigkeit vom Konsum von Video- und Computerspielen mit aggressivem Inhalt (nach Daten aus Gentile et al. 2004, S. 15, Tabelle 5). Die Säulen beziehen sich auf jeweils ein Viertel der Gesamtgruppe (Quartil) mit dem geringsten, zweitgeringsten, zweithöchsten und höchsten Gewalt-Videospiel-Konsum.

Das Spielen von Computer- und Videospielen mit aggressiven Inhalten *steigert aggressive Gedanken und aggressive Gefühle und führt zu aggressiven Verhaltensweisen.* Die Effektstärken werden mit 0,27 (Gedanken), 0,18 (Gefühle) und 0,20 (Verhaltensweisen) angegeben. Es *vermindert* Hilfsbereitschaft (*helping behavior*) mit einer Effektstärke von −0,20 (Anderson & Bushman 2001; Anderson 2004). An dieser Stelle sei daran erinnert, dass diese Effektstärken (Korrelationskoeffizienten) für klein gehalten werden könnten, es aber nicht sind. Der Zusammenhang zwischen Kondombenutzung zur Verhinderung der Ansteckung mit dem AIDS-verursachenden Virus (HIV) ist etwa ebenso groß (vgl. Abb. 6.9). Und andere Zusammenhänge, die uns zu teuren Therapien Anlass geben, sind deutlich geringer.

Im Einzelnen wurden die Effekte auf ganz unterschiedliche Weise festgestellt. Kurzfristige Auswirkungen auf die Gedankenwelt der Spieler lassen sich beispielsweise dadurch experimentell nachweisen, dass eine Geschichte zu Ende erzählt werden muss. Hatten die Versuchspersonen zuvor aggressive Computer- und Videospiele gespielt, erzählten sie Geschichten, die mit mehr Gewalt enden (Bushman & Anderson 2002). Wie oben bereits beschrieben, kann man auch die Geschwindigkeit des Lesens aggressiver Wörter als Maß für die Aktiviertheit dieser Gedanken durch Gewalt in Spielen verwenden (Anderson & Dill 2000).

Die kurzfristigen emotionalen Auswirkungen zeigen sich am erhöhten Niveau der Angst und Feindseligkeit, das sich mittels Fragebogen und Verhaltensmessungen unmittelbar nach dem Spielen von Gewalt-Videospielen feststellen lässt. Aggressives Verhalten kann man nach dem Spielen aggressiver Spiele direkt beobachten, wenn den Kindern und Jugendlichen die Möglichkeit zu entsprechenden Verhaltensweisen offensteht (Gentile & Anderson 2003).

Ein wichtiges Resultat der Metaanalyse ergab sich aus dem Vergleich methodisch problematischer Studien mit Studien, die methodisch sehr sorgfältig durchgeführt worden waren: Ganz gleich, welche Variable man auch betrachtete, bei genauerer Untersuchung waren die Effekte jeweils *größer* (Abb. 7.6). Dies ist dahingehend zu interpretieren, dass genaueres Hinschauen zur Beobachtung stärkerer Effekte führt, und stellt ein gewichtiges Argument gegen die Behauptung dar, die Zusammenhänge seien das Zufallsprodukt methodisch unsauber durchgeführter Studien. Es ist vielmehr umgekehrt: Wer schlecht forscht, findet keinen Zusammenhang.

Andere Folgen von Computer- und Videospielen

Wie beim Fernsehen auch, sind die Auswirkungen von Computer- und Videospielen auf Aggressivität und Gewaltbereitschaft zwar sehr augenfällig, jedoch keineswegs die einzigen negativen Effekte: Eine Untersuchung von 184 jungen Männern im Alter von 17 bis 29 Jahren, die direkt aus einer Spielothek rekrutiert wurden, zeigt eine signifikante Häufung von Beschwerden der Knochen und Muskeln im Bereich des rechten Arms, die mit der insgesamt mit Spielen verbrachten Zeit korreliert war: Je mehr einer spielte, desto eher litt er an

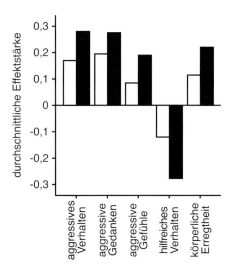

7.6 Auswirkung der Güte der Methodik auf das Ergebnis. Gute Studien (schwarze Säulen) zeigten deutlichere Auswirkungen von Video- und Computerspielen auf nachfolgende Gewalt als methodisch problematische Studien (weiße Säulen). Würde kein Effekt vorliegen, so sollte man durch besseres Hinschauen weniger sehen und umgekehrt am ehesten etwas finden, wenn man ungenau misst. Genau das Gegenteil ist jedoch der Fall: Bei genauerem Hinsehen/Messen/methodischem Vorgehen werden die Effekte stärker, was nochmals die Realität des untersuchten Zusammenhangs unterstreicht (nach Anderson et al. 2003, S. 92).

Schmerzen und Bewegungseinschränkungen im Bereich von Nacken, Ellenbogen, Handgelenk und Fingern (Kang et al. 2003). Zu ähnlichen Ergebnissen (30 % Schmerzen im Bereich des Handgelenks; 15 % Rückenschmerzen) kommen auch Burke und Peper (2002) in einer Studie an 212 Computer- und Videospielern.

Berichte über epileptische Anfälle vor Bildschirmen (ausgelöst durch deren Flimmern) sind insgesamt selten, weswegen diese Gefahr eher als gering einzustufen ist, bei entsprechend veranlagten Menschen jedoch medizinische Bedeutung hat. Funatsuka und Mitarbeiter (2001) berichten darüber, dass bei neun von 17 Patienten, die wegen Bildschirm-bedingten Anfällen diagnostisch abgeklärt wurden, eine Auslösung im Labor nachvollzogen werden konnte. Eine holländische Studie an insgesamt 352 Patienten aus vier europäischen Großstädten ergab zudem, dass Computer- und Videospiele in stärkerem Maße krampfauslösend wirken als das Standard-Fernsehprogramm (Kasteleijn-Nolst Trenite et al. 2002). Die Autoren halten aufgrund ihrer Ergebnisse Computer- und Videospiele für besonders gefährlich für Patienten, bei denen eine Neigung zu Anfällen, die durch Flackerlicht ausgelöst werden, besteht.

In ihrer Breitenwirkung durchaus ernst zu nehmen sind demgegenüber die in den vorangegangenen Kapiteln genannten Auswirkungen im Sinne von reduzierter körperlicher Fitness, Aufmerksamkeits- und Lese-Rechtschreibstörungen sowie vermehrte Probleme und verminderte Leistungen in der Schule als Folge des Gebrauchs von Video- und Computerspielen. Vandewater und Mitarbeiter (2004) untersuchten beispielsweise 2.831 Kinder im Durchschnittsalter von sechs Jahren und konnten bei Mädchen einen Zusammenhang zwischen der mit Video- und Computerspielen verbrachten Zeit und dem Körpergewicht finden. Bei Jungen war dieser Zusammenhang kurvilinear: Ein eher normales Körpergewicht hatten diejenigen, die entweder gar nicht oder sehr viel spielten, wohingegen die dickeren Jungen im Hinblick auf die mit dem Spielen von Video- und Computerspielen verbrachte Zeit eine Mittelstellung einnahmen.

Soziale Folgen des Internet-Gebrauchs

Nicht selten wird argumentiert, dass Menschen durch das Medium Computer und Internet mehr Möglichkeiten des Austauschs und Sozialkontaktes hätten. Insofern sollte ein PC mit Internetanschluss prosoziale Folgen nach sich ziehen. Ob dies jedoch tatsächlich der Fall ist oder ob vielleicht das Gegenteil geschieht und die Menschen gerade *wegen* der Technik weniger Sozialkontakte haben, ist eine offene und empirisch zu beantwortende Frage. Wir hatten bereits in Kapitel 5 gesehen, dass das Außenseiterargument im Hinblick auf das Fernsehen zunächst zwar plausibel ist, einer Überprüfung durch die Realität jedoch nicht standhält. Je *mehr*, nicht je weniger, ein Jugendlicher fernsieht, desto eher ist er ein Außenseiter. Wie also liegen die Dinge beim Computer?

Zunächst einmal ist unbestritten, dass die Einführung des Computers als Haushaltsgegenstand gesamtgesellschaftliche Konsequenzen nach sich ziehen wird, die mindestens mit denen der Einführung des Telefons und des Fernsehers vergleichbar sind. Ob diese Konsequenzen positiv oder negativ sind, ist eine offene Frage. Eines ist sicher: Mehr soziale Kontakte haben einen insgesamt positiven Einfluss auf die Lebensqualität der Menschen. Ist aber der Internet-PC das geeignete Mittel, um dieses Ziel zu erreichen?

In einer Studie an 323 Berliner Schülern der Klassenstufe 6 (Durchschnittsalter knapp zwölf Jahre; 145 Mädchen) erfassten Thalemann und Mitarbeiter (2004) das Computerspielverhalten mittels Fragebogen. Die Häufigkeit eigener elektronischer Geräte (auch das Handy wandelt sich immer stärker zum Bildschirm-Medium) zeigt Abbildung 7.7 für Jungen und Mädchen getrennt. Mit Hilfe von diagnostischen Kriterien, die man aus der Suchtmedizin abgeleitet hat, wurden 30 der Kinder (9,3 %) als exzessive Computerspieler identifiziert und mit der Restgruppe verglichen. Es zeigte sich, dass exzessive Spieler weniger mit Freunden redeten und schlechter über Gefühle kommunizieren konnten als die übrigen Kinder, die weniger Zeit mit Computerspielen verbrachten. Dies betraf auch die Mädchen, die damit durch das Computerspielen offenbar ein „geschlechtsgegentypisches" Verhalten (Thalemann et al. 2004) erlernen. Insgesamt halten die Autoren exzessives Computerspielen für eine Art Sucht und geben zu bedenken, dass gerade das frühe Gewöhnen an Computerspiele eine besondere Gefährdung für Kinder darstellt.

In ihrem Artikel *Internet Paradox* gingen Kraut und Mitarbeiter (1998) der Frage nach den Auswirkungen der Internet-Nutzung auf das Leben von 169 Nutzern in 73 Haushalten nach, nachdem diese Personen bereits ein bis zwei Jahre online waren. Insgesamt zeigte sich – ganz im Gegensatz zu den immer wieder werbewirksam publizierten prosozialen und optimistischen Charakteristika des Internets – genau das Gegenteil: Die Familienmitglieder redeten weniger miteinander und die Größe ihres Freundeskreises verringerte sich. Gleichzeitig nahmen Vereinsamung und Depressivität zu (vgl. hierzu auch die Übersicht von Subrahmanyam et al. 2000). Auch Sanders und Mitarbeiter (2000) fanden ähnliche Resultate in einer Studie an

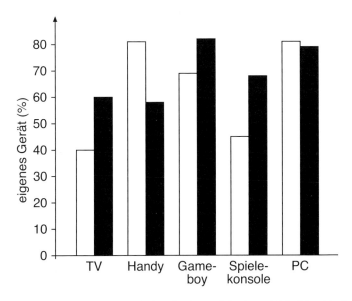

7.7 Häufigkeit des Besitzes elektronischer Geräte und damit von Bildschirm-Medien. Die Angaben in Prozent der Gesamtgruppe sind nach Jungen (schwarze Säulen) und Mädchen (weiße Säulen) getrennt (Daten nach Thalemann et al. 2004).

89 Jugendlichen: Je ausgeprägter der Internet-Gebrauch, desto schlechter waren die Beziehungen der Jugendlichen zu ihren Eltern und Freunden (Abb. 7.8).

Anderson und Mitarbeiter kommentieren die Probleme der Internet-Nutzung insgesamt wie folgt:

> „Die wesentlichen Prinzipien im Hinblick auf die Effekte von Gewalt in den Medien sollten auf das Internet übertragbar sein. [...] Es gibt keinen Grund zur Annahme, dass die frei-Haus-Lieferung aggressiver Videospiele, Filmclips und Musikvideos über das Internet, und nicht über andere Medien, deren Auswirkungen reduziert" (Anderson et al. 2003, S.93).

Im Internet spielen

Die neueste Variante des Spielens am Computer sind Internet-basierte Spiele, an denen viele Spieler gleichzeitig teilnehmen und miteinander bzw. gegeneinander spielen. Man spricht von *massively*

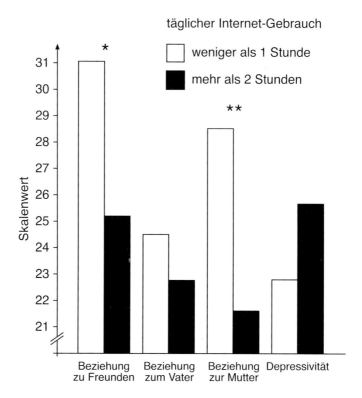

7.8 Soziale Beziehungen und Depressivität bei Jugendlichen, die weniger als eine Stunde (weiße Säulen) bzw. mehr als zwei Stunden (schwarze Säulen) täglich mit der Nutzung des Internets zubringen. Die Beziehungen wurden mit Fragen wie „Wie oft fragst du deine Mutter (deinen Vater/deinen Freund) um Rat?" oder „Akzeptiert dich deine Mutter (dein Vater/dein Freund) so wie du bist?" gemessen, wobei die Antworten jeweils auf einer Skala von 1 bis 5 gegeben werden konnten und für Freunde, Vater und Mutter jeweils 8 (gleiche) Fragen gestellt wurden (maximale Punktzahl: 40). Die Depressivität wurde mit einer epidemiologischen Standardskala gemessen (Daten aus Sanders et al. 2000, Tabelle 2, S. 240; * $p<0{,}05$; ** $p<0{,}01$).

multiplayer online role-playing games (MMORPG). Untersuchungen zu diesem neuen kulturellen Phänomen, an dem Hunderttausende beteiligt sind, gibt es bislang nur wenige. Nach Online-Befragungen zu dem MMORPG *Everquest* aus den Jahren 1999 bis 2002 sind etwa 85 % der Spieler männlich, über 60 % sind über 19 Jahre alt und 73 % sind in den USA beheimatet (Griffiths et al. 2003).

Aufgrund methodischer Schwierigkeiten waren diese Daten jedoch nur mit großer Vorsicht zu interpretieren, weswegen die gleichen Autoren eine detaillierte Befragung von 540 Spielern des oben genannten Spiels durchführten (Griffiths et al. 2004). Das Augenmerk der Studie war auf Unterschiede zwischen einer Untergruppe von 88 jüngeren Spielern (bis 19 Jahre; Durschnittsalter 17 Jahre) und der entsprechenden Restgruppe der erwachsenen Spieler (Durchschnittsalter 30 Jahre) gerichtet. Bei den Erwachsenen betrug der Anteil der Frauen 20,4 %, bei den Jugendlichen hingegen nur 6,8 %. Der Zeitaufwand für das Spielen war insgesamt erstaunlich hoch und lag bei den Jugendlichen mit 26,25 Stunden pro Woche höher als bei den Erwachsenen (24,7 Stunden).

Fragte man die Spieler, wo sie denn ihre Zeit für das Spielen hernehmen (auf Kosten welcher anderen Aktivität das Spielen also geht), so unterschieden sich die Gruppen: 22,7 % der Jugendlichen, aber nur 7,3 % der Erwachsenen gaben an, dass das Spielen auf Kosten der Arbeit bzw. der Schule geht. Bemerkenswert ist noch, dass etwa ein Fünftel aller Spieler angaben, sie würden sich die Zeit für das Spielen vom Schlaf abknapsen.

Auch im Hinblick auf die Gründe für das Spielen unterschieden sich die Gruppen: Das soziale Element (*miteinander* spielen) war den Jugendlichen unwichtiger als den Erwachsenen, wohingegen die Gewalt im Spiel den Jugendlichen wesentlich wichtiger war als den Erwachsenen.

Die Autoren kommentieren ihre Ergebnisse dahingehend, dass das Spiel erhebliche Zeit verbraucht, die jüngeren Spieler möglicherweise stärker süchtig macht als die älteren und sich bei denjenigen, die viel Zeit damit verbringen, negativ auf deren Leben auswirkt.

Wirkungsmechanismen

Warum sind Videospiele so gefährlich? – Im Gegensatz zum passiven Fernsehen wird beim Videospiel aktiv geübt und aus der Ich-Perspektive erlebt und gehandelt. Der Spieler ist emotional stärker beteiligt und unterliegt ja auch selbst der virtuellen Gefahr. In neurowissenschaftlicher Hinsicht konnte mittlerweile sogar nachgewiesen werden, dass im Schlaf nach längerem Videospiel vermehrt bildhafte Komponenten des zuvor gespielten Spiels auftreten. Dies betraf interessanterweise nicht die trivialen Aspekte des Spiels wie beispielsweise den Computerbildschirm oder die Tastatur, sondern dessen spielrelevanten graphischen Elemente. Man weiß seit einigen Jahren aus der neurowissenschaftlichen Grundlagenforschung um die Zusammenhänge zwischen Schlafen und Lernen (vgl. Spitzer 2002; Peigneux et al. 2004): Im Schlaf kommt es zur erneuten Aktivierung des Gelernten und dadurch zum Festigen von Erinnerungsspuren. Dieser Vorgang ist in der Gedächtnisforschung als *Konsolidierung* der gelernten Inhalte bekannt. Auch die Inhalte von Videospielen werden, nicht zuletzt wegen ihrer starken emotionalen Wirkungen, im Schlaf „durchgearbeitet" und damit gefestigt bzw. konsolidiert.

Neben den bereits diskutierten langfristigen Mechanismen des aktiven Einübens, des Modelllernens, des emotionalen und des sozialen Lernens, die letztlich über den biologischen Mechanismus der Neuroplastizität (langfristige Spurenbildung durch Gebrauch) vermittelt sind, gibt es auch kurzfristige Wirkungen. Diese bestehen in Erregung, Imitation, Bahnung (Priming) und Desensibilisierung.

Erregung

Aggressive Computer- und Videospiele *steigern das Erregungsniveau,* d.h. führen zu erhöhtem Puls und Blutdruck in Abhängigkeit vom Realitäts- und Gewaltgehalt der Graphik. In der oben bereits erwähnten Metaanalyse von Anderson und Bushman (2001) betrug die in den herangezogenen Studien gefundene Effektstärke durchschnittlich 0,22. Das Spielen von *Mortal Combat* mit „Blut" macht einen höheren Blutdruck als das Spielen des gleichen Spiels mit der ausgeschalteten „Option Blut" (Ballard & Wiest 1996).

Von besonderer Bedeutung ist, dass der erregungssteigernde Effekt bei Jugendlichen mit einer vorbestehenden aggressiven Neigung stärker ausgeprägt zu sein scheint (Lynch 1994, 1999). Zusammen mit erhöhten Werten für das Stresshormon Noradrenalin und das männliche Sexualhormon Testosteron, die beim Spielen von Gewalt-Videospielen ebenso gefunden wurden, legt dies nahe, dass die Auswirkungen dieser Spiele gerade bei denjenigen Kindern und

Jugendlichen, die vermehrt „anfällig" für gelernte Gewalt sind, besonders stark sind (Gentile & Anderson 2003).

Imitation

Menschen beginnen bald nach der Geburt mit der Imitation anderer Menschen, wie Meltzoff und Moore bereits 1977 feststellen konnten. Die Entdeckung der so genannten Spiegelneuronen, die aktiv sind, wenn ein Affe eine bestimmte Bewegung bzw. Handlung selbst ausführt oder wenn er einen anderen Affen beim Ausführen beobachtet (Rizzolatti et al. 1996), liefert ein sehr einfaches neurobiologisches Modell dieses Phänomens: Es sind *die gleichen Neuronen* beim Sehen und Tun einer Aktion beteiligt.

> „Man kann davon ausgehen, dass Kinder immer dann lernen, wenn sie jemanden beobachten, ganz gleich, ob dies die Eltern, Geschwister, Freunde oder Schauspieler in Bildschirm-Medien sind. Viele Wissenschaftler stimmen mittlerweile darin überein, dass Beobachtungslernen sowohl bei den kurzfristigen als auch an den langfristigen Auswirkungen von Gewalt in den Medien auf aggressives Verhalten beteiligt ist. Dieses Lernen geschieht zum großen Teil ohne die Absicht zu lernen und ohne dass das Lernen bemerkt wird", kommentieren Anderson und Mitarbeiter den Vorgang der Imitation (2003, S.94; Übersetzung durch den Autor).

Es sei an dieser Stelle noch einmal an den Erwerb der Muttersprache durch Imitation anderer Sprecher erinnert. Dies geschieht beim Kleinkind automatisch, ohne explizite Absicht zum Lernen und zugleich mit unglaublicher Geschwindigkeit und Präzision. Nicht einzelne Sätze werden abgespeichert (wie auf einem Tonbandgerät), sondern (allgemeine) Wörter sowie die allgemeinen Regeln von deren Gebrauch, d.h. die Grammatik der Muttersprache. Nicht anders liegen die Dinge beim Imitationslernen von Handlungen.

Bahnung (Priming)

Viele von Ihnen kennen wahrscheinlich das folgende Spiel in der einen oder anderen Variante: Bitte beantworten Sie die gestellten Fragen laut und so schnell wie möglich:
Welche Farbe hat der Schnee?
Welche Farbe hat die Bettdecke im Hotel?

Welche Farbe hat das Papier im Fotokopierer?
Welche Farbe hat Kalk?
Was trinkt die Kuh?

Wenn Sie bei der letzten Frage mit „Milch" (statt „Wasser") geantwortet haben, so sind sie einem Bahnungseffekt aufgesessen. Hierunter versteht man die Tatsache, dass ein Gedanke einen anderen automatisch aktiviert, weil er mit ihm im neuronalen Netzwerk des Gehirns verbunden ist. Ist ein Inhalt aktiviert, so breitet sich diese Aktivierung im Netz aus und führt damit zur erleichterten Aktualisierung ganz bestimmter Assoziationen (Abb. 7.9).

Probieren wir es aus: Was fällt Ihnen beim Lesen der folgenden Wörter – eins nach dem anderen – zu jedem dieser Wörter als Erstes ein:

weiß –
Mutter –
Tisch –
kalt –
Bruder –
Lied –
Messer –
Hammer –
Sonne –
gut –

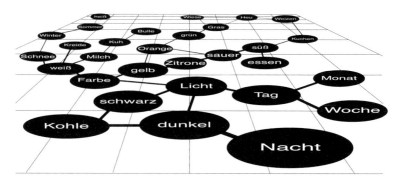

7.9 Beispiel eines semantischen, also die Bedeutung von Wörtern betreffenden, Netzwerks (aus Spitzer 1996)

Ich wette, dass den meisten Lesern die folgenden Wörter einge-
fallen sind (vgl. Spitzer 1992, 1996):
- schwarz
- Vater
- Stuhl
- heiß
- Schwester
- singen
- Gabel
- Nagel
- Mond
- schlecht

Ist es nicht erstaunlich, dass uns allen das Gleiche einfällt? – Der
Grund ist ganz einfach: Bestimmte Bedeutungen stehen mit anderen
Bedeutungen im Netz in engem Zusammenhang. Wird eine Bedeu-
tung aktiviert (z.B. durch das Lesen des entsprechenden Wortes),
dann wird die andere Bedeutung ebenfalls aktiviert. Und da diese
Zusammenhänge oft ganz allgemeiner Art sind – Ähnlichkeiten,
Gegensätze etc. –, ist ihnen jeder schon begegnet und hat sie daher
auch gespeichert.

Schon seit längerer Zeit wird diskutiert, dass die kurzfristigen
Auswirkungen von Gewalt in Bildschirm-Medien als Bahnungseffekte zu verstehen sind (Berkowitz 1990). Experimentelle Untersuchungen hierzu liegen vor (vgl. auch die oben beschriebene Studie
von Anderson und Dill 2000) und zeigen immer wieder das Gleiche:
Gewalt in Computer- und Videospielen bahnt nicht nur die entsprechenden Gedanken, sondern auch das entsprechende Verhalten
(Anderson et al. 1998; Todorov & Bargh 2002), insbesondere dann,
wenn die Person frustriert wird und sich anders nicht zu helfen weiß.

Betrachten wir als weiteres Beispiel aus der Forschung die Untersuchung von Uhlmann und Swanson (2004). Die Autoren ließen 121
Psychologiestudenten im ersten Semester (Alter 18 Jahre) zunächst
für zehn Minuten entweder das Gewalt-Spiel *Doom* oder ein Compu-
ter-Puzzlespiel durchführen. Danach wurden nicht bewusste Assoziationen, aggressive Gedanken und Gefühle und frühere Spielge-
wohnheiten mittels einer Reihe von Verfahren erfasst. Hierbei zeigte

sich eine signifikante Auswirkung des Gewalt-Spiels auf unbewusst ablaufende Assoziationen, wohingegen die (bewusst gegebenen) Antworten in Fragebögen zur Selbsteinschätzung durch das Spiel unbeeinflusst blieben.

> „Während die meisten Videospiel-Enthusiasten darauf bestehen, dass das Spielen dieser Spiele keine Auswirkungen auf sie hat, [zeigen unsere Ergebnisse], dass die Beschäftigung mit Szenen virtueller Gewalt einen ungewollten automatischen Einfluss haben kann", kommentieren die Autoren ihre Studie (Uhlmann & Swanson 2004, S.48; Übersetzung durch den Autor).

Der Mechanismus dieser Bahnungseffekte wird durch das Verständnis des Gehirns als permanent arbeitende Lernmaschine (vgl. Kapitel 3) sehr deutlich: Erfahrungen hinterlassen Spuren, ob wir wollen oder nicht, und entlang dieser Spuren laufen zukünftige Erfahrungen besser und schneller. Das Spielen von Ego-Shooter-Gewalt-Videospielen führt zu einer Verknüpfung des Selbst des Spielers mit Gewalthandlungen. Dieses Knüpfen von Assoziationen geschieht automatisch und ohne bewusste Entscheidung. Jeder unterliegt diesen Prozessen, auch wenn er es nicht will oder wenn er sagt, dass dies nicht der Fall sei, weil die assoziativen Netzwerke unseres Gedächtnisses nun einmal so funktionieren. Lassen wir noch einmal Uhlmann und Swanson zu Wort kommen:

> „Das automatisch entstandene Selbstbild im Hinblick auf Aggressionen ist Teil des größeren assoziativen Netzwerks einer Person, das aus automatischen Verbindungen in deren Geist zwischen dem Selbst und Gewalt-Einstellungen und -Verhaltensweisen besteht. Diese automatischen Assoziationen können für die Art, wie wir Informationen über uns selbst und über unsere soziale Umwelt verarbeiten, von zentraler Bedeutung sein. So können sie beispielsweise leitend sein für unsere Sicht des Verhaltens anderer, unsere Reaktionen auf offensichtliche Provokationen und sogar für unsere Auswahl der Umgebungen, in die wir uns begeben und denen wir uns aussetzen" (Uhlmann & Swanson 2004, S.49; Übersetzung durch den Autor).

Desensibilisierung und verminderte Empathie

Wenn Organismen einem bestimmten Reiz oder einer bestimmten Reizklasse dauernd ausgesetzt sind, so nimmt die Reaktion auf diesen Reiz immer mehr ab. Man spricht von *Desensibilisierung*. Hierbei handelt es sich auch um eine Form von Lernen, das wiederum auf unbewusst ablaufenden Prozessen der im letzten Abschnitt diskutierten Art beruht. Das Phänomen gilt für verschiedenste Spezies und verschiedenste Reizklassen, unter anderem auch für den Menschen und für Bildschirm-Medien. Es betrifft sowohl Gedanken und Gefühle als auch Verhaltensweisen.

> „Desensibilisierung gegenüber Gewalt ist ein subtiler, kaum merklicher Prozess, der durch wiederholtes Erleben von realer Gewalt oder Gewalt in den Medien eintritt. Emotionale Desensibilisierung zeigt sich als Verminderung emotionaler Reaktionen auf Ereignisse, die normalerweise eine starke emotionale Reaktion hervorrufen würden. Kognitive Desensibilisierung zeigt sich an der Veränderung von Einstellungen, von der Meinung, Gewalt sei selten und unwahrscheinlich, hin zur Meinung, Gewalt sei normal und unvermeidbar. Zusammen führen emotionale und kognitive Desensibilisierung zu einer Verminderung der Kritikfähigkeit gegenüber gewalttätigen Verhaltensweisen" (Funk et al. 2004, S.25; Übersetzung durch den Autor).

Bundeskanzler Gerhard Schröder hat den Gedanken der Desensibilisierung (Abstumpfung) in einem Interview eines Wochenmagazins in einem Kommentar zu Ekelexzessen von Sendungen über Dschungelcamps wie folgt zum Ausdruck gebracht:

> „Das hat zu tun mit einer Überflutung von Reizen durch bestimmte Fernsehsendungen, die einfach abstumpfen. Mit Toleranz hat das nichts zu tun, aber viel mit schlechtem Geschmack" (Gerhard Schröder in: *DIE ZEIT*, 18.11.2004, S.3).

Wissenschaftliche Untersuchungen zur Desensibilisierung gegenüber Gewalt durch Medienkonsum liegen vor, sind jedoch nicht sehr zahlreich. Sie ergaben tatsächlich, dass derjenige, der immer wieder Gewaltfilme anschaut, weniger stark auf einzelne Gewaltszenen in einzelnen Filmen reagiert (Cline et al 1973). Zudem generalisiert das Verhalten vom Film auf die Realität (Drabman & Thomas 1974; Thomas et al. 1977). Man zeigte Jugendlichen entweder ein Gewaltvideo oder ein Video ohne Gewalt und brachte sie danach in eine Situation, wo sie einem Kampf (mit dem Einsatz körperlicher Gewalt) zweier Kinder zusehen mussten. Wer zuvor den Gewaltfilm sah, griff später ein, war also gegenüber realer Gewalt toleranter (Molitor & Hirsch 1994). Kurz: Das Anschauen von Gewalt führt dazu, dass gewalttätige Verhaltensweisen dem Betrachter zunehmend normaler vorkommen. Nicht nur das Erleben und die vegetativen Reaktionen, sondern vor allem auch das Denken und Verhalten der Personen ändern sich entsprechend.

Dies alles gilt nicht nur für das passive Konsumieren von Gewalt in Film und Fernsehen, sondern erst recht für das aktive Einüben von Gewalt mittels Computer- und Videospielen. Funk und Mitarbeiter (2004) fanden bei 150 Grundschulkindern im Alter von zehn Jahren einen signifikanten Zusammenhang zwischen Gewalt-Videospielen einerseits und der Abstumpfung gegenüber Gewalt andererseits. Diese zeigte sich sowohl in einer toleranteren Einstellung gegenüber Gewalt als auch in einer Verminderung der Empathie der Kinder, also deren Fähigkeit zum Mitfühlen und sich in einen anderen hineinzuversetzen.

Dieses Ergebnis verdient deswegen Beachtung, weil es sich bei der Empathie um einen für moralisches Empfinden und Handeln wesentlichen grundlegenden Prozess handelt. Wer Empathie (zu deutsch: Mitgefühl) nicht entwickelt, hat gute Chancen, in der Gemeinschaft zu scheitern (Cohen & Strayer 1996). Eine Verminderung der grundlegenden menschlichen Fähigkeit zum Mitfühlen und Mitleiden durch Gewalt-Videospiele wurde nicht nur von Funk, sondern zuvor bereits von Sakamoto (1994) in einer japanischen Untersuchung an 307 Schülern in der fünften und sechsten Klasse sowie in einer amerikanischen Studie an 229 Jugendlichen im Alter von 15 bis 19 Jahren beschrieben (Barnett et al. 1997).

Halten wir fest: Gewalt in Computer- und Videospielen bewirkt eine Steigerung der Erregung, wird imitiert und führt zu einer Abstumpfung gegenüber realer Gewalt, die sich im Denken, Fühlen und Handeln von Kindern und Jugendlichen zeigt. Gewalt wird damit zum Normalfall, zur Normalität, über die man sich nicht mehr aufregt, die man hinnimmt, der man zuschaut und die man zulässt. Die Fähigkeit zur Empathie, d.h. zum Mitgefühl für andere, nimmt durch das Spielen von Gewalt mittels Konsole oder Computer ab.

Besser durch Computerspiele?

Shawn Greene und Daphne Bavellier publizierten im Mai 2003 in der renommierten Fachzeitschrift *Nature* eine Arbeit, die nahezulegen scheint, dass Computer- und Videospiele bestimmte geistige Leistungen verbessern können, dass man also – zumindest in manchen Tests – besser wird, je mehr man ballert. Bei näherem Hinsehen jedoch liegen die Dinge etwas anders. Betrachten wir die Arbeit daher nun genauer.

Die Autoren ließen Versuchspersonen ein so genanntes Ego-Shooter-Videospiel (*Medal of Honor*) oder ein anderes älteres Videospiel (*Tetris*) jeweils für zehn Stunden spielen. Um Selektionseffekte auszuschließen, wurden die Versuchspersonen den Gruppen zufällig zugeteilt. (Es könnte ja sein, dass nur derjenige gerne ein Gewalt-Videospiel spielt, dessen Aufmerksamkeitssystem hierfür besonders geeignet ist. Man wollte also den Prozess der Selbstselektion als Ursache für die beobachteten Effekte ausschließen.)

Wie die Ergebnisse zeigen, hat das zehnstündige Spielen eines Video-Kampf- und -Schießspiels tatsächlich messbare Auswirkungen auf die Aufmerksamkeitsfunktion des Spielers: Der Fokus der Aufmerksamkeit wird weiter und man entdeckt beispielsweise simultan dargebotene Reize rascher auf einem Computerbildschirm.

Bevor der geneigte Leser jedoch damit beginnt, seinen Kindern gewalttätige Videospiele zu verordnen, seien die psychologischen Prozesse und deren Veränderung einmal genauer betrachtet (vgl. hierzu auch Riesenhuber 2004): Wenn ich (im Spiel) ständig von überall her angegriffen werde, dann werde ich meinen Aufmerksamkeitsfokus entsprechend erweitern und kann dann alles mögliche um mich herum schneller und effektiver wahrnehmen. Glaubt man jedoch den epidemiologischen Studien zur Häufigkeit von Aufmerksamkeitsdefizitsyndromen (die dadurch charakterisiert sind, dass das Kind sich nicht auf eine Sache konzentrieren kann, sondern immer von anderen Dingen abgelenkt wird), so liegt das Problem dieser Kinder gerade *nicht* darin, sich nur auf Weniges konzentrieren zu können. Im Gegenteil: Sie leiden ohnehin schon unter einer Vergrößerung ihres Aufmerksamkeitsfokus, der durch das Ballern dann noch größer wird. Eine weit gestreute Aufmerksamkeit ist zum Punktesammeln in Ballerspielen sinnvoll, im Schulalltag stört sie dagegen sehr.

Wie das Fernsehen auch liefern Computer eine flache, verarmte Realität, insbesondere dann, wenn der Benutzer die wirkliche Realität noch nicht kennt und sie beim Betrachten eines Bildschirms also noch nicht ergänzen kann. Damit sind Computer für die ganz Kleinen besonders schädlich. Computer trainieren ebenso wenig das, was man in der Schule brauchen kann, weswegen sie auch in der Schule nicht angebracht sind. Dass Kinder und Jugendliche dann später von den Bildschirmen vor allem Gewalt lernen, wurde sehr ausführlich diskutiert. Aus all dem folgt: Wer glaubt, er tue seinen Kindern mit einem Computer etwas Gutes, der denke noch einmal genau nach.

Zusammenfassung und Schlussfolgerungen

Vor etwa 30 Jahren begannen Videospiele ganz harmlos. Dies änderte sich vor etwa zehn Jahren mit der Entwicklung immer leistungsfähigerer Rechner. Sehr realistische gewalttätige Videospiele werden seither mit großem Gewinn verkauft. In Spielen wie *Mortal Combat* ist die Tötung des realistisch dargestellten Gegners das erklärte Ziel. Wie eine vergleichende Analyse von 33 *Nintendo*- und *Sega*-Videospielen zeigte, haben etwa 80 % Gewalt und Aggression zum Inhalt, 20 % beinhalten sogar explizit Gewalt gegenüber Frauen.

Im Gegensatz zu der mittlerweile großen Zahl empirischer Studien zu den ungünstigen Auswirkungen von Gewaltdarstellungen im Fernsehen auf die Gewaltbereitschaft von Kindern und Jugendlichen sind wissenschaftliche Studien zu Computer- und Videospielen noch Mangelware. Daher wird auch im Hinblick auf Computerspiele noch immer behauptet (was in Bezug auf das Fernsehen eindeutig widerlegt ist), dass „das Spielen von Videospielen eine nützliche Sache sein könnte, um mit aufgestauten aggressiven Energien fertig zu werden" (Emes 1997, S. 413; Übersetzung durch den Autor). Um es vorweg und sehr deutlich zu sagen: Es gibt keine Beobachtung, keine Studie und kein Experiment, das diese Behauptung stützt.

Wie im Hinblick auf das Fernsehen gibt es also auch bei Computer- und Videospielen Expertenmeinungen, die deren Auswirkungen für gering oder sogar für positiv halten. Diese Experten sind nicht selten durch die Spiele-Industrie finanziert (siehe hierzu auch das nächste Kapitel) und in ihrer Meinung nicht unabhängig. Anderson bemerkt hierzu das Folgende:

> „Die Videospiele-Industrie und ihre ‚Experten' haben die Forschungsliteratur zu Gewalt und Videospielen auf ganz ähnliche Weise kritisiert wie die von der Tabakindustrie herangezogenen ‚Experten', welche die Forschung zu den ursächlichen Zusammenhängen zwischen Rauchen und Lungenkrebs kritisierten" (Anderson 2004, S.115; Übersetzung durch den Autor).

Durch eine wachsende Zahl von Untersuchungen zu den Auswirkungen einer der bedeutendsten Freizeitbeschäftigungen der jüngeren Generation auf deren Gedanken, Gefühle und Verhalten wurde eindeutig nachgewiesen: Gewalt im Videospiel führt zu mehr Gewalt in der realen Welt.

Die Mechanismen, auf denen diese Auswirkungen beruhen, sind vielfältig und lassen sich in erster Näherung in kurzfristige und langfristige unterscheiden. Kurzfristig bewirkt Gewalt in Computer- und Videospielen eine Steigerung der Erregung, die Gewalt wird imitiert und es kommt zu einer Abstumpfung gegenüber realer Gewalt. Für das Denken, Fühlen und Handeln von Kindern und Jugendlichen wird Gewalt damit zum Normalfall, und die Fähigkeit zum Mitgefühl für andere nimmt ab. Langfristig kommt es durch den permanenten erfahrungs- bzw. gebrauchsabhängigen Umbau des Gehirns, d.h. durch Neuroplastizität, zum aktiven Einüben, Modelllernen sowie zum emotionalen und sozialen Lernen von Gewalt.

Wir dürfen nicht abwarten und nichts tun. Weil wir wissen, dass das Gehirn, und zumal das von Kindern und Jugendlichen, immer lernt und nichts lieber tut, als unsere täglichen Erfahrungen in sich aufzunehmen und deren Regeln auf sich abzubilden, können wir nicht zulassen, dass modernste Technik aufgrund der Profitgier skrupelloser Anbieter von Software bei unseren Kindern vor allem zu vermehrter Gewaltbereitschaft führt.

Bedenken wir abschließend noch, was nicht wirkt: Man kann sich ausmalen, wie ein 14-Jähriger auf Angebote „ab 16" oder „ab 18" reagieren wird: Diese Beschränkungen machen die Spiele überhaupt erst interessant und sind – wie auch Indizierungen und Verbote – heute die beste Werbung, zumal sich die Kinder und Jugendlichen alles praktisch unkontrolliert aus dem Netz herunterladen können. Manche eher toleranten Eltern sagen sich vielleicht, dass es „so schlimm" schon nicht sein werde, wenn der Sohn spaßeshalber ein bisschen mehr oder weniger gewalttätig virtuell umherballert.

Nicht zuletzt wegen unserer gleichgültigen Haltung wird es daher noch ein weiter Weg sein von der völligen Regellosigkeit der heutigen Verhältnisse zu einem verantwortungsvollen Umgang mit Computern, deren Trainingssoftware unsere Kinder und Jugendlichen z.B. in Französisch-Vokabeln oder Mathematik fit macht und nicht ihre Gewaltbereitschaft trainiert. Solange nicht jeder Mutter und jedem Vater klar ist, worum es sich bei Gewalt in Video- und Computerspielen wirklich handelt – nämlich um Tötungs-Trainingssoftware zum Einüben von Aggression als der einzig möglichen Konfliktlösung –, wird man zu diesem Thema weiter arbeiten müssen und keine Ruhe geben dürfen.

„Eine human orientierte demokratische Gesellschaft gibt sich selber auf, wenn sie solche Dinge schlicht und einfach akzeptiert und sich nicht weiter darum kümmert", sagt der Medienpädagoge Tilman Ernst (in Fromm 2003, S.106) mit Recht. Gerade dieses Nichtkümmern scheint das Hauptproblem zu sein: Nach einer bereits 1998 durchgeführten Umfrage war das brutale Spiel *Duke Nukem* bei 80% aller befragten jugendlichen Schüler bekannt, jedoch nur bei 5% der Eltern (Subrahmanyam et al. 2000). Die Charaktere aus dem Spiel kann man als Plastikfiguren kaufen. Auf deren Verpackung steht zu lesen: „Achtung kleine Teile. Nicht für Kinder unter drei Jahren" (vgl. White; zit. nach Kent 2001, S.552).

> „Die Statistiken zur Gewalt im Fernsehen sind schon unglaublich. Bevor ein Kind in Amerika die Grundschule beendet hat, hat es schon 100.000 Gewalttaten und 8.000 Morde im Fernsehen gesehen; wenn das Kind jedoch Videospiele spielt, vervielfachen sich diese Zahlen, und die Gewalt wird in den eigenen Händen des Kindes verübt. Es drückt ab, mag die Sache, hat Spaß und seine Punktzahl geht nach oben. Was sagen wir unseren Kindern damit?
>
> Einer unserer Zeugen sagt heute aus, dass Videospiele ganz bewusst die psychologische Technik der Desensibilisierung einsetzen, um Soldaten beizubringen, wie man im Kampf andere Menschen tötet."

Dies sagte Senator Kay Hutchinson anlässlich einer Expertenanhörung durch den US-Senat (zit. nach Kent 2001, S.547) und bezog sich auf den Ex-Militärleutnant Dave Grossman, der unter anderem das Folgende zu Protokoll gab (zit. nach Kent 2001, S.552):

> *„Doom* wurde an die US-Marines vermarktet und lizensiert. Das Marine Corps benutzt es als exzellentes taktisches Trainingsinstrument. Wie kann man das gleiche Instrument an Kinder über das Internet verteilen, wo es doch die Marines weiter zum Training benutzen?“

Es ist daher folgerichtig, wenn Gentile und Anderson (2003) in einem *Brief an die Eltern* im Hinblick auf die Frage, ob ein bestimmtes Computer- oder Videospiel möglicherweise schädlich für das Kind ist, den folgenden Rat geben:

> „1. Spielen Sie das Spiel selbst oder lassen Sie es sich von jemandem zeigen.
> 2. Beantworten Sie für sich die folgenden sechs Fragen:
>   - Kommen in dem Spiel Charaktere vor, die andere verletzen wollen?
>   - Geschieht dies oft, d.h. mehr als ein- bis zweimal während einer halben Stunde?
>   - Wird Verletzung in irgendeiner Weise belohnt?
>   - Wird Verletzung scherzhaft dargestellt?
>   - Fehlen gewaltfreie Lösungen oder werden sie als weniger lustig bzw. zufriedenstellend dargestellt als aggressive Konfliktlösungen?
>   - Kommen realistische Konsequenzen der Gewalt im Spiel nicht vor?
> 3. Wenn Sie zwei oder mehr dieser Fragen mit *Ja* beantworten, überlegen Sie bitte genau, welche Lektion Ihrem Kind mit dem Spiel erteilt wird, bevor Sie ihm Zugang zum Spiel erlauben" (Gentile & Anderson 2003, S.152; Übersetzung durch den Autor).

244

8 Was tun?

Elektronische Bildschirm-Medien – Fernsehen und Computer – machen dumm, dick und gewalttätig. Sie wurden hierzu nicht erfunden und werden hierzu nicht gebraucht, ebenso wenig wie Autos erfunden und gekauft werden, damit es weltweit eine Million Verkehrstote gibt. Wir sprechen von ungewollten Effekten, von *Nebenwirkungen*, wie der Mediziner sagen würde. Wie bei Medikamenten auch, sind die Auswirkungen der Bildschirm-Medien abhängig von der Dosis und den Eigenarten des jeweiligen „Stoffs", der zugeführt wird.

Der Wirtschaftswissenschaftler verwendet für die unerwünschten zusätzlichen Kosten, die durch die Produktion eines Guts für die Gemeinschaft entstehen, den Begriff der *negativen Externalitäten*. In der Weise, wie die Neurowissenschaft und die Physiologie besser verstehen lassen, warum Bildschirm-Medien schaden, können Medizin und Wirtschaftswissenschaft helfen, die Frage danach zu beantworten, was zu tun ist.

Was also ist zu tun? – Wenn man ein kompliziertes Problem zu lösen hat, ist es mitunter hilfreich, sich anzuschauen, ob es schon ähnliche Probleme gibt und wie diese gelöst wurden und noch werden. Es gibt ein Problem, das ähnlich gelagert ist wie das der Bildschirm-Medien und das wir zunehmend (wenn auch noch längst nicht vollständig) im Griff haben: die Umweltverschmutzung. Amerikanische Wissenschaftler haben als Erste darauf hingewiesen, dass Fernsehen und Umweltverschmutzung sehr viel gemeinsam haben (vgl. Hamilton 1998a,b). In der Tat kann man aus der gemeinsamen Betrachtung viel lernen.

Bildschirm-Medien sind wie Umweltverschmutzung

Ich kann mich noch gut an einen Familienausflug in meiner Kindheit an den Rhein erinnern. Im VW-Käfer fuhren Papa, Mama und fünf Kinder an den längsten und berühmtesten deutschen Fluss – und sahen eine braune stinkende Brühe. Vorbei die Zeiten des schönen lieblichen Rheins, dem man Lieder singt (*Warum ist es am Rhein so schön?*), in dem man badet und mit dessen Wasser man seinen Durst stillt. Für immer vorbei, der Preis, den wir für unseren Wohlstand zahlen. Wo wären wir ohne Fabriken und Kraftwerke? – So oder so ähnlich dachten und redeten wir damals – und hätten nicht im Traum daran gedacht, dass dies nicht so sein muss. Nein, wir nahmen dies hin wie das Wetter oder die Jahreszeiten, naturgegeben eben, unausweichlich, Nebenwirkungen unseres Wohlstandes.

Nur eine kleine Gruppe „radikaler Weltverbesserer" sah dies damals anders. Steigender Wohlstand sei nicht identisch mit steigendem Energieverbrauch. Dreckige Produktion sei nicht billiger als saubere (Filter etc. kosten Geld), denn der Preis des Drecks, den wir alle zahlen, müsse dem Preis der Waren zugeschlagen werden. Nur so würde klar, was wir alle wirklich ausgeben für die vermeintlich billigen, aber verdreckenden Produkte. Und schließlich: Der Dreck in der Umwelt schade uns allen. Deswegen sei er auch nur durch eine gemeinsame Anstrengung zu beseitigen. Und wir würden es schaffen, wenn wir nur wollten.

Radikal vor 30 Jahren, selbstverständlich und real heute. Der Mediziner würde sagen, dass man die Nebenwirkungen von Produktionsprozessen jetzt besser im Griff hat, dass Umweltverschmutzung eine Frage der Dosis ist und dass die Epidemiologie klare Zusammenhänge zwischen Giften und Krankheiten gezeigt hat, deren Wirkungsmechanismen wir untersuchen konnten und zum Teil sogar kennen.

Der Wirtschaftswissenschaftler kann Folgendes ergänzen: Bei Produktionsprozessen steht am Ende keineswegs nur das Produkt. Der Bäcker verbraucht Mehl, Wasser und Hefe für sein Produkt, hat aber schließlich nicht nur die Brötchen, sondern auch eine warme Backstube – im Winter eine positive Externalität, wie der Wirtschaftswissenschaftler sagt. Externalitäten sind Begleiteffekte wirtschaftlicher Prozesse, die sich einstellen, die aber mit dem Produkt insofern nichts zu tun haben, als sie z. B. den Preis nicht beeinflussen: Der Bäcker verkauft die Brötchen im Winter nicht billiger als im Sommer, nur weil er etwas von ihnen hat, nämlich eine warme Backstube.

Viele Externalitäten sind negativ und schwer zu bewerten: Ein Kohlekraftwerk ohne Ruß- und Schwefelfilter vergiftet die Luft – eine negative Begleiterscheinung der Stromerzeugung. Fabriken an Flüssen entnehmen Wasser für Produktionsprozesse und leiten das Abwasser wieder in die Flüsse. So entstand der oben beschriebene Rhein: Opfer negativer Externalitäten. In der Tat wird die Umweltverschmutzung in den meisten Büchern der Wirtschaftswissenschaften als *das* Beispiel schlechthin für negative Externalitäten und das Versagen von Marktmechanismen angeführt (Fees 2000; Frank 2000; Pindyck & Rubinfeld 2001; Salvatore 2003; Schotter 2001).

Die vergangenen drei Jahrzehnte haben gezeigt, wie man Probleme wie diese lösen kann: Man muss auf die wahren Kosten eines Produkts – *einschließlich der Externalitäten* – achten. Dies kann auf verschiedene Weise geschehen. In manchen Fällen wurden Verbote ausgesprochen, weil man die Effekte für zu gefährlich hielt, um sie anders zu lösen. Wie man zeigen kann, sind Verbote jedoch oft nicht möglich und zudem in vielen Fällen gesamtgesellschaftlich die schlechteste Lösung des Problems. Radioaktivität kann man verbieten, das Rauchen kann man nur an bestimmten Orten verbieten, und das Recht auf Bewegungsfreiheit mit dem Auto kann man allenfalls einschränken (z. B. durch Geschwindigkeitsbegrenzungen), aber nicht verbieten. Man kann Prozesse mit negativen Externalitäten aber auch durch Abgaben oder Steuern einschränken. Die ökologische Steuerreform oder das Dosenpfand sind Beispiele funktionierender staatlicher Eingriffe, die letztlich für die Verringerung negativer Externalitäten des Wirtschaftens sorgen sollen.

Eine Schwierigkeit solcher Maßnahmen besteht dann, wenn die negativen Externalitäten im Einzelnen nicht genau bekannt sind. Dies hat sich im Hinblick auf die Umweltverschmutzung in den vergangenen Jahrzehnten geändert: Saubere Luft und sauberes Wasser haben einen Preis, und dieser kann in wirtschaftliche Überlegungen eingehen. Im Hinblick auf die Auswirkungen von Bildschirm-Medien wären entsprechend Übergewicht, Störungen der Aufmerksamkeit, verminderte Schulleistungen und vermehrte Gewaltbereitschaft dahingehend zu bewerten, was sie nicht nur jeden Einzelnen (an Leid) kosten, sondern auch, was sie die Gesellschaft insgesamt kosten. Erst wenn solche Kosten ermittelt sind, lassen sich Maßnahmen zur Senkung der negativen Externalitäten ergreifen. Letztlich werden sie internalisiert, d.h. es wird dafür gesorgt, dass die Preise der Produkte das reflektieren, was wir alle wirklich dafür bezahlen.

Der Markt allein versagt

Wichtig ist in diesem Zusammenhang Folgendes: Bei Produktionsprozessen mit ausgeprägten negativen Externalitäten versagen die Mechanismen des Marktes. Diese sorgen normalerweise durch Angebot, Nachfrage, Konkurrenz und freies Spiel der Kräfte dafür, dass Produkte immer besser und billiger werden – so zumindest die Theorie. Negative Externalitäten jedoch – dreckige Kraftwerke und Fabriken – werden vom Markt leider nicht bestraft, sondern begünstigt: Wer dreckig produziert, tut dies am günstigsten und besteht am Markt. Wer Filter und Kläranlagen kauft, hat höhere Produktionskosten, muss höhere Preise verlangen und verliert gegenüber der dreckigen Konkurrenz.

Um dies zu ändern, wurden Öko-Steuern, der Handel mit Emissionsrechten, hohe Müllgebühren, verschiedene Transportabgaben (Maut) usw. eingeführt. Damit wird der Markt in dem Sinne korrigiert, dass die wahren Kosten (für alle, einschließlich des Drecks) auf das Produkt und damit auf den Preis umgelegt werden. Wir zahlen also alle für unsere saubere Umwelt und das nicht zu knapp. Dennoch sind sich die meisten Menschen darüber einig, dass dies die bessere Lösung des Problems ist, verglichen mit stinkender Luft, braunen Flüssen und dem Niedergang natürlicher Lebensräume. Wir in Deutschland haben längst entschieden, dass wir den Markt allein nicht regieren lassen wollen, wenn es um unsere Umwelt geht.

Eine ähnliche Anstrengung ist im Hinblick auf die Bildschirm-Medien notwendig. Sie verschmutzen nicht die Landschaft, sondern die Spuren und Landkarten in den Gehirnen junger Menschen und deren Blut – mit Zucker und Cholesterin. Die langfristigen Folgen

wurden in den vorangehenden sieben Kapiteln aufgezeigt: Übergewicht und 40.000 Tote jährlich aufgrund falscher Lebensgewohnheiten allein in Deutschland; Aufmerksamkeits-, Sprach-, Lese- und
Schreibstörungen, deren Folgen wir nicht deshalb unter den Tisch
kehren sollten, weil wir sie nicht genau abschätzen können; und
zunehmende Gewalt in der Gesellschaft.

Jeder kann etwas tun!

Das Bewusstsein um die begrenzten Ressourcen der Erde, um die Tatsache, dass wir alle auf einer Müllhalde enden, wenn wir unseren
Lebensraum als Müllabladeplatz betrachten und benutzen, hat nicht
nur zu Veränderungen auf der Ebene der Politik und Gesellschaft insgesamt geführt: Grün denken nicht mehr nur eine Hand voll radikaler
Außenseiter, sondern mehr oder weniger alle. Wir trennen den Müll
und trennen uns von der veralteten Heizung, dem veralteten Kühlschrank oder dem veralteten Auto. Nicht wegen der Kälte oder der
Wärme oder der Geschwindigkeit, sondern weil es Produkte gibt, die
weniger Energie verbrauchen und die Umwelt weniger belasten.

Wenn die unerwünschten Auswirkungen von Bildschirm-
Medien auf die Menschen so zu betrachten und zu behandeln sind
wie die unerwünschten Auswirkungen von Produktion auf die Landschaft, dann gibt das Handeln im Hinblick auf den Umweltschutz
zumindest eine erste Richtschnur für das Handeln im Hinblick auf
Fernsehen, Video- und Computerspiele. Jeder kennt die Zusammenhänge und will saubere Luft atmen, nicht aus romantischen Antrie-
ben, sondern weil die gesundheitsschädlichen Auswirkungen ver-
schmutzter Luft, verschmutzen Wassers, des Lärms und der verschiedenen Umweltgifte bekannt sind. Umweltschützer sind keine Träu-
mer, sondern fest in der Realität verwurzelte und vor allem verant-
wortungsvolle Menschen.

Ebenso wie jeder Einzelne seinen Beitrag zum Umweltschutz
leisten kann (es ist billig, nur auf die Politik zu schimpfen und selbst
aber nichts zu unternehmen!) und die meisten Menschen dies auch
tun, kann jeder seinen Beitrag zur Reduktion des Bildschirm-Medienkonsums leisten.

Ich habe fünf Kinder und keinen Fernsehapparat. Als wir noch einen hatten, nahmen irgendwann die Diskussionen überhand: „Der durfte das sehen, dann darf ich auch das sehen…", so ging es täglich, bis mir der Kragen platzte und der Fernseher abgeschafft wurde. Das gab zunächst Proteste bei den Kindern, aber nach einigen Tagen ebbten sie wieder ab.

Wir gehören damit zu den 2% der deutschen Haushalte, in denen es keinen Fernsehapparat gibt, bekommen regelmäßig Anfragen von der Gebühreneinzugszentrale, ob wir uns auch sicher sind, keinen Fernseher zu haben und ob wir nicht doch Gebühren zahlen wollen.

„Ihre Kinder werden sicherlich zu Nachbarn gehen und dort vor dem Fernseher sitzen", wird sich mancher Leser jetzt denken. Ja, das ist richtig; es kommt durchaus vor, dass meine Kinder bei den Nachbarn freundlich klingeln. Was lernen sie? – Freundlich zu klingeln! Und selbstverständlich kommen die Kinder der Nachbarn im Austausch zu uns. Damit reduzieren wir sogar den Medienkonsum in der Nachbarschaft!

Das Richtige zeigen

Man hat durchaus nachweisen können, dass im Fernsehen dargestelltes prosoziales Verhalten (Hilfe, Unterstützung etc.) auch zu prosozialem Verhalten in der Realität führt (Hearold 1986).

Das Problem hierbei ist jedoch, dass diese Verhaltensweisen im Fernsehen meist zusammen mit Gewalt gezeigt werden, es also kein Programm gibt, das man in dieser Hinsicht als erzieherisch wertvoll empfehlen könnte. Bei der Mischung von Gewalt und positivem Sozialverhalten muss man leider davon ausgehen, dass die Gewalt besser hängen bleibt als das positive Sozialverhalten. Dies folgt aus den neurobiologischen Mechanismen des Lernens positiver und negativer Inhalte bzw. Kontexte: Das Böse sticht das Gute (es war wichtiger, dem Säbelzahntiger zu entkommen als die Blaubeeren fertig zu essen). Auch entsprechende psychologische Studien zeigten ein Ausstechen des positiven Effekts prosozialer Darstellungen durch zugleich gezeigte antisoziale Inhalte.

Hervorgehoben sei jedoch noch einmal der nachgewiesene positive Effekt von prosozialem im Fernsehen gezeigten Verhalten auf reales prosoziales Verhalten. Denn hier liegt ein Schlüssel zu konstruktiven Änderungen des Programms (siehe unten).

Auch gibt es durchaus Beispiele guter Fernsehprogramme, bei denen nicht Zeit verschwendet, sondern positive Erfahrungen gemacht werden. Die *Sesamstraße* wäre hier zu nennen, deren positive Auswirkungen auf Lernprozesse nachgewiesen ist (Fisch et al. 1999).

> „Einschränkend muss allerdings festgehalten werden, dass sich der Nachweis förderlicher Effekte vornehmlich auf den Konsum der Sesamstrasse im Alter von drei bis fünf Jahren begrenzt. Bei älteren Kindern scheint die Evidenz nicht gleichermaßen überzeugend zu sein...", kommentiert jedoch Ennemoser (2003a, S.445) vorsichtig.

Zudem muss man die Bewertung berücksichtigen, dass das Fernsehen insgesamt die beschriebenen negativen Auswirkungen auf Körper, Geist und Seele von Kindern hat. Diese sind größer, je jünger das Kind ist. Ein sorgfältiges Abwägen ist daher in jedem Falle notwendig, zumal selbst für die besten Kindersendungen nur ein geringer positiver Einfluss nachgewiesen ist (vgl. hierzu auch Ennemoser 2003a). Eine Erweiterung des Angebots pädagogisch wertvoller Sendungen erscheint dennoch wünschenswert. Die Erfahrungen mit dem *Children's Television Act* in den USA zeigen allerdings, wie schwierig Regulierungen in diesem Bereich sind (Alexander et al. 1998). Um ein Beispiel aus einem Bereich zu nennen, wo Definitionen eigentlich leichter sein sollten (wertvolle Nahrung): Die amerikanische Regierung beschloss Anfang der 80er Jahre unter Präsident Reagan, dass Schulkinder zum Mittagessen mindestens zwei Gemüsesorten zur Verfügung haben sollten – und diese Maßgabe wurde durch das Angebot von Pommes frites mit Ketchup umgesetzt. Man kann gespannt sein darauf, wie eine „kreative" TV-Unterhaltungsindustrie eine Verordnung zu mehr und besseren Kindersendungen umsetzen würde.

Dosis: Weniger ist mehr

Man hat nicht selten den Einfluss der Bildschirm-Medien auf die Gewaltbereitschaft dadurch zu verharmlosen versucht, dass man auf die große und lange Tradition von Gewaltdarstellungen in Medien verweist vom Hexameter und Holzschnitt zum Video und *World Wide Web*: Solange es Medien gibt, wird argumentiert, gibt es auch Darstellungen von Gewalt in diesen Medien. Bei Homer und Shakespeare wird gemeuchelt und gemetzelt, ebenso wie in der Bibel oder auf alten Gemälden. Warum sich also darüber aufregen?

In Kapitel 2 wurde deutlich, dass die Effekte des Fernsehens auf die Gesundheit des Menschen eine wesentliche Eigenschaft aufweisen: Sie sind dosisabhängig. *Ein* Fünf-Gänge-Menü (oder auch ein *Supersize Happy Meal*) verursacht keinen Herzinfarkt, nicht einmal Übergewicht, sondern allenfalls vorübergehendes Unwohlsein und Völlegefühl. Anders ist dies bei dauerhaftem Konsum zu vieler Kalorien. Der Körper speichert sie in Form von Fettgewebe für schlechte Zeiten. Ungünstig ist dann, wenn diese nicht eintreten und die Fettpolster sich im Laufe des Lebens von einer Notration fürs Überleben zu einem tödlichen Ballast verwandeln. Und der Ballast wirkt sich umso stärker aus, je länger er dazu Zeit hat, d. h., je früher er angesammelt wurde.

In den Kapiteln über die geistig-seelischen Auswirkungen der Bildschirm-Medien wurde deutlich, dass auch sie alters- und dosisabhängig sind, weil jegliches Lernen letztlich alters- und dosisabhängig ist. Hänschen lernt schneller als Hans und Übung macht den Meister – auch beim Aneignen von Gewaltbereitschaft!

Jeder kann und sollte daher versuchen, auf seine Weise dafür zu sorgen, dass weniger ferngesehen wird. Dass sich dadurch sowohl das Körpergewicht als auch die Gewaltbereitschaft reduzieren lassen, wurde anhand eines entsprechenden Schulversuchs schon gezeigt. Wenn man will, funktioniert es sogar schon im Kindergarten, wie die folgende Studie zeigt.

Intervention im Kindergarten versus
Einstiegsdroge *Teletubbies*

Im Jahr 2004 wurde die erste randomisierte kontrollierte Studie zur Bewertung eines Programms durchgeführt, das die Reduktion des Fernsehkonsums bei Vorschulkindern zum Ziel hatte. Sie wurde an 16 Kindergärten im Staate New York durchgeführt und bestand in sieben Sitzungen zur Reduktion des Fernsehens im Rahmen eines Gesundheitserziehungsprogramms (Dennison et al. 2004).

Die Kontrollgruppe erhielt sieben Sitzungen, in denen es um Unfallverhütung ging. Die Ergebnisse der Befragung der Eltern zu den Fernsehgewohnheiten der Kinder zeigten, dass es möglich war, den Fernsehkonsum in der Interventionsgruppe um 4,7 Stunden pro Woche im Vergleich zur Kontrollgruppe zu verringern.

Solche Studien sind wichtig, zeigen sie doch, dass man den Konsum von Bildschirm-Medien durch geeignete Interventionen tatsächlich reduzieren kann. Und wer sich bereits im Kindergarten das Fernsehen erst gar nicht angewöhnt oder zumindest teilweise gleich wieder abgewöhnt, der wird länger leben, glücklicher leben und in der Schule weniger Probleme haben – das haben die in den vergangenen sieben Kapiteln diskutierten Studien sehr klar gezeigt.

Um so schwerer wiegt aus dieser Sicht, dass Fernsehmacher nach Mitteln und Wegen suchen, schon sehr kleine Kinder so früh wie möglich vor den Fernsehapparat zu bringen. Ganz neue Wege ging man hierzu in England mit den *Teletubbies*, einer Sendung, die hierzulande seit dem 28. März 1999 im Kinderkanal ARD/ZDF täglich (zeitweise zweimal) zu sehen ist, die speziell für die Zwei- bis Fünfjährigen konzipiert wurde und sogar von noch jüngeren Kindern gesehen wird.

> „Mein Sohn ist zwölf Monate alt und den ganzen Tag sehr aktiv. Es gibt kaum eine Minute am Tag, an der er still sitzen bleibt. Die einzige Ausnahme ist dann, wenn er seine Teletubbies sehen darf. Er versucht dann, mit ihnen zu sprechen und kann bereits nach kürzester Zeit ‚Ah-Oh' sagen. Er sitzt ganz begeistert vor dem Fernseher und ist ganz still. Er hat auch einen Plüschtubby..."

So zitiert die Medienpädagogin Maya Götz (2003, S. 61) in ihrem Aufsatz über die *Teletubbies* die Erzählung einer offenbar begeisterten Mutter. Man könnte meinen, die Sendung sei gut gegen Aufmerksamkeitsstörungen (das Stillsitzen ist für den Schulerfolg ja wichtig) sowie zum Spracherwerb geeignet („nach kürzester Zeit Ah-Oh"). Das genaue Gegenteil ist jedoch der Fall: Was im Zitat so positiv klingt, entpuppt sich bei Licht betrachtet als Aufzählung von Schädlichkeiten: Säuglinge sollen die wenige Zeit, die sie wach sind (Einjährige schlafen etwa 14 Stunden am Tag!) *aktiv* sein. Man sollte ihnen keinesfalls Passivität antrainieren. Inaktivität ist gerade im zweiten Lebensjahr geradezu toxisch, denn das daraus resultierende Übergewicht in diesem Lebensabschnitt begünstigt späteres Übergewicht, wie man heute weiß. Die Bewegungslosigkeit ist also schlecht für das Kind. Schlimm ist auch, wenn das Kind „versucht, mit [den Spielkameraden im Fernsehen] zu sprechen", was aber ganz offensichtlich nicht klappen kann! Das Kind wird seine Kommunikationsversuche bald frustriert aufgeben!

Es geht hier nicht darum, was Tinky Winky, Dipsy, Laa-Laa und Po im Einzelnen treiben – etwa ob man von ihnen etwas lernen kann oder ob sie durch ihre rudimentäre Sprache das Sprechen-Lernen beispielsweise eher verhindern. Es geht vielmehr jenseits von allen Inhalten um einen ganz einfachen Sachverhalt: Fernsehen hat dosisabhängig ungünstige Auswirkungen auf die Gesundheit von Kindern bis in deren Erwachsenenalter hinein. Die *Teletubbies* sind daher nicht anders zu betrachten als eine *Einstiegsdroge*: Schon die Kleinsten werden an das Fernsehen herangeführt und daran gewöhnt. So schreibt Maya Götz (2003, S.69) im oben erwähnten Aufsatz mit Bezug auf die Ergebnisse einer Elternbefragung: „Denn auch das zeigt die Studie: Viele Kinder sind erst mit den Teletubbies zum Fernsehen gekommen". – Leider!, kann man anhand der Datenlage zu den ungünstigen Auswirkungen des Fernsehens nur hinzufügen. Götz sieht diese nur teilweise und kommentiert wie folgt:

> „... mit den Teletubbies ist das Fernseh-Anfangsalter deutlich nach unten gegangen. Der Wunsch nach Fernsehen beginnt nun schon viel früher. [...] Hinzu kommen die Wünsche nach Kaufartikeln und die Bereitschaft z.B. von Großeltern, diese auch sofort zu erfüllen.
> Die Folge der Teletubbies ist also nicht, wie von einigen vermutet, Sprachstörungen oder Verdummung der Kinder, sondern die wach-

sende Anforderung an Eltern, mit der Fernseh- und Konsumerziehung noch früher zu beginnen" (Götz 2003, S.70).

Als würden unsere Kinder nicht vom Fernsehen schon genug zum Konsum erzogen! Um es noch einmal ganz klar zu sagen: Man braucht nicht zu „vermuten", dass Fernsehen Aufmerksamkeits- und Leserechtschreibstörungen verursacht, denn dies ist nachgewiesen. Nicht die „öffentliche Diskussion [bleibt] hier oftmals weit hinter dem Wissensstand zurück", wie von Götz (S.66) behauptet wird, sondern die Autorin, deren Unfähigkeit, das Problem Bildschirmkonsum überhaupt zu sehen (geschweige denn, zu lösen) sich deutlich zeigt (siehe hierzu auch den Abschnitt über Medienerziehung und Medienkompetenz weiter unten).

Außenseiter ohne Fernsehen?

Kinder müssen fernsehen, damit sie nicht zu Außenseitern werden. So argumentierte das Wochenmagazin *Focus* (Nr. 12; 18. März 2002) wenige Monate nach der Veröffentlichung der verheerenden Ergebnisse der *PISA-Studie* im Hinblick auf die Leistungen deutscher Schüler und wenige Wochen vor den schrecklichen Ereignissen in Erfurt in einer Titelgeschichte zum Thema „Kinder müssen Fernsehen". Fernsehkonsum sei notwendig, so die These, mache Kinder schlau und sozial und wer nicht fernsieht, werde dumm und asozial: Kinder, die nicht fernsehen, würden zu Außenseitern in ihren jeweiligen Gruppen und langfristig zu Außenseitern der Gesellschaft werden. Die These sei wissenschaftlich belegt, und das Fernsehen schade nicht nur nicht der Entwicklung der Kinder, es nütze ihr sogar und sei für die kindliche Entwicklung wichtig. Wer nicht glauben kann, dass ein recht verbreitetes deutsches Magazin so etwas tatsächlich druckt, sei auf Abbildung 8.1 verwiesen.

Man fragt sich, welche Wissenschaftler hier gefragt wurden und wie ein bekanntes Print-Medium dazu kommt, Erkenntnisse wie die in den vorangegangenen Kapiteln dargestellten völlig unberücksichtigt zu lassen. Dass die zitierten Wissenschaftler für den *Verband Privater Rundfunk- und Telekommunikation (VPRT)* schreiben, wird im *Focus* nicht erwähnt. Geht man den Dingen nach, findet man immer

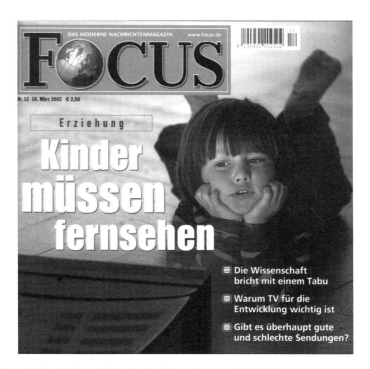

8.1 Ausschnitt der *Focus*-Titelseite der Ausgabe vom 18.3.2002

wieder das Gleiche: Die Autoren von Berichten, die einen Zusammenhang zwischen Bildschirm-Medien und Gewalt ablehnen, werden von der Unterhaltungsindustrie finanziell unterstützt (vgl. Reichardt 2003). Und Autoren, die sich immer wieder irreführend und sehr positiv über Computerspiele äußern oder deren Auswirkungen verniedlichen, haben Beraterverträge mit den Herstellerfirmen (vgl. Muir 2004). Es sei hier erst gar nicht der Versuch unternommen, sämtliche Unwahrheiten und Halbwahrheiten, für die als Kronzeugen Fernsehmacher zitiert werden, zu widerlegen. Der Leser dieses Buches kann dies selbst.

Es ist mir jedoch wichtig, auf einen Aspekt solcher Publikationen hinzuweisen, der bislang noch nicht zur Sprache kam: Die Verunsicherung von Eltern, die vielleicht selbst schon gemerkt haben, dass Bildschirm-Medien ihren Kindern nicht gut tun, die sich jedoch aufgrund der Furcht, ihre Kinder könnten zu Außenseitern werden, nicht trauen, ihre eigenen Erfahrungen ernst zu nehmen und das Fernsehen und den Computer daher gleichsam gegen ihre Intuition für ihre Kinder zulassen.

Zum Außenseiterargument sei hier klar Stellung bezogen: Erstens trifft es nicht zu, denn es sind diejenigen Kinder und Jugendlichen, die viel fernsehen, die weniger Freunde haben und eher allein sind (vgl. Kapitel 5). Selbst jedoch dann, wenn das Argument zutreffen würde, müsste man es kritisch betrachten: Mit diesem Argument kann man alles rechtfertigen, sogar das Mitlaufen bei Verbrechen (und dafür gibt es gerade in unserem Land ein historisches Beispiel gigantischen Ausmaßes). Wenn also, wie die amerikanische Akademie für Kinderheilkunde feststellt, Kinder bis zum Alter von 18 Jahren 200.000 Gewaltakte allein im Fernsehen gesehen haben, dann wäre es besser, wenn wir alle zu Außenseitern würden!

Das schlechte Gewissen der Eltern als Argument gegen Bildschirmkritik und Bildschirmabstinenz bezieht sich nicht nur auf das Fernsehen. Noch deutlicher und viel öfter kommt es beim Computer zum Einsatz.

Versager ohne Computer?

Im Hinblick auf den Computer scheint es unausweichlich, dass er in unser Leben Einzug hält: Wir dürfen ihn unseren Kindern nicht vorenthalten, denn wer ihn nicht bedienen kann, ist von den Segnungen der modernen Gesellschaft ebenso ausgeschlossen wie derjenige, der nicht lesen kann. – So zumindest scheinen sehr viele verunsicherte Eltern zu denken, die ihrem Kind beim Eintritt in die Schule oder spätestens beim Eintritt in eine weiterführende Schule einen Computer kaufen. „Mein Kind soll es besser haben als ich. Es soll die Bedienung dieser Maschine des Fortschritts von klein auf gleich lernen, sodass es ihm nicht so geht wie mir, der ich mich so dumm angestellt habe..."

Diese Gedanken erlangten in den USA unter dem Schlagwort *computer literacy* eine weite Verbreitung (Abb. 8.2), ganz ähnlich dem hierzulande weit verbreiteten Schlagwort der *Medienkompetenz*. Bei dieser handle es sich, wie bei der *Lesekompetenz* auch, um eine

„Schlüsselkompetenz", „Kulturtechnik" oder „Kernkompetenz". Bei Licht betrachtet sind mit den Ausdrücken *computer literacy* bzw. *Medienkompetenz* weder das Programmieren, noch Boolsche Algebra oder andere grundlegende mit Bildschirm-Medien verbundenen interessanten Gedanken gemeint, sondern zunächst einmal nichts weiter als oberflächliche Kenntnisse verbreiteter Anwendersoftware. Das Beherrschen einiger Tricks und vor allem der Fehlerquellen von Microsoft Word oder PowerPoint wird in seiner Bedeutung mit dem Lesen und Schreiben – im Englischen mit *literacy* bezeichnet – gleichgesetzt. Damit gaukelt das Wort *computer literacy* verunsicherten Eltern vor allem aus sozial eher schwachen Schichten vor, sie würden etwas Gutes tun, wenn sie ihr knappes Geld in rasch veraltende Hard- und Software stecken. Kaum jemand aus der Konsumenten-Gruppe sozial schwacher Bürger würde eine Wohnung oder ein Auto kaufen, die bzw. das nach zwölf bis 18 Monaten kaum noch etwas wert ist und nach drei Jahren nicht einmal mehr repariert oder überholt werden kann. „Wenn Sie ihr Kind nicht von klein auf vor den Computer setzen, dann ist sein Schicksal als Fließbandarbeiter oder Mülltonnenleerer besiegelt", suggeriert die Industrie – und viele Pädagogen stimmen fröhlich ein: Der Computer sei als Hilfsmittel des Lernens an modernen Schulen unverzichtbar. Und viele Eltern meinen daraufhin, sich den Computer für den Nachwuchs vom Munde absparen zu müssen. Wenn *Medienkompetenz* so wichtig ist wie *Lesekompetenz*, dann muss man in Bildschirm-Medien investieren, so der im Grunde unglaublich heimtückische Gedanke. Er ist es deswegen, weil sozial schwache Familien damit zum Kauf eines Geräts – letztlich aus Angst und Sorge um die Zukunft der Kinder – bewogen werden, das genau das Gegenteil von dem bewirkt, was die besorgten Eltern erreichen wollen. Um es noch einmal klar zu sagen (obwohl die Sache nach den ersten sieben Kapiteln klar sein sollte): Wer seinem Kind in körperlicher, geistiger und seelischer Hinsicht etwas Gutes tun will, der kaufe ihm *keinen* Computer!

Wer hier noch Zweifel hat, der betrachte nur einmal die tatsächliche Anwendung des Computers an Schulen: Man schlägt sich mit den Eigenarten und Fehlern von Anwendersoftware einer Firma herum, die davon lebt, dass sie fehlerhafte Software verkauft, um nach eini-

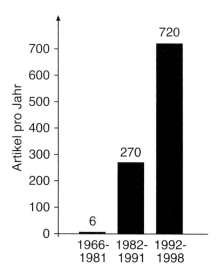

8.2 Durchschnittliche Anzahl computerbezogener Artikel in der erziehungswissenschaftlichen Literatur. Unter Verwendung der *ERIC*-Datenbank für Zeitschriften aus dem Bereich der Erziehungswissenschaften und Pädagogik wurden diejenigen publizierten Arbeiten erfasst, die die Stichworte *computer literacy* oder *computer literate* enthielten bzw. (ab 1992) zusätzlich die Schlagworte *Internet*, *World Wide Web* und *information superhighway* beinhalteten (nach Palma 2000).

gen Monaten die Behebung der Fehler erneut zu verkaufen (man stelle sich einmal vor, die Automobilindustrie täte dies). Diese Firma kann nur deswegen so schlechte Produkte für so viel Geld verkaufen, weil sie längst die Monopolstellung am Markt erreicht hat.

Manchmal läuft auf den Computern auch andere Software als Microsoft Office. Zum Beispiel in Bayern. Dort wurden im Herbst 2003 schließlich die bis dahin an vielen Schulen übers Wochenende regelmäßig durchgeführten LAN-Partys verboten. Bei solchen Partys werden Computer zu einem Ortsnetz (*local area network*, LAN) verbunden, um mit ihnen Spiele zu spielen, deren wesentlicher Inhalt Thema des letzten Kapitels war. Das Verbot musste erteilt werden, weil die Schüler ihre Zeit (und die mit öffentlichen Geldern angeschafften Rechner) Tag und Nacht von Freitag bis Montag letztlich dazu nutzten, sich virtuell gegenseitig abzuschlachten.

Wer also glaubt, dass Schüler beispielsweise das Programmieren oder gar ganz allgemein besser zu denken lernen, wenn es Computer an der Schule gibt, der irrt. Man kann sogar davon ausgehen, dass die Beziehung umgekehrt ist: Je mehr Computer eine Schule hat, desto schlechter stehen die Chancen, dass damit irgendetwas Vernünftiges getan wird – stellte hierzu schon vor einigen Jahren der amerikanische Computerwissenschaftler Palma (2000, S. 41) fest.

Kein anderer Industriezweig hat es je geschafft, dass Gebrauchsanweisungen seiner Geräte zum Schulfach erhoben wurden und dass öffentliche Gelder nicht nur für die Lehrkräfte der Gebrauchsanweisungen (einschließlich deren Weiterbildung), sondern auch für die Geräte selbst bereitwillig und manchmal geradezu verschwenderisch ausgegeben werden. Und selbst dann, wenn (was sehr oft geschieht) etwas nicht funktioniert oder kaputtgeht, ist nicht etwa die Industrie gefragt, sondern wird der (mit Steuergeldern bezahlte) Posten eines Computerbeauftragten eingerichtet, der den Kollegen (weil er allein mit der Arbeit überfordert ist) einfache Reparaturen erklärt. Lehrer werden dafür vom Unterrichten freigestellt, d. h. Unterrichtsstunden (Lehrerarbeitszeit) wird dafür verwendet, dass nicht Schüler unterrichtet, sondern Computer repariert werden. Damit werden Scharen von Lehrern zu Klempnern, die einen recht ausweglosen Kampf gegen veraltete Hardware und schlecht programmierte Software führen und beim Versagen sich dies auch noch selbst anlasten. – Ein ebenso einmaliger wie unglaublicher Vorgang.

Fassen wir zusammen: Durch eine unheilige Allianz von Politik und Schulverwaltung einerseits und der Elektronik-, Software- und Unterhaltungsindustrie andererseits konnte es geschehen, dass nicht nur private, sondern vor allem auch öffentliche Gelder in erheblichem Ausmaß für Investitionen ausgegeben wurden und noch immer werden, die in drei Jahren praktisch wertlos sind. Dabei ist längst klar, dass die Zusammenhänge zwischen Produktivität einerseits und den Ausgaben für Informationstechnologie andererseits keineswegs so einfach sind, wie dies mancher gerne glaubt (oder uns glauben macht). Man fühlt sich an den unweigerlich bestehenden Zusammenhang zwischen Energieverbrauch und wirtschaftlichem Fortschritt erinnert, der vor 30 Jahren hergebetet und für unumstößlich gehalten wurde.

Selbst dann jedoch, wenn es den Zusammenhang zwischen Produktivität und Informationstechnologie wirklich gäbe, läge damit noch immer kein Grund vor, an Schulen Allgemeinbildung durch Produktinformation zu ersetzen. Man lernt am Computer nicht denken. Die Chance, dass man es sich durch seine Benutzung abgewöhnt, ist demgegenüber sehr hoch. Wenn es also wieder einmal um Ausgaben an Schulen oder anderen Bildungseinrichtungen für Informationstechnik geht, dann gebe man auch zu bedenken, woran wegen dieser Investitionen gespart werden muss und ob nicht ein dichtes Dach, weniger ausgefallene Schulstunden oder ein paar Bücher für die Bibliothek wichtiger sind als der nächste Schwung neuester (und morgen schon uralter) Computer.

Alle müssen etwas tun

Ging es in den letzten drei Abschnitten darum, was jeder für sich und in seinem Umfeld tun kann, so geht es nun um die Frage, was wir als Gemeinschaft tun können. Betrachten wir die Reaktionen der Gemeinschaft auf die Umweltverschmutzung: Sie reichen von Appellen über Beschränkungen und steuerlichen Erleichterungen oder Bürden bis hin zu Verboten. FCKW, Asbest oder DDT wurden verboten, obwohl es sich um hervorragende Kühlmittel, unbrennbare Isolationsmaterialien und wirksame Schädlingsbekämpfungsmittel handelte. Der Grund des Verbots: Langfristig überwiegen die Schäden, unter denen nicht nur die gesamte jetzige Weltbevölkerung leidet, sondern auch zukünftige Generationen zu leiden haben werden. Diese Schäden sind zum Teil sehr schwer messbar und mitunter selbst beim besten Willen nicht genau abzuschätzen. Man denke nur an die Kernkraft, deren langfristige Kosten im Hinblick auf Endlagerung auch von solchen Unwägbarkeiten wie der Einstellung der Bevölkerung zu ihr und der politischen Stabilität insgesamt entscheidend mitbeeinflusst werden. Und zur Stärke des Einflusses von Asbest auf Lungenerkrankungen konsultiere man nochmals die Abbildung 6.8. Dieser vergleichsweise kleine Effekt genügte für ein

Verbot von Asbest. Sollen wir also Bildschirm-Medien am besten auch verbieten?

Ich glaube nicht, dass mit dieser Forderung – so berechtigt sie nach allem Gesagten erscheint – etwas erreicht wird. Verbote sind dann möglich, wenn es Alternativen gibt. Man kann Blei in weißer Farbe verbieten (weil Kinder das Blei aufnehmen und davon dumm werden), wenn man andere Möglichkeiten hat, weiße Farbe herzustellen. Man kann jedoch nicht Dinge verbieten, die zu den Gewohnheiten einer großen Mehrheit der Menschen gehören.

Rauchen ist extrem ungesund; verbieten kann man es aber nicht generell. Man kann jedoch die Tabaksteuer erhöhen (wie hierzulande im Frühjahr 2004 geschehen) und dadurch den Tabakkonsum einschränken (um immerhin 8 %, wenn man den jüngsten Berichten glauben darf). Man kann vor allem dafür sorgen, dass für das Rauchen nicht öffentlich geworben wird. Und an Kinder gerichtete Zigarettenwerbung kann man ebenfalls verbieten.

Aus den gleichen Gründen sollte man an Kinder gerichtete Werbung für ungesunde Nahrungsmittel verbieten. Dies wäre gleichbedeutend damit, dass zwei Drittel der Werbung für Kinder verboten würden, denn dies ist der Anteil der Werbung für Nahrungsmittel an der gesamten Werbung für Kinder. An Kinder gerichtete Werbung für gesunde Nahrungsmittel gibt es nicht (vgl. Kapitel 4).

Verbote sind zwar ein sehr einfaches, aber keineswegs das einzige Mittel, das eine Gesellschaft hat, um steuernd einzugreifen. Versteht man die Mechanismen genauer, kann man cleverer und wahrscheinlich auch nachhaltiger eingreifen. Wie also funktionieren Bildschirm-Medien, und warum machen sie uns dick, dumm und zudem gewalttätig?

Einschaltquoten und Zielgruppenkontaktchancen

Wer glaubt, dass Bildschirm-Medien wie vor allem das Fernsehen Programme an Zuschauer liefern, der sieht die am Werk befindlichen Mechanismen nicht. Das Fernsehen verkauft nicht Programme an Zuschauer; es verkauft vielmehr Zuschauer an Werbeagenturen. Aus diesem Grund spielen die Einschaltquoten des Fernsehens die gleiche Rolle, die bei anderen Firmen der Umsatz spielt. Je mehr Menschen zuschauen, desto mehr kann eine Sendeanstalt von einer Werbeagentur für die Werbeminute verlangen. *Zielgruppenkontaktchancen* nennt sich dieses zwischen Medienanstalten und der Werbewirtschaft gehandelte Gut (vgl. Schierl 2003, S. 42).

Fernsehsender müssen daher auf Einschaltquoten achten. Tun sie dies nicht, gehen sie am Markt ebenso zugrunde wie eine Firma, die zu teuer produziert. Ein Sender, der etwas sendet, was niemand anschaut, hat keine Chance, langfristig zu überleben. Deshalb greifen Aufrufe zur freiwilligen Selbstbeschränkung von Sendern im Hinblick auf Gewalt auch nicht. Sie können nicht greifen, denn entweder ein Sender folgt den Aufrufen – und verschwindet über kurz oder lang – oder er folgt ihnen nicht. Wie auch immer: Langfristig gibt es keine Sender, die diesen Aufrufen folgen.

Wenn aber nun eine Firma deswegen am billigsten produziert, weil sie am dreckigsten produziert (weil sie sich z. B. alle Filter spart), leiden alle unter den günstigen Preisen, zahlen also eigentlich weit mehr für das Produkt als nur den günstigen Preis am Markt. Das Produkt hat negative externe Effekte.

Nicht anders liegen die Dinge derzeit beim Fernsehen. Seine Nutzung ist mit negativen Externalitäten für uns alle verbunden, die jedoch bisher nicht in den Blick genommen, geschweige denn berücksichtigt werden. Nur weil das Fernsehen sich mit Werbung finanziert und damit die Einschaltquoten hoch halten muss, richtet sich der Konsum nicht danach, was Kindern und Jugendlichen förderlich ist, sondern danach, was sie zu Zuschauern macht. Nun sehen Menschen bei *Sex and Crime* hin, bei anderen Inhalten vielleicht eher nicht. Also läuft im Fernsehen bei zunehmendem Konkurrenzdruck und einem alles beherrschenden Marktmechanismus fast nur noch *Sex and Crime* – „it sells", wie die Amerikaner sagen. Und da wir Sex für schädlicher halten als Crime, strotzt unser Fernsehprogramm nur so vor Gewalt (siehe Kapitel 6).

Es gibt angesichts dieser Sachlage nur einen Ausweg: Gewalt im Fernsehen ist wie Umweltverschmutzung zu betrachten und muss genauso bekämpft werden. Jeder kann bei sich anfangen, und alle müssen gemeinsam etwas tun. Dazu gehört auch, wie beim Umweltschutz, dass alle bezahlen müssen.

Gebühren

Noch einmal: Für die jetzt wieder deutlich sauberere Luft, die sauberen Flüsse, in denen Fische wie Menschen wieder schwimmen können, etc. haben wir alle bezahlt. Sehr viel Geld. Allein der saubere Bodensee hat etwa fünf Milliarden gekostet, jeder Katalysator in jedem Neuwagen kostet einige hundert Euro, die Strompreise enthalten den Umweltpfennig für Rußfilter etc., die Abwassergebühr enthält die Kosten für die Kläranlagen und die sehr teuren Müllgebühren helfen, den Müll umweltfreundlich zu entsorgen. Wir wollen den Umweltschutz und wir zahlen alle dafür. Nicht wenig.

Ähnlich wie bei der Ökosteuer könnte man diejenigen zur Kasse bitten, die die mediale Umwelt – und damit langfristig die Gehirne unserer Kinder – mit Müll verseuchen. Für jeden gezeigten Gewaltakt könnte eine Abgabe fällig werden, deren Höhe sich nach der Brutalität und der Einschaltquote (miteinander multipliziert) richtet. Damit würde sich Gewalt verteuern, was wiederum die Werbeagenturen bezahlen müssten. Das Preisgefüge für Werbeausgaben im Hinblick auf unterschiedliche Programme würde sich verschieben – zuungunsten von Gewalt.

Beim Umweltschutz spricht man vom Verursacherprinzip. Man könnte entsprechend bei tatsächlichen Gewalttaten, die eine Ähnlichkeit mit medialen Modellen haben, durch entsprechende Gesetze Klagen ermöglichen. Wenn ein Sender den Horrorfilm *Scream* ausstrahlt und danach entsprechende Morde geschehen, dann sollte es möglich sein, den Sender zur Verantwortung zu ziehen. Nicht anders sollte mit Filmproduzenten verfahren werden können.

Gewiss, es gibt Meinungsfreiheit. Aber diese hört genau dort auf, wo sie die Freiheit eines anderen beeinträchtigt. Meinungsfreiheit erlaubt ebenso wenig, in einem vollen Theater „Feuer" zu rufen, wie sie die Propagierung des gewaltsamen Umsturzes der Regierung erlaubt. Der mögliche Tod vieler Menschen kann also die Meinungsfreiheit durchaus einschränken. (So wird unter anderem auch argumentiert, wenn man Zigarettenwerbung verbietet.) Mit der gleichen Argumentationsweise ist der Gewalt in den Bildschirm-Medien zu begegnen.

Damit die öffentlich-rechtlichen Fernsehanstalten ansprechende Programme mit prosozialem Inhalt produzieren können, um also aus dem Medium Fernsehen zu machen, was potentiell in ihm steckt (den Menschen etwas wirklich für sie Gutes zu bieten und damit ihr Leben wirklich und nicht nur scheinbar zu bereichern), bedarf es genügender Mittel. Es ist leichter und vor allem billiger, einen „Hingucker", der Gewalt enthält, zu produzieren als einen ohne. Aber es ist nicht unmöglich. Soll das Fernsehprogramm also besser werden, muss mehr Geld dafür ausgegeben werden. Das bedeutet höhere Gebühren für das öffentlich-rechtliche Fernsehen. Es kann nur dann gegenüber dem Gewalt-Dauerfeuer der kommerziellen Sender gewaltfreie und zugleich bessere Programme bieten, wenn es mehr Mittel zur Produktion zur Verfügung hat. Dieser Vorschlag ist unbequem; er ist jedoch ebenso unvermeidlich wie die Aufwendungen für den Umweltschutz.

Man muss hierbei natürlich sicherstellen, dass mit den Mitteln nicht Programmdirektoren oder Redakteure ihre Egos schmücken (und etwa Kunst produzieren, die keiner ansehen mag), sondern dass sie vielmehr danach streben, gesellschaftlich positive Werte mit hohen Einschaltquoten zu verbinden. In diesem Fall wären die zusätzlich aufgewendeten Mittel genauso eine Investition in eine lebenswerte Zukunft wie die hohen Abfall-, Abwasser-, Energie-, Flaschenpfand- und Transportgebühren sowie die von jedem mitgetragenen Kosten für die Isolierung der Hauswände und die Katalysatoren in Kraftwerken und Autos. Angesichts dieser enormen Kosten, die wir freiwillig auf uns nehmen, damit die Landschaft um uns herum weiter blüht und uns Freude macht, ist es lächerlich, über einen Euro Gebührenerhöhung überhaupt auch nur ein Wort zu verlieren. Wenn wir es wirklich ernst meinen, und wenn wir für unsere Kinder eine mediale bessere Zukunft und damit eine real bessere Zukunft wollen, dann müssen die öffentlich-rechtlichen Medien deutlich finanziell gestärkt werden.

Langfristig hätte dies nicht nur auf das Programm der öffentlich-rechtlichen Sender, sondern auch auf die kommerziellen Sender einen günstigen Einfluss: Stellen Sie sich vor, jeder (oder zumindest alle Eltern) hätte das vorliegende Buch gelesen, und stellen Sie sich weiter vor, dass das Programm von ARD und ZDF sich dank höherer Gebühren völlig verwandeln würde und nur noch sehr gute, sehr sehenswerte und gewaltfreie Sendungen enthielte. Welches Programm dürften Ihre Kinder sehen (in den von Ihnen für das Fernsehen vorgesehenen maximal 30 Minuten)? – Die Kinder würden die Sendungen von ARD und ZDF anschauen, nicht hingegen die kommerziellen Programme und Sender.

Wie würden diese reagieren müssen, hängen ihre Einnahmen doch von Einschaltquoten ab? – Sie müssten ebenfalls hochwertige prosoziale Programme produzieren! Sie müssten also ihr Programm dem der öffentlich-rechtlichen Sender anpassen.

Bekanntermaßen ist in den vergangenen zwei Jahrzehnten genau das Gegenteil geschehen: Weil die kommerziellen Sender mit ihrem mit *Sex and Crime* angefüllten Programm den öffentlich-rechtlichen Sendern Zuschauer und damit Zielgruppenkontaktchancen und damit wiederum Werbeeinnahmen abjagten, passten ARD und ZDF ihr Programm dem Programm der kommerziellen Sender an. Die Folge waren schlechtere Sendungen und mehr Gewalt im öffentlich finanzierten Fernsehen. Dafür wiederum wurde immer unwilliger Geld ausgegeben, weswegen wir die Gebührendiskussion (um einen Euro) erlebt haben. Motto: Wenn ARD und ZDF das Gleiche senden wie z. B. RTL, dann brauchen sie genauso wenig Gebühren. Unter den oben dargestellten Annahmen würde sich jedoch der Trend zu immer schlechteren Programmen im kommerziellen Fernsehen und im Gefolge im öffentlich-rechtlichen Fernsehen umkehren. Mehr Geld für bessere Programme, gepaart mit dem Wissen um den Schaden schlechter (und den Nutzen guter) Programme würden zwangsläufig der ARD und dem ZDF die Vorreiterposition im Hinblick auf die Gestaltung guten Fernsehens zurückgeben.

Ein ebenso romantisches wie hoffnungslos unwahrscheinliches Szenario? – So hat man über einen sauberen Bodensee vor 30 Jahren auch gedacht!

Warum wir zuschauen

Warum, so muss man angesichts dieser Argumentation fragen, schauen wir bei *Sex and Crime* eigentlich hin? Könnten wir nicht an die Vernunft von Kindern und Jugendlichen (und Erwachsenen!) appellieren?

> „Nach einer Umfrage eines Meinungsforschungsinstituts (INFAS) sind zwar zwei Drittel der erwachsenen Bürger der BRD der Meinung, dass die deutschen Fernsehprogramme ein Überangebot an Gewalttätigkeiten bieten, aber gleichzeitig erklären 53 % der Erwachsenen, dass sie Krimis und Western besonders gerne sehen" (Janssen 1972, S. 12).

Ganz offensichtlich nutzen Appelle an die Vernunft nichts. – Warum?

Um dies zu verstehen, sei zunächst ein Beispiel aus einem anderen Bereich betrachtet. Wie in Kapitel 2 bereits dargestellt, sorgte in der jüngeren Vergangenheit die Zunahme des Altersdiabetes bei Kindern und Jugendlichen weltweit für Schlagzeilen. Wie konnte dies geschehen? Kinder essen gerne Süßigkeiten. Wir wissen, dass Kinder bis etwa zum zwölften Lebensjahr gegenüber der Geschmacksqualität Süß unempfindlicher sind als Erwachsene: Sie essen einfach gerne Süßes, je mehr, desto lieber (Drewnowski 1989, 2000). Dies wird als Resultat evolutionärer Anpassung angesehen, denn Kinder brauchen viel Energie und sollten bei den früher recht seltenen Gelegenheiten, sich den Bauch mit Honig voll zu schlagen, nicht lange fackeln: Wer als Fünfjähriger vor 100.000 Jahren den Honig zu süß fand und sich mit „nein danke, ist mir zu süß" von ihm abwandte, hatte bei der nächsten Hungerperiode weniger Reservespeck auf den Rippen und gehörte daher eher nicht zu unseren Urgroßeltern.

Heute bereitet die Vorliebe von Kindern für Süßes (sie empfinden es ja als gar nicht so süß!) im Supermarkt den Müttern an der Kasse Schwierigkeiten, denn dort, wo alle wartend herumstehen, sind in Augenhöhe der Kinder Süßigkeiten platziert. Die Kinder quengeln, die Mütter werden nervös und es kommt, wie es kommen muss: Die Mutter gibt nach, der Markt hat gesiegt und die Gesundheit des Kindes leidet.

Was ist zu tun? „Die Mütter sollten mit den Kindern reden und ihnen klar machen, wie schädlich Süßigkeiten sind. Dadurch werden die Kinder schon früh zu einem vernünftigen Konsumerverhalten herangezogen", sagen manche sich aufgeklärt gebende, wohlmeinende (und vermutlich kinderlose) Intellektuelle. „Unfug", sagen die meisten anderen, „denn Kinder können nun einmal nicht anders als Süßes gerne mögen. Die Evolution hat sie mit den entsprechenden Vorlieben ausgestattet, und an die Einsicht des Fünfjährigen im Supermarkt oder Süßwarenladen zu appellieren, ist etwa so sinnvoll, wie dem Fisch das Schwimmen oder den Vögeln das Fliegen zu verbieten." Die meisten Menschen (mindestens alle, die selbst Kinder haben) neigen eher zu dieser Ansicht, und die Epidemiologie des Altersdiabetes bei Kindern spiegelt das wider. Die Zusammensetzung der Nahrung unserer Kinder ist heute ungesünder als in der Vergangenheit, trotz (oder gerade wegen?) der Fortschritte in der Nahrungsmittelindustrie. Unsere Kinder sind zugleich überfüttert (mit Kalorien) und unterernährt (hinsichtlich essentieller Nahrungsbestandteile wie Vitaminen, Ballaststoffen und ungesättigten Fettsäuren).

Betrachten wir nun statt fünfjähriger Kleinkinder einmal 14-jährige männliche Jugendliche. Wie andere Primaten auch, lernen wir Menschen vor allem durch das Zuschauen. Von Beobachtungen an sozial isoliert aufwachsenden Tieren im Zoo ist bekannt, dass Primaten viele Verhaltensweisen durch Zusehen lernen müssen. Wenn sich zwei Affen prügeln oder lieben, ist es daher für einen Affenjungen von Vorteil, hinzuschauen; er lernt dann, wie man das macht. Sogar bei Panda-Bären ist dies so, wie das Beispiel der Bärin aus dem Zoo von San Diego zeigt.

> „Hua Mai, die im Zoo von San Diego zur Welt kam und bisher keine Ahnung von Sex hatte, ist schwanger. Nachdem die vierjährige Bärin im Februar nach China zurückkam, zeigten ihr die Forscher Filme, in denen sich Pandas miteinander paaren. Diese sollten das Pandaweibchen selbst zum Sex stimulieren und als Einstimmung auf eine Reihe von Blind Dates mit Pandamännchen dienen. [...] Bisher kamen nur Pandamännchen in den Genuss der täglichen Lektionen vom Bildschirm. [...] Bisher trug das Experiment Früchte. Die Männchen, die in den vergangenen Jahren ihre täglichen Sex-Lektionen absolviert haben, sind inzwischen Vater" (Anonymous 2004).

Das Beispiel zeigt sehr deutlich, was mit einem Lebewesen geschieht, das lernfähig ist und bei Paarungen von anderen in der

Umgebung *nicht* hinschaut: Es stirbt aus. Männliche Jugendliche aus den Zeiten unserer Vorfahren, die bei Gewalt oder Sex nicht hingeschaut haben, gehören ganz gewiss *nicht* zu unseren Vorfahren! Anders ausgedrückt: Jede Vorliebe für *Sex and Crime* – es geht um das Hinschauen und Lernen – muss sich als evolutionär vorteilhaft erweisen. Daraus wiederum folgt: Die Neigung zum Hinschauen männlicher Jugendlicher bei Darstellungen von Sexualität oder Gewalt in den Medien ist ebenso zu betrachten (und zu behandeln) wie die Vorliebe Fünfjähriger für Süßes. Argumentieren ist nutzlos. Appelle sind nutzlos. Wer dies bezweifelt, hat nicht nur keinen 14-jährigen Sohn, sondern noch dazu ein sehr schlechtes Gedächtnis. Wir gehen mit Fünfjährigen nicht täglich in Süßwarenläden und versuchen *dadurch*, die Dosis der Exposition zu verringern. Nichts anderes können wir tun, wenn es darum geht, Jugendliche vom Konsum von Gewalt in den Medien abzuhalten.

Der Verweis darauf, dass es schon immer Gewalt in den Medien gegeben habe, greift nicht. Wie bereits mehrfach dargestellt, sind die Auswirkungen der Bildschirm-Medien dosisabhängig. Es geht um eine Reduktion, und nur darum kann es gehen.

Medienerziehung, Medienkompetenz, Medienforschung und Medienpädagogik

Medienpädagogik ist zunächst der sehr legitime Zweig der Pädagogik, der sich mit dem Einsatz von Medien bei Lernprozessen beschäftigt. Darum geht es hier nicht. Mit dem gleichen Wort werden jedoch auch Veröffentlichungen zusammengefasst, die sich mit dem Einfluss der Medien auf Kinder und Jugendliche beschäftigen bzw. den Umgang mit den Medien ganz allgemein betreffen. Hier geht es also eigentlich um Medienforschung. Nicht selten wird von Medienpädagogen mehr Medienerziehung gefordert, die für Medienkompetenz (also den richtigen Umgang mit den Medien) sorgen soll.

So einleuchtend dies alles ist, so widersprüchlich und vor allem hilflos wirken entsprechende Versuche nicht selten. Da wird lang und breit darüber diskutiert, wieviel Rinderleber aus einem im *Tatort* am Tatort gezeigten Fleischwolf herausquellen darf, damit einerseits der

Kunst und andererseits dem Schutz vor zu viel Gewalt Rechnung getragen ist. Man breitet das Problem der Farbe des Blutes einer Wasserleiche aus, das eigentlich nicht rot sein sollte (unrealistisch) aber dann doch rot gefilmt wird, weil der Zuschauer dies erwartet. Oder man ist stolz darauf, dass eine Vergewaltigung nicht gezeigt wird, verweist jedoch zugleich darauf, dass ein Erlebnis, das nur im Kopf des Zuschauers vorkommt, noch nachhaltiger wirken kann als ein tatsächlich gezeigtes und gesehenes Erlebnis.

> „Als Tanja die Bluse aufgerissen wird, wird jedem Zuschauer die Absicht klar: Tanja soll vergewaltigt werden. Die gekonnte Vorbereitung des Zuschauers auf diesen Gewaltakt ermöglichte es Regisseur Niko Hofmann, die Vergewaltigung selbst gar nicht zeigen zu müssen. [...]. Aus dem Off hört der Zuschauer Tanja schreien. Der eigentliche Gewaltakt spielt sich ausschließlich in der Phantasie des Zuschauers ab. Die Wirkung kann auf diese Weise gesteigert werden, weil die Vorstellung der Tat schlimmer sein kann als die Tat selbst." (Ludwig & Pruys 1998, S. 94).
> „Die indirekte Darstellung von Gewalt ist effektvoller als die direkte [...]. Der wirkungsvollste Gewaltakt, so ist zu folgern, spielt sich im Kopfe des Zuschauers und nicht auf dem Bildschirm ab" (Ludwig & Pruys 1998, S. 112).

Sich über die Darstellung einzelner Gewaltszenen in Sendungen wie dem Krimi *Tatort* Gedanken zu machen, ist im Hinblick auf das Problem der zunehmenden realen Gewalt durch die in den Medien gezeigte Gewalt ebenso wenig hilfreich wie die Entsendung einiger Fünf-Sterne-Köche nach Äthiopien zur Bekämpfung der dortigen Hungersnot. Noch einmal: Es geht nicht um einige Sekunden mehr oder weniger Spannung oder ein paar Gramm mehr Rinderleber im Fleischwolf. Es geht vielmehr um 200.000 Gewalttaten, die ein Mensch heute durchschnittlich sieht, bis er erwachsen geworden ist.

Solange Medienforschung und Medienpädagogik nichts weiter tun als sich darüber Gedanken zu machen, wie man Fernsehen optimieren kann – mittels Medienerziehung, Rezeptionsforschung etc. –, können die Ergebnisse dieser Arbeiten nicht wirklich kritisch sein und damit auch nicht wirklich etwas verbessern. Nicht wenige Medienpädagogen und Medienforscher sind finanziell von Medien abhängig. Sie können daher ihnen gegenüber nicht wirklich kritisch sein, etwa in dem Sinne, dass ein Ergebnis ihrer Forschung sein könnte, die Medien zu reduzieren. Nur so erklärt sich, dass manche schulferne

Pädagogen im Hinblick auf Bildschirm-Medien Unsinn verbreiten, denn als Spezialisten für Kinder (*Pädagoge* von griech. *pais:* Kind und *agein:* führen) sollten sie es eigentlich besser wissen.

Viele Arbeiten aus der deutschen Medienforschungslandschaft sind für ein wirkliches Verständnis der Gefahren von Bildschirm-Medien wenig oder gar nicht brauchbar. Dies sei an einem Beispiel verdeutlicht. Stellen Sie sich vor, jemand würde bezweifeln, dass Zucker dick macht und etwa wie folgt argumentieren:

(1) Erstens reagiert jeder anders auf Zucker. Der eine nimmt stark zu, der andere kaum. Also ist nichts bewiesen.

(2) Zweitens kommt es darauf an, in welchem Kontext Zucker gegessen wird: Auf Mutters Schoß ist das was ganz Tolles, der Zucker sorgt für Bindung etc. und die Mutter kann parallel zum Zucker-Genuss erklären, wie schädlich der Zucker ist.

(3) Je mehr Zucker man isst, desto weniger mag man ihn. Zucker-Essen ist also gut gegen den vielen Zucker.

(4) Es gibt so viele Theorien über den Zucker: Die Rezeptionstheorie besagt, dass es darauf ankommt, in welcher Umgebung und in welcher Stimmung man Zucker isst. Die Katharsistheorie sagt, dass Zucker essen gut gegen das Zucker-Essen ist. Die Persönlichkeits-Variablen-Theorie sagt, dass es von der Person abhängt, ob der Zucker dick macht. Und manche Ernährungswissenschaftler lehnen den Zucker in Bausch und Bogen ganz einfach ab, ohne die Komplexität der Zusammenhänge zu sehen. Wie kann man so naiv sein?

(5) Dick ist, wer sich nicht bewegt. Die Sache allein auf den Zuckerkonsum zu schieben, stellt eine unzulässige Vereinfachung dar. Dickleibigkeit ist ein multifaktorielles Geschehen. Wer behauptet, Zucker mache dick, sieht die Sache zu einseitig und liegt damit falsch.

(6) Es gibt viele Theorien und wir wissen nicht, welche stimmt. Also brauchen wir mehr Forschung im Bereich des Essens von Zucker. Und bis dahin können wir nichts aussagen. Also lassen wir unsere Kinder ruhig weiter Zucker essen. Die Konservativen aus der Anti-Zucker-Ecke wollen uns doch bloß den Spaß verderben.

(7) Zucker ist nicht gleich Zucker. Es gibt auch guten Zucker in Äpfeln und Birnen; wie kann man behaupten, dass Zucker schlecht ist und dick macht?

(8) Und übrigens habe ich eine Tante, die gerne und viel Zucker isst; und die ist ganz dünn.

Diese Argumentation wird dem Leser absurd erscheinen. Genauso wird jedoch immer wieder im Hinblick auf das Fernsehen argumentiert. Auch und gerade von manchen Medienforschern und -pädagogen. So wird beispielsweise die völlig unbewiesene Katharsistheorie (siehe unten) neben die Ergebnisse empirischer Forschung zu den nachgewiesenen Auswirkungen von Gewalt im Fernsehen gestellt und dann wird gesagt, es gäbe konkurrierende Theorien und daher wisse man nicht wirklich, was richtig sei (Kroeber-Riel & Weinberg 2003; Kunczik 1993; Fritz & Fehr 2003). Daten, die gegen Bildschirm-Medien sprechen, werden einfach als „plump" bezeichnet (Ludwig & Pruys 1998, S.27), Menschen, die ihre Argumente mit Daten untermauern, als „Erbsenzähler". Es ist grotesk, wie sich manche Autoren in überheblicher und intellektualisierender Weise über wissenschaftliche Erkenntnisse hinwegsetzen! Selbt die *Bundeszentrale für politische Bildung* tut dies dreist und dümmlich-intellektualisierend (vgl. Fritz 2003; Fritz & Fehr 2003).

Keines der oben angeführten Argumente ist in der Lage, den ganz einfachen, ganz allgemeinen Zusammenhang zwischen Zuckerkonsum und Fettleibigkeit zu entkräften. Es ist ein statistischer Zusammenhang, und er ist eindeutig nachgewiesen. Nicht anders ist es mit dem Zusammenhang zwischen Gewalt in den Medien und realer Gewalt. Empirische Untersuchungen zu den Möglichkeiten der Medienpädagogik, durch Gespräche Kinder oder Jugendliche von der medialen Gewalt abzubringen, um dadurch den Einfluss der Medien auf reale Gewalt zurückzudrängen, haben gezeigt, dass dies nicht funktioniert (vgl. Anderson et al. 2003). Man kann es auch anders sagen: Dicke Menschen wissen, dass es nicht gut ist, so viel zu essen. Sie wissen um die Zusammenhänge von Übergewicht und Gesundheitsrisiko, und sie wissen, was sie tun müssten. Wenn sie es nicht tun, liegt es nicht am mangelnden Wissen. Wissen allein führt nicht zur richtigen Handlung.

Es wird Zeit, dass wir damit aufhören, diese Erkenntnisse systematisch zu leugnen und „mehr Forschung" zu fordern: Das Märchen vom Wissenschaftsstreit (vgl. Schneider 2005) wird gezielt aufgebaut und verhindert politisches und praktisches Handeln. Es gibt aber genügend Daten. Und wir haben *jetzt* Probleme durch Bildschirm-Medien. Deswegen müssen wir *jetzt* handeln.

Katharsis – Theorie mit Schönheitsfehler

Der Gedanke, man könne sich durch das Betrachten von Gewalt von dieser einfacher loslösen, geht auf Aristoteles zurück, der in seinen – wenn auch spärlichen – Ausführungen über die Wirkung der Tragödie den Begriff der *Katharsis* (griech.: Reinigung) verwendet. Aristoteles schreibt, dass „im Durchgang durch Jammer und Schauder schließlich eine Reinigung von derartigen Leidenschaften" bewirkt werde (Poetik 6, 1449 b 24-27; zit. nach Flashar 1976, S. 784).

Auf das Fernsehen übertragen, bedeutet dies, dass das Betrachten von Gewaltszenen beim Zuschauer zu einer Art stellvertretendem Handeln, zur Abfuhr von Aggression und damit zur Verminderung von Gewalt in der realen Welt führt. Kurz, wer Schlechtes ansieht, der lässt es damit nur heraus, um eigentlich gut zu sein und das Gute in sich und der Welt zu fördern.

> „Durch die Fernsehunterhaltung mit angemessenem Sex und angemessener Gewalt sind die Amerikaner jede Nacht in der Lage, ihr Unterbewusstes zu entleeren; aggressive Phantasien bringen beruhigte Geister hervor" (Fowles 1992, S. 244; Übersetzung durch den Autor).

Der Autor vergleicht das geistlose Starren auf den Bildschirm mit buddhistischer Meditation, deren Ziel es ja auch sei, den Geist zu leeren und von irdischen Sorgen zu befreien:

> „Ein [buddhistischer] Text gibt an, dass man ... durch Konzentration auf einen Farbflecken meditieren möge. Die Ereignisse zwischen dem Aufstehen und der [abendlichen] Fernsehzeit sind unsere irdischen Sorgen. Das Fernsehen ist unser Farbfleck. Fernsehen induziert in uns einen Zustand, der den Qualitäten der angenehmen, tranceähnlichen Meditation sehr ähnelt. Darum schauen wir so viel fern" (Fowles 1992, S. 244; Übersetzung durch den Autor).

Die beiden Zitate machen deutlich, wie trotz der überwältigenden gegenteiligen Ergebnisse empirischer Forschung bis heute unkritisch für eine positive Wirkung des Fernsehens auf das Gewaltpotential argumentiert wird.

Schon Goethe wies die Meinung entschieden zurück, Aristoteles habe mit dem Begriff Katharsis eine moralische Wirkung gemeint, schon allein, weil es ihm nicht um die Wirkung beim Zuschauer ging, sondern um die Beschreibung dessen, was auf der Bühne vorgeht (vgl. Flashar 1976, S. 785).

Wie bereits erwähnt, findet sich in den zahlreichen Untersuchungen zu den Auswirkungen von medialer Gewalt kein Hinweis auf das Zutreffen der Katharsistheorie. So interessant diese Theorie auch sein mag, sie hat einen Schönheitsfehler: Sie ist falsch.

Gewalt nicht verharmlosen!

Es gibt eine deutliche Diskrepanz zwischen dem, was die Medien selbst behaupten, und dem, was sie tun. So formulierte beispielsweise das ZDF seine „Richtlinien zur Gestaltung und Beurteilung der Programme" im Jahr 1992 neu. Hierin findet sich der folgende Passus:

> „Die Darstellung von kriminellen Handlungen, von Sucht, Laster, Gewalt oder Verbrechermilieu darf nicht vorbildlich wirken, zur Nachahmung anreizen oder in der Durchführung strafbarer Handlungen unterweisen. Auch darf nicht der Eindruck hervorgerufen werden, dass derartige Erscheinungen eine über das Maß der Wirklichkeit hinausgehende Verbreitung haben." (Anonymous 1993, S. 5)

Die vielen gezeigten Morde und Gewalttaten – auch im öffentlich-rechtlichen Fernsehen und damit auch im ZDF – strafen diese Behauptung Lügen! Ganz gewiss gibt es im Fernsehen mehr Gewalt als in der realen Welt und auch die Verteilung der Gewaltdelikte entspricht nicht der Verteilung in der realen Welt. Medienkriminalität ist Gewaltkriminalität, wohingegen in der wahren Welt die Gewaltkriminalität insgesamt gegenüber anderen Formen der Kriminalität rein mengenmäßig einen geringeren Anteil hat.

Immer wieder werden in diesem Zusammenhang Fragebogenstudien herangezogen, die angeblich keinen Zusammenhang zwischen dem Betrachten von medialer Gewalt und dem Auftreten realer

Gewalt zeigen. Wie in Kapitel 5 ausführlich diskutiert, macht es jedoch einen Unterschied, ob man Menschen nur befragt, oder ob man ihnen beim Verhalten zuschaut bzw. dieses Verhalten objektiv misst:

> „Eine im Auftrag der Bundesregierung 1987 durchgeführte Studie zur ‚Bedeutung von Horror- und Pornofilmen für die Konstitution von Spezialkulturen' kommt nämlich zu dem Ergebnis, dass selbst die ‚häufige Rezeption fiktionaler Gewalt nicht zur Verrohung führt. Keine der gefragten Personen oder Gruppen definiert sich über reale Gewalt und verstärkt entsprechende Neigungen durch Videokonsum'" (Medienbericht 1994, S. 281f; zit. nach Ludwig & Pruys 1998, S. 22).

Die Frage sei hier erlaubt, ob die an der Studie beteiligten Wissenschaftler tatsächlich davon ausgingen, dass jemand sagt: „Ja, ja, ich schaue gerne Gewaltfilme und werde dadurch auch gewalttätiger". Die Naivität der Forscher (und der Regierung, die das glaubt) ist offenbar grenzenlos.

An dieser Stelle sei Folgendes angemerkt: Es ist bei der Betrachtung der Literatur zu den Auswirkungen der Bildschirm-Medien aus der Vogelperspektive immer wieder interessant zu sehen, aus welchen Lagern welche Meinungen kommen. Während Kinderärzte und Psychologen sich meist auf empirische Untersuchungen beziehen, um zum Risikofaktor Bildschirm klar Stellung zu beziehen, geben Medienwissenschaftler und Medienpädagogen unter dem Vorwand, die Dinge differenzierter zu sehen, „inhaltsanalytisch" vorzugehen, den Kontext und die Prädisposition des Rezipienten mit einzubeziehen etc. selten klare Stellungnahmen ab. Betrachten wir einige Beispiele hierzu, von denen man nach all den in den vorangegangenen Kapiteln dargestellten Studien kaum glauben kann, dass sie wirklich ernst gemeint sind.

> „Dabei muss [...] gesagt werden, dass die Rede von den gesicherten Ergebnissen der Forschung über Medienwirkungsprozesse mehr als problematisch ist, da sie in dieser Form gar nicht existieren",

schreibt Karsten Weber (2003, S. 37), der nach eigenen Angaben immerhin von 1996 bis 1998 ein vom Land Baden-Württemberg finanziell gefördertes Projekt *Gewaltdarstellungen in den Medien* durchführte.

„Die mitgerissenen Zuschauer lernen allerdings nicht einfach durch Betrachten die gezeigten Handlungen, um sie später aus irgendeinem Anlass zu wiederholen, sondern reinigen sich von diesen Erregungen, bauen mithin Wut und Leid auf lustvolle Weise ab, ohne sie ausagieren zu müssen" (Rötzer 2003a, S. 14). Der gleiche Autor schreibt auch über das *Attentat als Kunstform* zur Erlangung von Aufmerksamkeit (Rötzer 2003b).

„Es kommt nicht von ungefähr, dass sie [die empirische Forschung] bislang den Nachweis eines direkten Zusamenhangs zwischen der Gewalt computergenerierter Bilder und tatsächlicher Aggressions- und Gewaltbereitschaft schuldig geblieben ist" (Maresch 2003, S. 178).

„Computerspiele machen nicht aggressiv und sie verrohen die Spieler auch nicht", schreibt Hartmut Gieselmann (2003, S. 50), Herausgeber einer Computerzeitschrift.

Wie Lukesch (2004, S. 147) hervorhebt, nehmen manche vermeintliche Medienfachleute die international publizierten Studien zum Thema oft einfach gar nicht zur Kenntnis. Daraus wiederum resultiert letztlich eine im Grunde mehr als peinliche Situation: Während empirisch arbeitende Psychologen und Mediziner vor allem aus den USA (aber zunehmend auch hierzulande) methodisch saubere Untersuchungen vorlegen, liefern manche Medienwissenschaftler – selbst dann, wenn sie mit öffentlichen Mitteln gefördert werden – schlechte oder gar keine Forschung (sondern Besinnungsaufsätze) ab und formen aus dem resultierenden Brei von Ignoranz und Arroganz sprachlich schwer verdauliche poststrukturalistische oder neokonstruktivistische Kost.

Medienerziehung, d. h. Diskussionen mit Kindern und Jugendlichen über Realität und Fiktion, Rolle und Identifikation oder den Sinn und Unsinn von Gewalt, ist gut gemeint aber wirkungslos. Anderson und Mitarbeiter (2003, S. 103) beschreiben die Situation so:

„... von einem empirischen und theoretischen Standpunkt aus betrachtet gibt es wenig Grund zur Annahme, dass die Verbesserung der Fähigkeit der Konsumenten, die Inhalte der Medien kritisch zu analysieren, zu interpretieren und zu evaluieren (also die Verbesserung der Medienkompetenz), viel bringt. Um Beobachtungslernen, Bahnungsphänomene, Automatisierungen und Desensibilisierung zu vermindern, muss man (1) entweder die Gewalt in den Medien reduzieren oder (2) die Wahrscheinlichkeit vermindern, dass sich die Kinder mit den aggressiven Vorbildern identifizieren, dass deren Handlungen als realistisch und gerechtfertigt erscheinen und dass Gewalt als akzeptabel dargestellt wird. Allgemeine Programme zur Verbesserung der Medienkompetenz sind nicht geeignet, eines der beiden genannten spezifischen Ziele zu erreichen. So wundert es auch nicht, dass es keine Studien gibt, welche die Effektivität von ganz allgemeiner Medienerziehung zu mehr Medienkompetenz nachweisen."

Ab dem achten Lebensjahr wissen Kinder, dass es Film und Realität gibt. Sie wissen ebenfalls sehr früh, dass Gewalt negative Folgen hat und schmerzt, und ab dem dritten oder vierten Lebensjahr können sich Kinder in einen anderen Menschen hineinversetzen, sollten sich also auch in das Opfer hineinversetzen können. Dafür brauchen wir keine teuren Aufklärungskampagnen. Wir brauchen jedoch dringend klare Aussagen zu den negativen Auswirkungen von Bildschirm-Medien auf die Gesundheit. Und wir müssen alle – jeder für sich und alle gemeinsam – beginnen zu handeln. Dave Grossmann, ein amerikanischer Ex-Militär und Psychologe, formuliert zurecht Folgendes:

> „Wir haben eine Generation von Barbaren erzogen, die gelernt haben, Gewalt mit Vergnügen zu assoziieren. Wenn in den Kinos blutige Gewaltszenen gezeigt werden, dann geschieht immer das Gleiche: Die jungen Leute freuen sich und lachen und machen gerade weiter mit Popcornessen und Limonadetrinken" (Grossmann; zit. nach Webster 2002, S.19; Übersetzung durch den Autor).

Fernsehkonsum erfolgt heute in ganz ähnlicher Weise; oft nebenher, beim Essen oder Spielen oder (seit neuestem) beim Spielen mit dem Computer. Wir sollten in der Tat damit aufhören, einer Generation multimedial beizubringen, Leid mit Vergnügen zu verbinden.

Man kann jedoch durchaus etwas tun. Wie in den Kapiteln 2 und 6 beschrieben, bringen ganz konkrete Programme zur Reduktion des Bildschirm-Medienkonsums ganz handfeste Ergebnisse: Weniger Übergewicht und weniger Gewalt auf dem Schulhof. Wir haben also keinen Grund, die Hände in den Schoß zu legen!

Gewalt durch die Medien – in den Medien

Angesichts der genannten Fakten wundert es, dass man noch immer nicht nur darüber diskutiert, ob das Fernsehen insgesamt schädliche Auswirkungen hat, sondern sogar darüber, ob Gewaltdarstellungen im Fernsehen überhaupt Auswirkungen haben (Reichardt 2003; Fowles 1999; Freedman 1984, 2002). Wir hatten in Kapitel 6 gesehen, dass die Forschung hierzu eine lange Tradition und eindeutige Ergebnisse hervorgebracht hat. Es gibt dennoch sogar ein ganzes Buch darüber, warum es gut ist, Gewalt im Fernsehen zu zeigen (*The Case for Television Violence*, Fowles 1999), das vor Halbwahrheiten, unbewiesenen und falschen Behauptungen nur so strotzt. Nicht unwesentlich für diesen auffällig hohen Grad an Missinformation dürfte sein, dass die Medien selbst den Zusammenhang umso stärker herunterspielen, je deutlicher er durch wissenschaftliche Studien belegt wird.

Dies ist keine Vermutung, sondern eine empirisch belegte Tatsache. Brad Bushman und Craig Anderson (2001) von der Iowa State University stellten in einer entsprechenden Analyse fest, dass die Ergebnisse wissenschaftlicher Studien ganz eindeutig *nicht* in die Berichterstattung von Zeitungen und Zeitschriften eingingen (Abb. 8.3). Obwohl die Datenlage seit etwa 20 Jahren immer deutlicher wurde, nahmen immer weniger Berichte in den Print-Medien eindeutig Stellung. Die Autoren kommentieren dies folgendermaßen:

> „Es gibt mehrere Erklärungsmöglichkeiten für diese verantwortungslose Berichterstattung. Die einfachste besteht vielleicht darin, dass die Print-Medien ein deutliches Interesse daran haben, den starken Zusammenhang zwischen dem Konsum von Mediengewalt einerseits und realer Aggression andererseits zu leugnen. Schließlich kann eine solche Leugnung auf mindestens drei Wegen zu vermehrten Profiten der Zeitungen und Zeitschriften führen: Erstens sind viele Print-Medien-Firmen Teil größerer Medien-Konzerne, die ihrerseits direkt vom Verkauf von Gewalt in Film und Fernsehen profitieren. Zweitens erhalten viele Zeitungen und Zeitschriften ihre Werbeeinnahmen von Firmen, die ihrerseits Gewaltmedien produzieren und verkaufen. Bekanntermaßen machen praktisch alle Zeitungen Werbung für Filme. Drittens könnten die Print-Medien fürchten, dass sie ihre Leser vergraulen, wenn sie über Tatsachen berichten, welche die Leser nicht mögen. Im Hinblick auf die große Zahl der Menschen, die Gewalt in den Medien konsumieren und zulassen, dass ihre Kinder dies auch tun, sind solche Befürchtungen durchaus angebracht. Die voreingenommene Berichterstattung über wissenschaftliche Fakten ist dagegen eindeutig unangebracht" (Bushman & Anderson 2001, S. 486f; Übersetzung durch den Autor).

Das bei vielen Journalisten vorhandene Gefühl der Fairness gegenüber jeder Meinung (Motto: alles muss gesagt werden) sorgt weiterhin

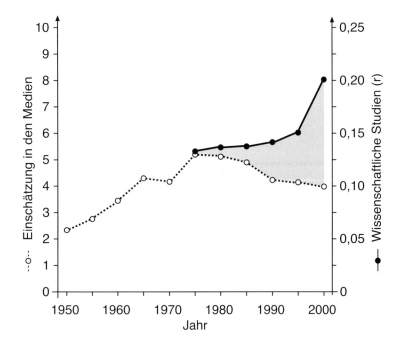

8.3 Einschätzung der Medien hinsichtlich des Zusammenhangs zwischen medialer und realer Gewalt (gestrichelte Linie) von 1950 bis 2000; Korrelationen aus wissenschaftlichen Untersuchungen zum Zusammenhang von medialer und realer Gewalt von 1975 bis 2000 (durchgezogene Linie). Die Daten wurden so skaliert, dass die Datenpunkte für das Jahr 1975 praktisch übereinander liegen. Man sieht sehr deutlich den divergierenden Trend (markiert als graue Fläche) zwischen den Reportagen in den Medien über die Medien und den Ergebnissen wissenschaftlicher Untersuchungen (d.h. den gefundenen Korrelationen, r) zu den Medien (nach Daten aus Bushman & Anderson 2001, S. 486).

dafür, dass auch der unbegründetsten Meinung ebenso breiten Raum gegeben wird wie einer begründeten Meinung. Hierauf wurde von Hoffner (1998) in einer Arbeit über die Art, wie Journalisten über Gewalt in den Medien berichten, sehr deutlich hingewiesen. Man kennt dieses Prinzip auch hierzulande, z.B. aus dem Deutsch-Aufsatz: Erörtert man eine Frage, so darf man bloß nicht klar Stellung beziehen. Sorgfältig abwägen, beiden Seiten Raum geben, ausgewogen urteilen ist die Devise, die Einsen in Deutsch bringt. Auch dann, wenn die Antwort klar und eindeutig (und einseitig) ist. Sich für oder gegen etwas zu entscheiden gilt in gebildeten Kreisen als unfein, wenig intellektuell bzw. schlechthin als dumm. Ein ambivalent-bedächtiges „vielleicht hätte man würden können, wenn man wollen gemocht hätte dürfen" hingegen verschafft Respekt.

So erklärt sich, warum trotz klarer wissenschaftlicher Erkenntnisse die Berichterstattung so verwirrend und unscharf erfolgt. Kunkel (2003) kommentiert dies in seiner Arbeit zur Geschichte der Versuche, Gewalt im Fernsehen einzudämmen, wie folgt:

> „Auf der einen Seite stehen der beratende Arzt der US-Regierung, die Zentren für die Prävention und Kontrolle von Krankheiten, die nationalen Institute für seelische Gesundheit, die Vereinigung der Ärzte Amerikas und eine Vielzahl weiterer Institutionen des öffentlichen Gesundheitswesens, der Medizin und der Wissenschaft. Sie alle sind sich darüber einig, dass das Betrachten von Gewalt im Fernsehen ein Risiko für schädliche Auswirkungen auf Kinder darstellt. Auf der anderen Seite stehen die Medien-Unterhaltungsindustrie und eine Hand voll akademische Abweichler [...], die die Forschungsergebnisse anderer kritisieren, ohne dass sie ihre Meinung durch eigene Forschung belegen. Es ist eine Tatsache, dass kein einziger von denen, die von der überwältigenden Mehrheit der Wissenschaftler abweichen, auch nur eine Studie in einer wissenschaftlichen Zeitschrift, die ihre Publikationen einer Bewertung und Prüfung durch Kollegen unterzieht, veröffentlicht hat. Keiner dieser Kritiker hat damit im vergangenen Vierteljahrhundert verlässliche neue Daten hervorgebracht, die ihre Behauptungen belegen würden. Was sie gegenüber den allgemein akzeptierten wissenschaftlichen Erkenntnissen anführen, sind lediglich Argumente [...], die einer Überprüfung nicht standhalten. Dennoch ist es erstaunlicherweise der Fall, dass Berichte über Gewalt im Fernsehen diesem ‚entgegengesetzten Standpunkt' einen breiten Raum geben und damit den Eindruck erwecken, es gäbe im Hinblick auf diese Geschichte zwei gleichberechtigte Standpunkte" (Kunkel 2003, S.244f; Übersetzung durch den Autor).

Wissenschaftler könnten hier klar Stellung beziehen und die Öffentlichkeit besser informieren. Warum nur wenige dies tun, erklären Bushman und Anderson wie folgt:

> „Eine weitere mögliche Erklärung [für den in Abbildung 8.3 dargestellten Tatbestand] hat mit dem Versagen der Forschergemeinde zu tun, ihre Ergebnisse klar und deutlich publik zu machen. Hierzu tragen mindestens vier Faktoren bei. Erstens betrachten sich Wissenschaftler in aller Regel nicht als öffentliche Meinungsbildner. Es gilt nicht als Teil ihrer Arbeit, die Allgemeinbevölkerung weiterzubilden. Zweitens schließt die Rolle des Wissenschaftlers eine sehr konservative Norm ein, die besagt, dass er dasjenige, was er privat als wahr zu erkennen glaubt, noch lange

nicht öffentlich sagt, insbesondere, was die Verallgemeinerbarkeit seiner Ergebnisse anbelangt sowie mögliche Schlussfolgerungen im Hinblick auf Ursachen und Wirkungen. Unter Wissenschaftlern wird es demgegenüber für viel angebrachter gehalten, die Grenzen einer Studie, vor allem der eigenen, zu diskutieren. Drittens fehlt Wissenschaftlern die Zeit, Reportern ihre Ergebnisse zu erklären oder um auf bezahlte Kritiker zu reagieren, deren einziger Job es ist, Forschung anzugreifen, die unerwünschte Ergebnisse zutage gefördert hat. Viertens ist jeder Versuch, die Allgemeinbevölkerung weiterzubilden, mit erheblichen Kosten verbunden. Dies betrifft nicht nur die damit verbundene Zeit, sondern auch die Schmähbriefe [...] und die Gefahr für die persönliche Sicherheit, wenn man sich [mit unbequemen Erkenntnissen] in die Öffentlichkeit traut" (Bushman & Anderson 2001, S. 487; Übersetzung durch den Autor).

Selbst die *Bundeszentrale für politische Bildung* ist völlig blind für die Gefahren der Bildschirm-Medien. Ihre Publikation *Computerspiele. Virtuelle Spiel- und Lernwelten* könnte auch von den Herstellern dieser Tötungstrainingssoftware stammen, geht es bei ihnen vermeintlich doch nur um „sensumotorische Fähigkeiten", „Bedeutungszuweisungen" im Kontext eines „kulturellen Rahmens", um „Regelkompetenz" sowie um „Motivation und Energie" (Fritz 2003, S. 10). Es stimmt sehr nachdenklich, wenn wir solchen Unfug sogar mit öffentlichen Geldern bezahlen und verbreiten. Denn wenn wir das Problem nicht sehen bzw. weiter nichts tun, *dann sind wir Teil des Problems* (vgl. Hänsel & Hänsel 2005).

Zum Schluss: Wir dürfen nicht zuschauen

Noch einmal: Bildschirm-Medien machen dick und krank, wirken sich in der Schule ungünstig auf die Aufmerksamkeit und das Lesenlernen der Kinder aus und führen zu vermehrter Gewaltbereitschaft sowie tatsächlicher Gewalt. Diese unbeabsichtigten Folgen der Bildschirm-Medien haben wir alle zu tragen. Sie betreffen auch denjenigen, der Bildschirm-Medien nicht benutzt. Es ist daher höchste Zeit, dass wir uns darüber Gedanken machen, was wir tun können, um den ungünstigen Auswirkungen erfolgreich zu begegnen.

In diesem Kapitel wurden eine ganze Reihe von Maßnahmen diskutiert. Ich glaube, dass wir angesichts des Ausmaßes des Problems nur eine Chance haben, etwas zu ändern, wenn wir auf vielen Ebenen tätig werden. Beispiele sind:

- An Kinder gerichtete Werbung für ungesunde Nahrungsmittel gehört, wie die Zigarettenwerbung auch, durch den Staat verboten.
- Eltern sollten sich darüber im Klaren sein, dass Bildschirm-Medien für Kleinkinder und Vorschulkinder sicher schädlich, für Grundschulkinder sehr wahrscheinlich schädlich und für Schüler der Sekundarstufe I (bis zum 10. Schuljahr) wahrscheinlich schädlich sind.
- Sendungen, die für kleine Kinder zum Heranführen an das Fernsehen erdacht (und produziert) werden, sind nicht als etwas medienpädagogisch Sinnvolles, sondern als „Einstiegsdrogen" zu betrachten und in ihren gesellschaftlichen Auswirkungen wie diese zu bewerten.
- Die Dosis macht aus dem potentiellen Heilmittel das Gift. Gleiches gilt für Bildschirm-Medien. Wer sie konsumiert, sollte vor allen anderen Gesichtspunkten auf die Menge achten. Dies gilt ganz besonders für Kinder. Fernsehtagebücher, elektronische Zeitbegrenzer und andere Mittel können helfen, Auswüchse zu erkennen und zu vermeiden. Die Flinte ins Korn zu werfen und sich mit der alltäglichen Auseinandersetzung, was wie lange gesehen werden darf, einfach abzufinden, ist falsch. Mein Rat: Wenn es wirklich so weit gekommen ist, wird es Zeit, den Fernseher aus dem Haus zu verbannen.
- Es ist nicht egal, was man schaut. Eltern sollten auf die geistige Nahrung ihrer Kinder achten. Wer seine Kinder vor den Fernseher setzt und sich um das Programm nicht kümmert, handelt ebenso verantwortungslos wie derjenige, der sie mit Zucker voll stopft und dann mit ihnen schimpft, wenn sie dick werden.
- Das Gesagte gilt sinngemäß für Computer- und Videospiele.
- Wer Gewalt sät, wird Gewalt ernten. Machen wir uns nichts vor: Was heute Entertainment heißt, ist vielfach nichts weiter als eine Anleitung zu Gewaltherrschaft, Fremden- und Frauenhass. Wollen wir unseren Nachfahren wirklich diese Werte in die Köpfe pflanzen, drei bis vier Stunden am Tag, 365 Tage im Jahr?

- Weil Kinder und Jugendliche sich aus biologischen Gründen Inhalten zuwenden, deren Erwerb gesamtgesellschaftlich zu Problemen führt, kann man die Medieninhalte nicht allein dem Markt überlassen.
- In ihrem Buch über Medienforschung vertreten Ludwig und Pruys (1998, S.110) eine weit verbreitete Auffassung zur Notwendigkeit von Gewalt im Fernsehen, die wie folgt lautet:

„[...] solange es Literatur und Kunst gibt, [haben] Künstler die Grenzen des gesellschaftlich Akzeptablen ausgelotet [...] und damit die Diskussion über gesellschaftliche Normen und Werte vorangetrieben".

Ich bestreite jedoch, dass die Gewalt im Fernsehen das Produkt von Künstlern ist, die damit irgendeine gesellschaftlich sinnvolle Diskussion vorantreiben wollen. Ich bestreite weiterhin, dass man allen Ernstes behaupten kann, die Gewalt in den Medien würde unsere Gesellschaft im Hinblick auf Normen und Werte voranbringen. Es geht bei Gewalt in Bildschirm-Medien vielmehr um handfeste finanzielle Interessen, wie übrigens die genannten Autoren auch an anderer Stelle unumwunden zugeben.

- Allein in Deutschland werden in wenigen Jahren jährlich einige zehntausend Menschen durch das Fernsehen sterben. Es gefährdet die Menschenwürde, beeinträchtigt das glückende Leben, und es begünstigt Hass, Aggressivität, Krankheit und Tod. Seine negativen Externalitäten müssen den möglichen positiven Auswirkungen sowie den Profitgesichtspunkten der Medien-Macher gegenübergestellt werden.
- Zusammenfassende und hochgerechnete Zahlen betreffen nur die unmittelbaren und leicht messbaren Folgen. Man bedenke jedoch auch die Auswirkungen des Bildschirm-Medienkonsums auf die vielen Einzelschicksale: Die unglücklichen dicken jungen Mädchen, die straffällig gewordenen und im Gefängnis sitzenden jungen Männer. Kurz: Weder sagen Zahlen etwas über die hinter ihnen stehenden Schicksale, noch sind die meisten dieser Einzelschicksale in den Zahlen überhaupt enthalten!
- Jeder kann – wie beim Umweltschutz – vor der eigenen Haustür und sogar in den eigenen vier Wänden etwas tun. Und wir als

Gemeinschaft können Anstrengungen unternehmen, auch solche finanzieller Art.

- Appelle an die Medien zur Selbstkontrolle nützen nichts. An Versuchen hat es nicht gefehlt. Sie sind alle gescheitert.
- Wir müssen dafür sorgen, dass die öffentlich-rechtlichen Medienanbieter genügend Mittel zur Verfügung haben, dass sie ein besseres Programm machen können als die kommerziellen Anbieter. Hierzu können Gebührenerhöhungen beitragen. Nur so kann die derzeitige Situation (dass die öffentlich-rechtlichen Medien die kommerziellen nachahmen) vom Kopf auf die Füße gestellt werden.
- Mit prosozialen Programmen öffentlich-rechtlicher Anstalten als Vorreiter guten Fernsehens und mit der weiten Verbreitung der in diesem Buch dargestellten Erkenntnisse besteht die Chance, dass ARD und ZDF nicht mehr den kommerziellen Programmanbietern hinterherlaufen, sondern das Umgekehrte eintritt. Wer wird sein Kind ein Programm ansehen lassen, von dem er weiß, dass es etwa so schädlich ist wie das Rauchen und deutlich schädlicher als Asbest in der Deckenisolation oder Blei in der Wandfarbe?

Wir können also durchaus etwas tun. Die Maßnahmen reichen von Verboten bestimmter Inhalte, der Aufklärung der Öffentlichkeit über die wirklichen Schäden (hierzu soll dieses Buch einen Beitrag leisten), über Appelle an jeden Einzelnen, den Konsum von Bildschirm-Medien einzuschränken, bis hin zur Besteuerung unerwünschter und langfristig schädlicher Programminhalte.

Wozu wir uns auch immer entschließen, eines muss klar sein: Unsere Zukunft liegt in ökonomischer und sozialer Hinsicht in den Gehirnen der nächsten Generation. Wir haben keinen anderen Rohstoff für Wachstum, und es gibt keine andere Grundlage für Einstellungen und Werte. Wir können es uns nicht leisten, diesen Rohstoff in der Weise zu verschwenden, wie wir dies in der Vergangenheit getan haben. Vermüllte Köpfe bedrohen unsere zukünftige Existenz ebenso wie eine vermüllte Landschaft. Deswegen dürfen wir nicht länger zuschauen!

Literatur

AAP Committee on Communications (2001) American Academy of Pediatrics: Children, adolescents, and television. *Pediatrics* 107:423-426

Abelson P, Kennedy D (2004) The obesity epidemic. *Science* 304:1413

Alais D, Burr D (2004) The ventriloquist effect results from near-optimal bimodal integration. *Current Biology* 14:257-262

Alexander A, Hoerner K, Duke L (1998) What is quality children's television? In AW Heston, NA Weiner (Eds): *The Annals of the American Academy of Political and Social Science*. Sage Periodicals Press, Thousand Oaks, CA, 70-82

Allison DB, Zannolli R, Narayan KM (1999a) The direct health care costs of obesity in the United States. *Am J Public Health* 89:1194-1199

Allison DB, Fontaine KR, Manson JE, Stevens J, VanItallie TB (1999b) Annual deaths attributable to obesity in the United States. *JAMA* 282:1530-1538

Anderson CA, Benjamin AJ, Bartholow BD (1998) Does the gun pull the tigger? Automatic priming effects of weapon pictures and weapon names. *Psychological Science* 9:308-314

Anderson CA, Dill KE (2000) Video games and aggressive thoughts, feelings, and behavior in the laboratory and in life. *Journal of Personality and Social Psychology* 78:772-790

Anderson CA, Bushman BJ (2001) Effects of violent video games on aggressive behavior, aggressive cognition, aggressive affect, physiological arousal, and prosocial behavior: a meta-analytic review of the scientific literature. *Psychological Science* 12:353-359

Anderson CA, Bushman BJ (2002) Media violence and the American public revisited. *American Psychologist* 57:448-450

Anderson CA, Berkowitz L, Donnerstein E, Huesmann LR, Johnson JD, et al. (2003) The influence of media violence on youth. *Psychological Science in the Public Interest* 4:81-110

Anderson CA, Carnagey NL, Eubanks J (2003) Exposure to violent media: the effects of songs with violent lyrics on aggressive thoughts and feelings. *Journal of Personality and Social Psychology* 84:960-971

Anderson CA (2004) An update on the effects of playing violent video games. *J Adolesc* 27:113-122

Anderson CA, Funk JB, Griffiths MD (2004) Contemporary issues in adolescent video game playing: brief overview and introduction to the special issue. *J Adolesc* 27:1-3

Andison FS (1977) TV violence and viewer aggression: a cumulation of study results 1956-1976. *Public Opinion Quarterly* 41:314-331

Anonymous (1993) Richtlinien für die Sendungen des ZDF vom 11.7.1963 in der Fassung vom 4.12.1992. *Media Perspektiven* Dokumentation I/93:5-8

Anonymous (1998) *Web site popularity by gender*, Vanderbilt University, http://www.media-awareness.ca/english/resources/research_documents/statistics/internet/website_by_gender.cfm?RenderForPrint=1

Anonymous (1999) *Chronology of Tobacco Control in New Zealand*, Health New Zealand, http://www.healthnz.co.nz/h_chron.htm

Anonymous (2002) *Men still dominate worldwide internet use*, http://www.clickz.com/stats/big_picture/demographics/article.php/959421

Anonymous (2003) A calm view of video violence (Editorial). *Nature* 424:355

Anonymous (2004) *Panda-Porno*, http://www.pmmagazin.de/de/wissensnews/wn_id908.htm

ARD (2004) *Leitlinien für die Programmgestaltung der ARD 2005/2006*, ARD, Köln

ARD/ZDF-Medienkommission (1990) Stellungnahme der ARD/ZDF-Medienkommission

286 Vorsicht Bildschirm

zu den Ausführungen über die Gewaltdarstellungen in den Massenmedien im Gutachten der Unabhängigen Regierungskommission zur Verhinderung und Bekämpfung von Gewalt. *Media Perspektiven* Dokumentation II/90:91-98

Aristoteles (1959) *Werke. Bd. 13. Über die Seele (de anima).* Wissenschaftliche Buchgesellschaft, Darmstadt

Arluk SL, Branch JD, Swain DP, Dowling EA (2003) Childhood obesity's relationship to time spent in sedentary behavior. *Mil Med* 168:583-586

Aufenanger S (1995) Umfang und Programmumfeld von Kinderwerbung: Spotwerbung für Kinder und mit Kindern im deutschen Fernsehen. In M Charlton, K Neumann-Braun, S Aufenanger, W Hoffmann-Riem, et al. (Hg): *Fernsehwerbung und Kinder. Das Werbeangebot in der Bundesrepublik Deutschland und seine Verarbeitung durch Kinder. Band 1: Das Werbeangebot für Kinder.* Leske & Budrich, Opladen, 47-86

Bahrick LE, Lickliter R (2000) Intersensory redundancy guides attentional selectivity and perceptual learning in infancy. *Developmental Psychology* 36:190-201

Ballard ME, Wiest JR (1996) Mortal Kombat (tm): The effects of violent video game play on male's hostility and cardiovascular responding. *Journal of Applied Social Psychology* 26:717-730

Bandura A, Ross D, Ross SA (1963) Imitation of film-mediated aggressive models. *Journal of Abnormal and Social Psychology* 66:3-11

Bandura A (1979) *Sozial-kognitive Lerntheorie.* Klett-Cotta, Stuttgart

Bandura A (1989) Die sozial-kognitive Theorie der Massenkommunikation. In J Groebel, P Winterhoff-Spurk (Hg): *Empirische Medienpsychologie.* Psychologie Verlags Union, München, 7-32

Bandura A (1994) Social Cognitive Theory of Mass Communication. In J Bryant, D Zillman (Eds): *Media Effects: Advances in Theory and Research.* Lawrence Erlbaum Associates, Hillsdale, 61-90

Barinaga M (2000) A critical issue for the brain. *Science* 288:2116-2119

Barkley RA (1998) Attention-deficit hyperactivity disorder. *Sci Am* 279:66-71

Barnes DM (1986) Promising results halt trial of anti-AIDS drug. *Science* 234:15-16

Barnett MA, Vitaglione GD, Harper KK, Quackenbush SW, Steadman LA, Valdez BS (1997) Late adolescents experiences with and attitudes toward video games. *Journal of Applied Social Psychology* 27:1316-1334

Barry AMS (1997) *Visual Intelligence: Perception, Image, and Manipulation in Visual Communication.* State University of New York Press, Albany

Bartholow BD, Dill KE, Anderson KB, Lindsay JJ (2003) The proliferation of media violence and its economic underpinnings. In DA Gentile (Ed): *Media Violence and Children.* Praeger, Westport, 1-18

Baumert J, Artelt C, Klieme E, Neubrand M, Prenzel M, et al. (2000) *Pisa 2000. Die Länder der Bundesrepublik Deutschland im Vergleich.* Leske & Budrich, Opladen

Bellizzi MC, Horgan GW, Guillaume M, Dietz WH (2003) Prevalence in childhood and adolescent overweight and obesity in Asian and European countries. In C Chen, WH Dietz (Eds): *Obesity in Childhood and Adolescence. Nestlé Nutrition Workshop Series, Pediatric Program, Bd. 49.* Lippincott Williams & Wilkins, Philadelphia, PA, 23-35

Berenson CK (1998) Frequently missed diagnoses in adolescent psychiatry. *Psychiatr Clin North Am* 21:917-926, viii

Berkey CS, Rockett HR, Field AE, Gillman MW, Frazier AL, et al. (2000) Activity, dietary intake, and weight changes in a longitudinal study of preadolescent and adolescent boys and girls. *Pediatrics* 105:E56

Berkey CS, Rockett HRH, Gillman MW, Colditz GA (2003) One-year changes in activity and in inactivity among 10- to 15-year-old boys and girls: relationship to change in body mass index. *Pediatrics* 111:836-843

Berkowitz L (1990) On the formation and regulation of anger and aggression: a cognitive-neoassociationistic analysis. *American Psychologist* 45:494-503

Berkowitz L (1993) *Aggression: Its causes, consequences, and control.* McGraw-Hill, New York

Bhargava SK, Sachdev HS, Fall CH, Osmond C, Lakshmy R, et al. (2004) Relation of serial changes in childhood body-mass index to impaired glucose tolerance in young adulthood. *N Engl J Med* 350:865-875

Bjorkqvist K (1985) *Violent films, anxiety and aggression.* Finnish Society of Sciences and Letters, Helsinki

Black D, Newman M (1995) Television violence and children. *BMJ* 310:273-274

Blood AJ, Zatorre RJ (2001) Intensely pleasurable responses to music correlate with activity in brain regions implicated in reward and emotion. *Proc Natl Acad Sci U S A* 98:11818-11823

Böhler T (2004) Health economics of overweight and obesity in childhood. In W Kiess, C Marcus, M Waibitsch (Eds): *Obesity in Childhood and Adolescence.* Karger, Basel, 229-242

Bowman SA, Gortmaker SL, Ebbeling CB, Pereira MA, Ludwig DS (2004) Effects of fast-food consumption on energy intake and diet quality among children in a national household survey. *Pediatrics* 113:112-118

Breiter HC, Gollub RL, Weisskoff RM, Kennedy

DN, Makris N, et al. (1997) Acute effects of cocaine on human brain activity and emotion. *Neuron* 19:591-611

Brosius H-B, Fahr A (1996) *Werbewirkung im Fernsehen: Aktuelle Befunde der Medienforschung.* Verlag Reinhard Fischer, München

Brown JR, Cramond JK, Wilde RJ (1974) Displacement effects of television and the child's functional orientation to media. In JG Blumler, E Katz (Eds): *The uses of mass communications: Current perspectives on gratifications research.* Sage Publications, Inc., Beverly Hills, CA

Brown RT, Freeman WS, Perrin JM, Stein MT, Amler RW, et al. (2001) Prevalence and assessment of attention-deficit/hyperactivity disorder in primary care settings. *Pediatrics* 107:E43

Bühler S, Kiess W, Böttner A, Raile K, Kapellen T, Bühler M (2004) Type 2 diabetes mellitus in children and adolescents: the European perspective. In W Kiess, C Marcus, M Waibitsch (Eds): *Obesity in childhood and adolescence.* Karger, Basel, 170-180

Burdine JN, Chen MS, Gottlieb NH, Peterson FL, Demetri Vacalis T (1984) The effects of ethnicity, sex and father's occupation on heart health knowledge and nutrition behavior of school children: the Texas youth health awareness survey. *J Sch Health* 54:87-90

Buresch W (2003) *Kinderfernsehen. Vom Hasen Cäsar bis zu Tinky Winky, Dipsy und Co.* Suhrkamp, Frankfurt

Burke A, Peper E (2002) Cumulative trauma disorder risk for children using computer products: results of a pilot investigation with a student convenience sample. *Public Health Rep* 117:350-357

Bushman BJ, Anderson CA (2001) Media violence and the American public: scientific facts versus media misinformation. *American Psychologist* 56:477-489

Bushman BJ, Anderson CA (2002) Violent video games and hostile expectations: a test of the general aggression model. *Personality and Social Psychology Bulletin* 28:1679-1686

Butor PM (2004) Some psychological viewpoints on obesity. In W Kiess, C Marcus, M Waibitsch (Eds): *Obesity in Childhood and Adolescence.* Karger, Basel, 124-136

Calvert GA, Campbell R, Brammer MJ (2000) Evidence from functional magnetic resonance imaging of cross-modal binding in the human heteromodal cortex. *Current Biology* 10:649-657

Calvert GA, Lewis JW (2004) Hemodynamic studies of audiovisual interactions. In GA Calvert, C Spence, BE Stein (Eds): *The Handbook of Multisensory Processes.* MIT Press, Cambridge, MA, 483-502

Campbell SB (2000) Attention-deficit/hyperactivity disorder: a developmental view. In AJ

Sameroff, M Lewis, SM Miller (Eds): *Handbook of Developmental Psychopathology.* Kluwer Academic/Plenum Publishers, New York, NY, 383-401

Cantor J (2003) Media and fear in children and adolescents. In DA Gentile (Ed): *Media Violence and Children.* Praeger, Westport, 185-203

Caspers-Merk M, Resch F, Skrodzki K (2002) *Eckpunkte der Ergebnisse der vom Bundesministerium für Gesundheit und Soziale Sicherung durchgeführten interdisziplinären Konsensuskonferenz zur Verbesserung der Versorgung von Kindern, Jugendlichen und Erwachsenen mit Aufmerksamkeitsdefizit-Hyperaktivitätsstörung (ADHS),* Bonn, 28. und 29. Oktober 2002

Centerwall BS (1989) Exposure to television as a cause of violence. In G Comstock (Ed): *Public communication and behavior.* Academic Press, New York, 1-58

Centerwall BS (1989) Exposure to television as a risk factor for violence. *American Journal of Epidemiology* 129:643-652

Centerwall BS (1992) Television and violence. The scale of the problem and where to go from here. *JAMA* 267:3059-3063

Ceruzzi PE (2003) *A History of Modern Computing.* MIT Press, Cambridge

Chang EF, Merzenich MM (2003) Environmental noise retards auditory cortical development. *Science* 300:498-502

Charlton M, Neumann-Braun K, Aufenanger S, Hoffmann-Riem W, et al. (1995) *Fernsehwerbung und Kinder. Das Werbeangebot in der Bundesrepublik Deutschland und seine Verarbeitung durch Kinder. Band 1: Das Werbeangebot für Kinder.* Leske & Budrich, Opladen

Chen C, Dietz WH (2002) *Obesity in Childhood and Adolescence.* Lippincott Williams & Wilkins, Philadelphia

Cheng TO (1999a) Coronary heart disease in China. *Hosp Med* 60:456

Cheng TO (1999b) Teenage smoking in China. *J Adolesc* 22:607-620

Cheng TO (2001) Price of modernization of China (Letter to the Editor). *Circulation* 103:e131

Cheng T (2004) The changing face and implications of childhood obesity (Letter to the Editor). *New England Journal of Medicine* 350:2415

Chomsky (1978) *Rules and Representations.* Columbia University Press, New York

Christakis DA, Zimmerman FJ, DiGuiseppe DL, McCarty CA (2004) Early television exposure and subsequent attentional problems in children. *Pediatrics* 113:708-713

Cline VB, Croft RG, Courrier S (1973) Desensitization of children to television violence. *Journal of Personality and Social Psychology*

27:360-365

Cohen JD (1988) *Statistical power analysis for the behavioral sciences.* Lawrence Erlbaum, Hillsdale NJ

Cohen D, Strayer J (1996) Empathy in conduct-disordered and comparison youth. *Developmental Psychology* 32:988-998

Cohen LB, Amsel G, Redford MA, Casasola M (1998) The development of infant causal perception. In A Slater (Ed): *Perceptual development: Visual, auditory and speech perception in infancy.* UCL Press, London, 167-209

Cole TJ (2003) Assessment: national and international reference standards. In C Chen, WH Dietz (Eds): *Obesity in Childhood and Adolescence. Nestlé Nutrition Workshop Series, Pediatric Program, Bd. 49.* Lippincott Williams & Wilkins, Philadephia, PA, 1-21

Comstock G, Scharrer E (2003) Meta-analyzing the controversy over television violence and aggression. In DA Gentile (Ed): *Media Violence and Children.* Praeger, Westport, 205-226

Comuzzie AG, Allison DB (1998) The search for human obesity genes. *Science* 280:1374-1377

Coon KA, Goldberg J, Rogers BL, Tucker KL (2001) Relationships between use of television during meals and children's food consumption patterns. *Pediatrics* 107:E7

Coon KA, Tucker LA (2002) Television and children's consumption patterns: a review of the literature. *Minerva Pediatrica* 54:423-436

Corteen RS, Williams TM (1986) Television and reading skills. In TM Williams (Ed): *The Impact of Television. A Natural Experiment in Three Communities.* Academic Press, Orlando, FL, 39-86

Cotugna N (1988) TV ads on Saturday morning children's programming – what's new? *JNE* 1988:125-127

Crespo CJ, Smit E, Troiano RP, Bartlett SJ, Macera CA, Andersen RE (2001) Television watching, energy intake, and obesity in US children: results from the third National Health and Nutrition Examination Survey, 1988-1994. *Arch Pediatr Adolesc Med* 155:360-365

Da Costa Ribeiro I, Augusto AC, Taddei J, Colugnatti F (2003) Obesity among children attending elementary public schools in Sao Paulo, Brazil: a case-control study. *Public Health Nutr* 6:659-663

de Palma P (2000) http://www.when_is_-enough_enough?.com. In D Quammen (Ed): *The Best American Science And Nature Writing.* Houghton Mifflin, Boston, 34-47

DeAngelis CD (1996) Editor's note. *Archives of Pediatric Medicine* 150:356

Dennison BA, Russo TJ, Burdick PA, Jenkins PL (2004) An intervention to reduce television viewing by preschool children. *Arch Pediatr Adolesc Med* 158:170-176

Dietz WH, Gortmaker SL (1984) Factors within the physical environment associated with childhood obesity. *Am J Clin Nutr* 39:619-624

Dietz WH, Gortmaker SL (1985) Do we fatten our children at the television set? Obesity and television viewing in children and adolescents. *Pediatrics* 75:807-812

Dietz WH, Bandini LG, Morelli JA, Peers KF, Ching PL (1994) Effect of sedentary activities on resting metabolic rate. *Am J Clin Nutr* 59:556-559

Dietz WH (2004) Overweight in childhood and adolescence. *New England Journal of Medicine* 350:855-857

Dill KE, Dill JC (1998) Video game violence: a review of the empirical literature. *Aggression and Violent Behavior: A Review Journal* 3:407-428

Donahue T, Meyer T, Henke L (1978) Black and white children: perceptions of television commercials. *Journal of Marketing* 42:34-40

Donnerstein E, Berkowitz L (1981) Victim reactions in aggressive erotic films as a factor in violence against women. *Journal of Personality and Social Psychology* 41:710-724

Drabman RS, Thomas MH (1974) Does media violence increase children's tolerance for real-life aggression? *Developmental Psychology* 10:418-421

Drewnowski A (1989) Sensory preferences for fat and sugar in adolescence and adult life. *Annals of the New York Academy of Sciences* 561:243-250

Drewnowski A (2000) Sensory control of energy density at different life stages. *Proc Nutr Soc* 59:239-244

DuRant RH, Baranowski T, Johnson M, Thompson WO (1994) The relationship among television watching, physical activity, and body composition of young children. *Pediatrics* 94:449-455

DuRant RH, Treiber F, Goodman E, Woods ER (1996) Intentions to use violence among young adolescents. *Pediatrics* 98:1104-1108

Ebbeling CB, Pawlak DB, Ludwig DS (2002) Childhood obesity: public-health crisis, common sense cure. *Lancet* 360:473-482

Ege MJ, von Kries R (2004) Epidemiology of obesity in childhood and adolescence. In W Kiess, C Marcus, M Waibitsch (Eds): *Obesity in Childhood and Adolescence.* Karger, Basel, 41-62

Eggers C (1990) Die Medienumwelt der Kinder. *Jugendschutz* 35:11-20

Eisenhauer HR, Hübner HW (1986) *Gewalt in der Welt – Gewalt im Fernsehen (19. Mainzer Tage der Fernsehkritik 1986),* Mainz

Ennemoser M (2003) Effekte des Fernsehens im Vor- und Grundschulalter. Ursachen, Wirkungen und differenzielle Effekte. *Nervenheilkunde* 22:443-453

Eron LD, Huesmann LR (1986) The role of television in the development of prosocial and antisocial behavior. In D Olweus, J Block, M Radke-Garrow (Eds): *Development of antisocial and prosocial behavior. Research, theories and issues.* Academic Press, New York, 285-311

Faraone SV, Biederman J (2001) ADHD: disorder or discipline problem? *Science* 291:1488-1489

Fees E (2000) *Mikroökonomie. Eine spieltheoretisch- und anwendungsorientierte Einführung.* Metropolis-Verlag, Marburg

Feierabend S, Simon E (2000) Was Kinder sehen. Eine Analyse der Fernsehnutzung 1999 von Drei- bis 13-Jährigen. *Media Perspektiven* 4/2000:159-179

Feierabend S, Klingler W (2004) Was Kinder sehen. Eine Analyse der Fernsehnutzung Drei- bis 13-Jähriger 2003. *Media Perspektiven* 4/2004:151-162

Feshbach S, Singer RD (1971) *Television and aggression.* Jossey-Bass, San Francisco CA

Fiorillo CD, Tobler PN, Schultz W (2003) Discrete coding of reward probability and uncertainty by dopamine neurons. *Science* 299:1898-1902

Fisch SM, Truglio RT, Cole CF (1999) The impact of Sesame Street on preschool children: a review and synthesis of 30 year's research. *Media Psychology* 1:165-190

Flashar H (1976) Katharsis. In J Ritter, K Gründer (Eds): Historisches Wörterbuch der Philosophie Bd. 4. Wissenschaftliche Buchgesellschaft, Darmstadt, 784-786

Flechsig P (1920) *Anatomie des menschlichen Gehirns und Rückenmarks auf myelogenetischer Grundlage.* Thieme, Leipzig

Ford DJ, Scragg R, Weir J, Gaiser J (1995) A national survey of cigarette smoking in fourth-form school children in New Zealand. *N Z Med J* 108:454-457

Fowles J (1992) *Why viewers watch: A reappraisal of television's effects.* Sage Publications, Inc., Newbury Park, CA

Fowles J (1999) *The case for television violence.* Sage Publications Inc., Thousand Oaks, CA

Frank RH (2000) *Microeconomics and Behavior.* McGraw-Hill, Boston, MA

Freedman JL (1984) Effect of television violence on aggressiveness. *Psychological Bulletin* 96:227-246

Freedman D, Khan L, Dietz W, Srinivasan S, Berenson G (2001) Relationship of childhood obesity to coronary heart disease risk factors in adulthood: the Bogalusa heart study. *Pediatrics* 108:712-718

Freedman DS, Khan LK, Mei Z, Dietz WH, Srinivasan SR, Berenson GS (2002) Relation of childhood height to obesity among adults: the Bogalusa Heart Study. *Pediatrics* 109:E23

Freedman JL (2002) *Media Violence and Its Effect on Agression: Assessing the Scientific*

Evidence. University of Toronto Press

Freedman DS, Serdulla MK, Khan LK (2003) The adult health consequences of childhood obesity. In C Chen, WH Dietz (Eds): *Obesity in Childhood and Adolescence. Nestlé Nutrition Workshop Series, Pediatric Program, Bd. 49.* Lippincott Williams & Wilkins, Philadelphia, PA, 63-82

Freedman DS (2004) Childhood obesity and coronary heart disease. In W Kiess, C Marcus, M Waibitsch (Eds): *Obesity in Childhood and Adolescence.* Karger, Basel, 160-169

Fritz J (1995) *Warum Computerspiele faszinieren.* Juventa, Weinheim, München

Fritz J, Fehr W (2003) Virtuelle Gewalt. Modell oder Spiegel. In J Fritz, W Fehr (Hg): *Virtuelle Spiel- und Lernwelten.* Bundeszentrale für politische Bildung, Bonn, 49-60

Fritz J, Fehr W (2003) Warum eigentlich spielt jemand Computerspiele? In J Fritz, W Fehr (Hg): *Virtuelle Spiel- und Lernwelten.* Bundeszentrale für politische Bildung, Bonn, 10-24

Fromm R (2003) *Digital spielen - real morden? Shooter, Clans und Fragger: Computerspiele in der Jugendszene.* Schüren Verlag, Marburg

Fung TT, Hu FB, Yu J, Chu NF, Spiegelman D, et al. (2000) Leisure-time physical activity, television watching, and plasma biomarkers of obesity and cardiovascular disease risk. *Am J Epidemiol* 152:1171-1178

Funk JB, Baldacci HB, Pasold T, Baumgardner J (2004) Violence exposure in real-life, video games, television, movies, and the internet: is there desensitization? *J Adolesc* 27:23-39

Fuster JM (2001) The prefrontal cortex – an update: time is of the essence. *Neuron* 30:319-333

Galst JP, White MA (1976) The unhealthy persuader: the reinforcing value of television and children's purchase-influencing attempts at the supermarket. *Child Development* 47:1089-1096

Gambles M, Cotugna N (1999) A quarter century of TV food advertising targeted at children. *Am J Health Behav* 23:261-267

Gentile DA, Walsh DA (1999) *National survey of family media habits, knowledge and attitudes.* National Institute on Media and the Family

Gentile DA (Ed) (2003) *Media Violence and Children.* Praeger, Westport

Gentile DA, Anderson CA (2003) Violent video games: the newest media violence hazard. In DA Gentile (Ed): *Media Violence and Children.* Praeger, Westport, 131-152

Gentile DA, Sesma A (2003) Developmental approaches to understanding media effects on individuals. In DA Gentile (Ed): *Media Violence and Children.* Praeger, Westport, 19-37

Gentile DA, Lynch PJ, Linder JR, Walsh DA

290 Vorsicht Bildschirm

(2004) The effects of violent video game habits on adolescent hostility, aggressive behaviors, and school performance. *J Adolesc* 27:5-22

Gerhards M, Klingler W (2003) Mediennutzung in der Zukunft. *Media Perspektiven* 3/2003:115-130

Giard MH, Peronnet F (1999) Audio-visual integration during multimodal object recognition in humans: a behavioral and electrophysiological study. *Journal of Cognitive Neuroscience* 11:473-490

Gibson JJ (1979) *The Ecological Approach to Visual Perception*. Houghton-Mifflin, Boston

Gibson EJ, Pick AD (2000) *An Ecological Approach to Perceptual Learning and Development*. Oxford University Press, New York

Gidwani PP, Sobol A, DeJong W, Perrin JM, Gortmaker SL (2002) Television viewing and initiation of smoking among youth. *Pediatrics* 110:505-508

Gieselmann H (2003) Aktion "Sauberer Bildschirm". In F Rötzer (Hg): *Virtuelle Welten – reale Gewalt*. Verlag Heinz Heise, Hannover, 50-58

Gilpin EA, Distefan JM, Pierce JP (2004a) Population receptivity to tobacco advertising/promotions and exposure to anti-tobacco media: effect of Master Settlement Agreement in California: 1992-2002. *Health Promot Pract* 5:91S-98S

Gilpin EA, Lee L, Pierce JP (2004a) Changes in population attitudes about where smoking should not be allowed: California versus the rest of the USA. *Tob Control* 13:38-44

Gilpin EA, Lee L, Pierce JP (2004b) Does adolescent perception of difficulty in getting cigarettes deter experimentation? *Prev Med* 38:485-491

Gilpin EA, Lee L, Pierce JP, Tang H, Lloyd J (2004b) Support for protection from secondhand smoke: California 2002. *Tob Control* 13:96

Gleich U (1995) Das Angebot von Gewaltdarstellungen im Fernsehen. In M Friedrichsen, G Vowe (Hg): *Gewaltdarstellungen in den Medien*. Westdeutscher Verlag, Opladen, 145-165

Glogauer W (1999) *Die neuen Medien machen uns krank: Gesundheitliche Schäden durch die Medien-Nutzung bei Kindern, Jugendlichen und Erwachsenen*. Deutscher Studienverlag, Weinheim

Goodman N, Dornbusch SM, Richardson SA, Hastorf AH (1963) Variant reactions to physical disabilities. *Am Sociol Rev* 28:429-435

Gopnik A, Meltzoff AN, Kuhl PK (1999) *The Scientist in the Crib*. William Morrow and Company, New York

Gore SA, Foster JA, DiLillo VG, Kirk K, Smith West D (2003) Television viewing and snacking. *Eat Behav* 4:399-405

Gortmaker SL, Must A, Sobol AM, Peterson K, Colditz GA, Dietz WH (1996) Television viewing as a cause of increasing obesity among children in the United States, 1986-1990. *Arch Pediatr Adolesc Med* 150:356-362

Gortmaker SL, Peterson K, Wiecha J, Sobol AM, Dixit S, et al. (1999) Reducing Obesity via a School-Based Interdisciplinary Intervention Among Youth. *Arch Pediatr Adolesc Med* 153:409-418

Götz M (2003) Wer hat Angst vor den Teletubbies? In W Buresch (Hg): *Kinderfernsehen. Vom Hasen Cäsar bis zu Tinky Winky, Dipsy und Co.* Suhrkamp, Frankfurt, 51-70

Green RG, O'Neal EC (1969) Activation of cue-elicited aggression by general arousal. *Journal of Personality and Social Psychology* 11:289-292

Green CS, Bavelier D (2003) Action video game modifies visual selective attention. *Nature* 423:534-537

Greenberg A (2003) Obesity: now and later. *Nutr Clin Care* 6:2-3

Griffiths MD, Davies MNO, Chappell D (2003) Breaking the stereotype: the case of online gaming. *Cyber Psychology and Behavior* 6:81-91

Griffiths MD, Davies MNO, Chappell D (2004) Online computer gaming: a comparison of adolescent and adult gamers. *J Adolesc* 27:87-96

Groebel J, Gleich U (1988) Werbewirkung: Ausgewählte Probleme, Ergebnisse und Methoden aus der Grundlagenforschung. *Media Perspektiven* 4/1988:248-255

Groebel J, Gleich U (1992) ARD-Forschungsdienst. Werbewirkungsforschung. *Media Perspektiven* 3/1992:213-217

Groebel J (Ed) (1993) Die Rolle der Gewaltdarstellung in den Medien. *Gemeinsame Verantwortung für den inneren Frieden. Texte zur inneren Sicherheit*. Bonn

Groebel J, Gleich U (1993) *Gewaltprofil des deutschen Fernsehprogramms. Eine Analyse des Angebots privater und öffentlich-rechtlicher Sender*. Leske & Budrich, Opladen

Grossman D (1995) *On Killing. The psychological cost of learning to kill in war and society.* Back Bay Books, New York, NY

Grossman D, DeGaetano G (1999) *Stop Teaching Our Kids to Kill: A Call to Action Against TV, Movie and Video Game Violence*. Crown Books (Random House), New York, NY

Günther K-P (2004) Musculoskeletal consequences of obesity in youth. In W Kiess, C Marcus, M Waibitsch (Eds): *Obesity in Childhood and Adolescence*. Karger, Basel, 137-147

Hänsel R, Hänsel R (2005) Einführung. In R Hänsel, R Hänsel (Hg): *Da spiel ich nicht mit! Auswirkungen von „Unterhaltungsgewalt" in Fernsehen, Video- und Computerspielen und was man dagegen tun kann. Eine Hand-*

reichung für Lehrer und Eltern. Auer-Verlag, Donauwörth, 5-7

Hamilton JT (1998) *Channeling Violence: The Economic Market for Violent Television Programming.* Princeton University Press, Princeton

Hammond KM, Wyllie A, Casswell S (1999) The extent and nature of televised food advertising to New Zealand children and adolescents. *Australian and New Zealand Journal of Public Health* 23:49-55

Hancox RJ, Milne BJ, Poulton R (2004) Association between child and adolescent television viewing and adult health: a longitudinal birth cohort study. *Lancet* 364:257-262

Harrison LF, Williams TM (1986) Television and cognitive development. In TM Williams (Ed): *The Impact of Television. A Natural Experiment in Three Communities.* Academic Press, Orlando, FL, 87-142

Hasson U, Nir Y, Levy I, Fuhrmann G, Malach R (2004) Intersubject synchronization of cortical activity during natural vision. *Science* 303:1634-1640

Hauk O, Johnsrude I, Pulvermuller F (2004) Somatotopic representation of action words in human motor and premotor cortex. *Neuron* 41:301-307

Hauner H (2004) Transfer into adulthood. In W Kiess, C Marcus, M Waibitsch (Eds): *Obesity in Childhood and Adolescence.* Karger, Basel, 219-228

Hausmanninger T (2002) Die Geschichte der ethischen Debatte über Gewalt im Film. In T Hausmanninger, T Bohrmann (Hg): *Mediale Gewalt.* W. Fink, München, 37-50

Hausmanninger T, Bohrmann T (Hg) (2002) *Mediale Gewalt.* W. Fink, München

Healy J (1990) *Endangered Minds. Why Children Don't Think and What We Can Do About.* Simon and Schuster, New York, NY

Hearold S (1986) A synthesis of 1043 effects of television social behavior. *Public Communication and Behavior* 1:65-133

Hernandez B, Gortmaker SL, Colditz GA, Peterson KE, Laird NM, Parra-Cabrera S (1999) Association of obesity with physical activity, television programs and other forms of video viewing among children in Mexico City. *Int J Obes Relat Metab Disord* 23:845-854

Hill JO, Peters JC (1998) Environmental contributions to the obesity epidemic. *Science* 280:1371-1337

Hill JO, Wyatt HR, Reed GW, Peters JC (2003) Obesity and the environment: where do we go from here? *Science* 299:853-855

Hoffner C (1998) Framing of the television violence issue in newspaper coverage. In JT Hamilton (Ed): *Television Violence and Public Policy.* University of Michigan Press, Michigan, 313-333

Hop le T, Xuan Ngoc TT (2004) Overweight/obesity situation and the relation to lipid disorders and hypertension in women aged 20 to 59 years old in Ba Dinh district, Hanoi City. *Asia Pac J Clin Nutr* 13(Suppl):S139

Huesmann LR, Taylor LD (2003) The Case against the Case against Media Violence. In DA Gentile (Ed): *Media Violence and Children.* Praeger, Westport, CT, 107-130

Huurdeman AA (2003) *The worldwide history of telecommunications.* John Wiley, Hoboken, NJ

Irwin AR, Gross AM (1995) Cognitive tempo, violent video games, and aggressive behavior in young boys. *Journal of Family Violence* 10:337-350

Jackson LA (2001) Gender and the internet: women communicating and men searching. *Sex Roles: A Journal of Research,* http://www.findarticles.com/cf_dls/m2294/2001_March/78361733/print.jhtml

Jacob A (2003) School programs. In C Chen, WH Dietz (Eds): *Obesity in Childhood and Adolescence. Nestlé Nutrition Workshop Series, Pediatric Program, Bd. 49.* Lippincott Williams & Wilkins, Philadelphia, PA, 257-272

Jacobson MF (2004) Steps to end the obesity epidemic. *Science* 305:611

Jacoby E, Goldstein J, Lopez A, Nunez E, Lopez T (2003) Social class, family, and life-style factors associated with overweight and obesity among adults in Peruvian cities. *Prev Med* 37:396-405

Jahns L, Siega-Riz AM, Popkin BM (2001) The increasing prevalence of snacking among US children from 1977 to 1996. *J Pediatr* 138:493-498

Jakes RW, Day NE, Khaw KT, Luben R, Oakes S, et al. (2003) Television viewing and low participation in vigorous recreation are independently associated with obesity and markers of cardiovascular disease risk: EPIC-Norfolk population-based study. *Eur J Clin Nutr* 57:1089-1096

Janssen H (1972) Gewalt – Thema Nr. 1. *SWF Hausintern* 4:12f

Jensen PS (2000) ADHD: current concepts on etiology, pathophysiology, and neurobiology. *Child Adolesc Psychiatr Clin N Am* 9:557-572

Johnson JG, Cohen P, Smailes EM, Kasen S, Brook JS (2002) Televison viewing and aggressive behavior during adolescence and adulthood. *Science* 295:2468-2471

Joseph J (2000) Not in their genes: a critical view of the genetics of attention deficit hyperactivity disorder. *Dev Rev* 20:539-567

Josephson WL (1987) Television violence and children's aggression: testing the priming, social script, and disinhibition predictions. *Journal of Personality and Social Psychology* 53:882-890

Joy LA, Kimball MM, Zabrack ML (1986) Television and children's aggressive behavior. In TM Williams (Ed): *The Impact of Television. A Natural Experiment in Three Communities.* Academic Press, Orlando, FL, 303-360

Jüptner O (2002) *Gender differences in UK seniors internet use,* http://www.e gateway.net/infoarea/news/newscfm?nid=2601

Kain J, Burrows R, Uauy R (2003) Obesity trends in Chilean children and adolescents: basic determinants. In C Chen, WH Dietz (Eds): *Obesity in Childhood and Adolescence. Nestlé Nutrition Workshop Series, Pediatric Program, Bd. 49.* Lippincott Williams & Wilkins, Philadelphia, PA, 45-61

Kain J, Vio F, Albala C (2003) Obesity trends and determinant factors in Latin America. *Cad Saude Publica* 19 Suppl 1:S77-86

Kaiser Family Foundation (2003) *New study finds children age zero to six spend as much time with TV, computers and video games as playing outside.* The Henry J. Kaiser Family Foundation, http://www.kaisernetwork.org

Kalies H, Koletzko B, von Kries R (2001) Übergewicht bei Vorschulkindern. *Kinderärztliche Praxis* 4:227-234

Kalies H, Lenz J, von Kries R (2002) Prevalence of overweight and obesity and trends in body mass index in German pre-school children 1982-1997. *Int J of Obesity* 26:1211-1217

Kang JW, Kim H, Cho SH, Lee MK, Kim YD, et al. (2003) The association of subjective stress, urinary catecholamine concentrations and PC game room use and musculoskeletal disorders of the upper limbs in young male Koreans. *J Korean Med Sci* 419-424

Kasteleijn-Nolst Trenite DG, Martins da Silva A, Ricci S, Rubboli G, Tassinari CA, et al. (2002) Video games are exciting: a European study of video game-induced seizures and epilepsy. *Epileptic Disord* 4:121-128

Katzmarzyk P, Malina RM, Song TM, Bouchard C (1998) Television viewing, physical activity, and health-related fitness of youth in the Quebec Family Study. *Journal of Adolescent Health* 23:318-325

Kaufman L (1980) Prime-time nutrition. *J Commun* 30:37-46

Kaur H, Choi WS, Mayo MS, Harris J (2003) Duration of television watching is associated with increased body mass index. *J Pediatr* 143:506-511

Kellner H, Horn I (1971) Gewalt im Fernsehen. Literaturbericht über Medienwirkungsforschung. *Schriftenreihe des ZDF* 8, Mainz

Kent SL (2001) *The Ultimate History of Video Games.* Three Rivers Press, New York, NY

Kepplinger HM, Tullius C, Augustin S (1995) Objektiver Inhalt und subjektives Verständnis aktueller Zeitungsberichte. *Medienpsychologie* 6:302-322

Kiess W, Marcus C, Wabitsch M (2004) *Obesity in Childhood and Adolescence.* Karger, Basel

Kimball MM (1986) Television and sex-role attitudes. In TM Williams (Ed): *The Impact of Television. A Natural Experiment in Three Communities.* Academic Press, Orlando, FL, 265-301

Klein RM (2000) Inhibition of return. *Trends in Cognitive Sciences* 4:138-147

Koepp MJ, Gunn RN, Lawrence AD, Cunningham VJ, Dagher A, et al. (1998) Evidence for striatal dopamine release during a video game. *Nature* 393:266-268

Koolstra C, van der Voort THA (1996) Longitudinal effects of television on children's leisure time reading: a test of three explanatory models. *Hum Commun Res* 23:43

Koolstra CM, van der Voort THA, van der Kamp LJT (1997) Television's impact on children's reading comprehension and decoding skills: a 3-year panel study. *Reading Research Quarterly* 32:128-152

Kording KP, Wolpert DM (2004) Bayesian integration in sensorimotor learning. *Nature* 427:244-247

Kotler JA, Calvert SL (2003) Children's and adolescents' exposure to different kinds of media violence: recurring choices and recurring themes. In DA Gentile (Ed): *Media Violence and Children.* Praeger, Westport, 171-184

Krahe B, Moller I (2004) Playing violent electronic games, hostile attributional style, and aggression-related norms in German adolescents. *J Adolesc* 27:53-69

Kraut R, Lundmark V, Patterson M, Kiesler S, Mukopadhyay T, Scherlis W (1998) Internet paradox. *American Psychologist* 53:1017-1031

Krcmar M, Cooke MC (2001) Children's moral reasoning and their receptions of television violence. *Journal of Communication (Special Issue)* 51:300-316

Kroeber-Riel W, Weinberg P (2003) *Konsumentenverhalten.* Verlag Franz Vahlen, München

Krutschnitt C, Heath L, Ward DA (1986) Family violence, television viewing habits, and other adolescent experiences related to violent criminal behavior. *Criminology* 24:235-267

Kruuk H (2004) *Niko's Nature. The Life of Niko Tinbergen and his Science of Animal Behaviour.* Oxford University Press, Oxford

Kultusministerium Baden-Württemberg (2004) *Stellungnahme zum Antrag der SPD-Abgeordneten Margot Queitsch: Gewalt an baden-württembergischen Schulen (Drucksache 13/3464 vom 19.8.2004)*

Kunczik M (1980) Gewaltdarstellungen im Fernsehen. Besteht Anlaß zum Umdenken? *Media Perspektiven* 12/1980:803-814

Kunczik M (1993) Gewalt im Fernsehen. Stand der Wirkungsforschung und neue Befunde. *Media Perspektiven* 3/1993:98-107

Kunkel D (2003) The road to the V-chip: television violence and public policy. In DA Gentile (Ed): *Media Violence and Children*. Praeger, Westport, 227-245

Ladas M (2003) Brutale Spiele(r)? Eine Befragung von 2141 Computerspielern zu Wirkung und Nutzung von Gewalt. In F Rötzer (Hg): *Virtuelle Welten – reale Gewalt*. Verlag Heinz Heise, Hannover, 26-35

Lahti-Koski M, Gill T (2004) Defining childhood obesity. In W Kiess, C Marcus, M Waibitsch (Eds): *Obesity in Childhood and Adolescence*. Karger, Basel, 1-19

Langewiesche W (2004) Columbia's Last Flight. In D Sobel (Ed): *The Best American Science Writing*. HarperCollins Publishers, New York, NY

Latner JD, Stunkard AJ (2003) Getting worse: the stigmatization of obese children. *Obesity Research* 11:452-456

Lepsien J, Pollmann S (2002) Covert reorienting and inhibition of return: an event-related fMRI study. *J Cogn Neurosci* 14:127-144

Levine JA, Eberhardt NL, Jensen MD (1999) Role of nonexercise activity thermogenesis in resistance to fat gain in humans. *Science* 283:212-214

Levine JA (2004) Nonexercise activity thermogenesis (NEAT): environment and biology. *Am J Physiol Endocrinol Metab* 286:E675-E685

Lewkowicz DJ (1992) Infants' responsiveness to the auditory and visual attributes of a sounding/moving stimulus. *Percept Psychophys* 52:519-528

Lewkowicz DJ (1996) Perception of auditory-visual temporal synchrony in human infants. *J Exp Psychol Hum Percept Perform* 22:1094-1106

Lewkowicz DJ, Kraebel KS (2004) The value of multisensory redundancy in the development of intersensory perception. In G Calvert, C Spence, B Stein (Eds): *The Handbook of Multisensory Processes*. MIT Press, Cambridge, MA, 655-678

Leyens D, Camino L, Parke RD, Berkowitz L (1975) Effects of movie violence on aggression in a field setting as a function of group dominance and cohesion. *Journal of Personality and Social Psychology* 32:346-360

Lickliter R, Bahrick LE (2004) Perceptual development and the origins of multisensory responsiveness. In G Calvert, C Spence, B Stein (Eds): *The Handbook of Multisensory Processes*. MIT Press, Cambridge, MA, 643-654

Ludwig H-W, Pruys GM (1998) *"... so brauch' ich Gewalt": Wie Fernsehgewalt produziert und bekämpft wird*. Nomos-Verlagsgesellschaft, Baden-Baden

Ludwig DS, Gordmaker SL (2004) Programming obesity in childhood. *The Lancet* 364:226-227

Lukesch H, Bauer C, Eisenhauer R (2004a) *Das Weltbild des Fernsehens: eine Untersuchung der Sendungsangebote öffentlich-rechtlicher und privater Sender in Deutschland. Band 1: Ergebnisse der Inhaltsanalyse zum Weltbild des Fernsehens (Zusammenfassung)*. Roderer, Regensburg

Lukesch H, Bauer C, Eisenhauer R (2004b) *Das Weltbild des Fernsehens: eine Untersuchung der Sendungsangebote öffentlich-rechtlicher und privater Sender in Deutschland. Band 2: Theorie, Methode, Ergebnisse*. Roderer, Regensburg

Lundborg G, Rosen B (2001) Sensory relearning after nerve repair. *Lancet* 358:809-810

Lupien JR (2003) Confusing food with obesity. *Science* 300:1091

Lynch P (1994) Type A behavior, hostility, and cardiovascular function at rest and after playing video games in teenagers. *Psychosomatic Medicine* 56:152

Lynch P (1999) Hostility, type A behavior, and stress hormones at rest and after playing violent video games in teenagers. *Psychosomatic Medicine* 61:84-130

Ma GS, Li YP, Hu XQ, Ma WJ, Wu J (2002) Effect of television viewing on pediatric obesity. *Biomed Environ Sci* 15:291-297

Ma G (2003) Environmental factors leading to pediatric obesity in the developing world. In C Chen, WH Dietz (Eds): *Obesity in Childhood and Adolescence. Nestlé Nutrition Workshop Series, Pediatric Program, Bd. 49*. Lippincott Williams & Wilkins, Philadelphia, PA, 195-206

Macaluso E, Frith C, Driver J (2000) Modulation of human visual cortex by cross-modal spatial attention. *Science* 289:1206-1208

Marcus GF, Vijayan S, Bandi Rao S, Vishton PM (1999) Rule learning by seven-month-old infants. *Science* 283:77-80

Marshall E (2004) Public enemy number one: tobacco or obesity. *Science* 304:804

Maresch R (2003) Medien der Gewalt – Gewalt der Medien. In F Rötzer (Hg): *Virtuelle Welten – reale Gewalt*. Verlag Heinz Heise, Hannover, 169-118

McGurk H, MacDonald J (1976) Hearing lips and seeing voices. *Nature* 264:746-748

McNeal JU (1992) *Kids as Customers: A Handbook of Marketing to Children*. Lexington Books, New York

Meltzoff AN, Moore MK (1977) Imitation of facial and manual gestures by human neonates. *Science* 198:74-78

Merten K (1993) *Darstellung von Gewalt im Fernsehen. Programmanalyse: 20.3.-3.4.1993*, Münster

Merten K (1994) *Konvergenz der deutschen Fernsehprogramme. Eine Langzeituntersuchung 1980-1993*, Münster, Hamburg

Metzger W (1975) *Gesetze des Sehens.* Waldemar Kramer, Frankfurt a.M.

Miller EK, Cohen JD (2001) An integrative theory of prefrontal cortex function. *Annual Review of Neuroscience* 24:167-202

Minow NN, Lamay CL (1995) *Abandoned in the Wasteland.* Hill and Wang, New York, NY

Molina JC, Hoffmann H, Serwatka J, Spear NE (1991) Establishing intermodal equivalence in preweanling and adult rats. *Journal of Experimental Psychology: Animal Behavior Processes* 17:433-447

Molitor F, Hirsch KW (1994) Children's toleration of real-life aggression after exposure to media violence: a replication of the Drabman and Thomas studies. *Child Study Journal* 24:191-208

Monello LF, Mayer J (1963) Obese adolescent girls, an unrecognized "minority" group? *Am J Clin Nutr* 13:35-39

Morgan M, Gross L (1982) Television and educational achievement and aspiration. In D Pearl, L Bouthilet, J Logan (Eds): *Television and Behavior.* US Dept of Health and Human Services, Rockville, 78-90

Muir H (2004) The violent games people play. *New Scientist* 184:26

Müller MJ, Danielzik S, Spethmann C (2004) Prevention of overweight and obesity. In W Kiess, C Marcus, M Waibitsch (Eds): *Obesity in Childhood and Adolescence.* Karger, Basel, 243-263

Mumford DB (1992) Eating disorders among Asian girls in Britain. *Br J Psychiatry* 160:719

Munhall KG, Vatikiotis-Bateson E (2004) Spatial and temporal constraints on audiovisual speech perception. In GA Calvert, C Spence, BE Stein (Eds): *The Handbook of Multisensory Processes.* MIT Press, Cambridge, MA, 177-188

Muntner P, He J, Cutler JA, Wildman RP, Whelton PK (2004) Trends in blood pressure among children and adolescents. *JAMA* 291:2107-2113

Murray JP, Kippax S (1977) Television diffusion and social behavior in three communities: a field experiment. *Australian Journal of Psychology* 29:31-43

Myrtek M, Scharff C (2000) *Fernsehen, Schule und Verhalten. Untersuchungen zur emotionalen Beanspruchung von Schülern.* Huber, Bern

Myrtek M (2003) Fernsehkonsum bei Schülern: ambulante psychophysiologische Untersuchungen im Alltag. *Nervenheilkunde* 22:454-458

NDR (2004) *Leitlinien für die Programmgestaltung des NDR 2005/2006,* Norddeutscher Rundfunk, Hamburg

Nestle M (2003) The ironic politics of obesity. *Science* 299:781

Neumann-Braun K, Aufenanger S, Hoffmann-Riem W, Charlton M (1995) Einleitung. In M Charlton, K Neumann-Braun, S Aufenanger, W Hoffmann-Riem, et al. (Hg): *Fernsehwerbung und Kinder. Das Werbeangebot in der Bundesrepublik Deutschland und seine Verarbeitung durch Kinder. Band 1: Das Werbeangebot für Kinder.* Leske & Budrich, Opladen, 11-19

Neumann-Braun K, Erichsen JR (1995) Kommerzialisierte und mediatisierte Kindheit – eine aktuelle Bestandsaufnahme. In M Charlton, K Neumann-Braun, S Aufenanger, W Hoffmann-Riem, et al. (Hg): *Fernsehwerbung und Kinder. Das Werbeangebot in der Bundesrepublik Deutschland und seine Verarbeitung durch Kinder, Band 1: Das Werbeangebot für Kinder.* Leske & Budrich, Opladen, 23-45

NIMH (2003) *Attention Deficit Hyperactivity Disorder,* National Institute of Mental Health, Bethesda

Norvig P (2003) PowerPoint: shot with its own bullets. *Lancet* 362:343-344

Paik H, Comstock G (1994) The effects of television violence on antisocial behavior: a meta-analysis. *Communication Research* 21:516-546

Parke RD, Berkowitz L, Leyens JP, West SG, Sebastian RJ (1977) Some effects of violent and nonviolent movies on the behavior of juvenile delinquents. In L Berkowitz (Ed): *Advances in experimental social psychology 10.* Academic Press, New York, NY, 135-172

Pastore M (2001) *Women maintain lead in internet use.* http://cyberatlas.internet.com/big_picture/demographics/article/0,1323,5901,00.html

Paulesu E, Demonet JF, Fazio F, McCrory E, Chanoine V, et al. (2001) Dyslexia: cultural diversity and biological unity. *Science* 291:2165-2167

Peeters A, Barendregt J, Willekens F, Mackenbach JP, Al Mamun A, Bonneux L (2003a) Obesity in adulthood and its consequences for life expectancy: a life-table analysis. *Ann Intern Med* 138:24-32

Peeters A, Bonneux L, Barendregt J, Nusselder W (2003b) Methods of estimating years of life lost due to obesity. *JAMA* 289:2941; author reply 2941-2942

Peigneux P, Laureys S, Fuchs S, Colette F, Perrin F, et al. (2004) Are spatial memories strengthened in the human hippocampus during slow wave sleep? *Neuron* 44:535-545

Perron B (Ed) (2003) *The Video Game Theory Reader.* Routledge, New York, NY

Perry LA, Perry TT (1998) *Gender Differences in internet use. Do they exist?,* http://www.eiu/~mediasrv/iaectJournal/1998/04perry.htm

Piaget J (1953/1992) *Das Erwachen der Intelligenz beim Kinde.* Deutscher Taschenbuch Verlag/Klett-Cotta, Stuttgart

Pindyck RS, Rubinfeld DL (2001) *Microeconomics*. Prentice Hall, Upper Saddle River NJ

Pi-Sunyer X (2003) A clinical view of the obesity problem. *Science* 299:859-860

Posner MI, Cohen Y, Rafal RD (1982) Neural systems control of spatial orienting. *Philos Trans R Soc Lond B Biol Sci* 298:187-198

Posner MI, Cohen Y (1984) Components of visual orienting. In H Bouma, D Bouwhuis (Eds): *Attention and Performance Vol. X*. Erlbaum, New York, NY, 531-556

Pourtois G, de Gelder B, Vroomen J, Rossion B, Crommelinck M (2000) The time-course of intermodal binding between seeing and hearing affective information. *Neuroreport* 11:1329-1333

Prime DJ, Ward LM (2004) Inhibition of return from stimulus to response. *Psychological Science* 15:272-276

Proctor MH, Moore LL, Gao D, Cupples LA, Bradlee ML, et al. (2003) Television viewing and change in body fat from preschool to early adolescence: the Framingham Children's Study. *Int J Obes Relat Metab Disord* 27:827-833

Programmdirektion Erstes Deutsches Fernsehen (2004) *Leitlinien für die Programmgestaltung der ARD 2005/2006*. Steininger Druck GmbH, Ismaning

Reichhardt T (2003) Playing with fire? *Nature* 424:367-368

Richardson SA, Goodman N, Hastorf AH, Dornbusch SM (1961) Cultural uniformity in reaction to physical disabilities. *Am Sociol Rev* 26:24124

Richardson LP, Davis R, Poulton R, McCauley E, Moffitt TE, et al. (2003) A longitudinal evaluation of adolescent depression and adult obesity. *Arch Pediatr Adolesc Med* 157:739-745

Ridder C-M (2002) Onlinenutzung in Deutschland. *Media Perspektiven* 3/2002:121-131

Rideout VJ, Vandewater EA, Wartella EA (2003) *Zero to six. Electronic media in the lives of infants, toddlers and preschoolers*, The Hanry J. Kaiser Family Foundation, http://www.kaisernetwork.org

Riesenhuber M (2004) An action video game modifies visual processing. *Trends in Neurosciences* 27:72-74

Ristow M, Tschöp MH (2004) Obesity research and the physiology of energy homeostasis. In W Kiess, C Marcus, M Waibitsch (Eds): *Obesity in Childhood and Adolescence*. Karger, Basel, 63-79

Rizzolatti G, Fadiga L, Gallese V, Fogassi L (1996) Premotor cortex and the recognition of motor actions. *Brain Res Cogn Brain Res* 3:131-141

Robinson TN, Hammer LD, Killen JD, Kraemer HC, Wilson DM, et al. (1993) Does television viewing increase obesity and reduce physical activity? Cross-sectional and longitudinal analyses among adolescent girls. *Pediatrics* 91:273-280

Robinson TN, Killen JD (1995) Ethnic and gender differences in the relationship between television viewing and obesity, physical activity and dietary fat intake. *J Health Educ* 26:S91-S98

Robinson TN (1998) Does television cause childhood obesity? *JMA* 279:959-960

Robinson TN (1999) Reducing children's television viewing to prevent obesity: a randomized controlled trial. *JAMA* 282:1561-1567

Robinson TN (2001) Television viewing and childhood obesity. *Pediatr Clin North Am* 48:1017-1025

Robinson TN, Wilde ML, Navracruz LC, Haydel KF, Varady A (2001) Effects of reducing children's television and video game use on aggressive behavior: a randomized controlled trial. *Arch Pediatr Adolesc Med* 155:17-23

Robinson TN (2003) Obesity prevention. In C Chen, WH Dietz (Eds): *Obesity in Childhood and Adolescence. Nestlé Nutrition Workshop Series, Pediatric Program, Bd. 49*. Lippincott Williams & Wilkins, Philadelphia, PA, 245-256

Rosenblum LD, Schmuckler MA, Johnson JA (1997) The McGurk effect in infants. *Percept Psychophys* 59:347-357

Rosenthal R (1986) Media violence, antisocial behavior, and the social consequences of small effects. *Journal of Social Issues* 42:141-154

Rosenthal R (1990) How are we doing in soft psychology? *American Psychologist* 45:775-777

Rötzer F (Hg) (2003) *Virtuelle Welten – reale Gewalt*. Verlag Heinz Heise, Hannover

Rötzer F (2003) Das Attentat als schöne Kunst ausgeführt. In F Rötzer (Hg): *Virtuelle Welten – reale Gewalt*. Verlag Heinz Heise, Hannover, 89-93

Saenger P (2004) Type 2 diabetes mellitus in children and adolescents: the new epidemic. In W Kiess, C Marcus, M Waibitsch (Eds): *Obesity in Childhood and Adolescence*. Karger, Basel, 181-193

Sakamoto A (1994) Video game use and the development of sociocognitive abilities in children: three surveys of elementary school children. *Journal of Applied Social Psychology* 24:21-42

Salvatore D (2003) *Microeconomics. Theory and Applications*. Oxford University Press, Oxford

Sanders CE, Field TM, Diego M, Kaplan M (2000) The relationship of internet use to depression and social isolation among adolescents. *Adolescence* 35:237-242

Scahill L, Schwab-Stone M (2000) Epidemiology of ADHD in school-age children. *Child Adolesc Psychiatr Clin N Am* 9:541-555, vii

Scheier C, Lewkowicz DJ, Shimojo S (2003) Sound induces perceptual reorganization of an ambiguous motion display in human infants. *Developmental Science* 6:233-244

Scheier C, Lewkowicz DJ, Shimojo S (2003) To bounce or not to bounce? A reply to Slater. *Developmental Science* 5:243-244

Schierl T (2003) *Werbung im Fernsehen. Eine medienökonomische Untersuchung zur Effektivität und Effizienz werblicher TV-Kommunikation.* Herbert von Halem Verlag, Köln

Schmidtke A, Häfner H (1986) Die Vermittlung von Selbstmordmotiven und Selbstmordhandlung durch fiktive Modelle. Die Folgen der Fernsehserie "Tod eines Schülers". *Der Nervenarzt* 57:502-510

Schneider, HJ (2005) Geleitwort. In R Hänsel, R Hänsel (Hg) *Da spiel ich nicht mit! Auswirkungen von „Unterhaltungsgewalt" in Fernsehen, Video- und Computerspielen und was man dagegen tun kann. Eine Handreichung für Lehrer und Eltern.* Auer-Verlag, Donauwörth, 8-9

Schotter A (2001) *Microeconomics. A Modern Approach.* Addison-Wesley Longman, Boston, MA

Schultz W, Tremblay L, Hollerman JR (2000) Reward processing in primate orbitofrontal cortex and basal ganglia. *Cerebral Cortex* 10:272-284

Schwind H-D, Baumann J (Hg) (1990) *Ursachen, Prävention und Kontrolle von Gewalt. Analysen und Vorschläge der unabhängigen Regierungskommission zur Verhinderung und Bekämpfung von Gewalt,* Berlin

Shafey O, Fernandez E, Thun M, Schiaffino A, Dolwick S, Cokkinides V (2004) Cigarette advertising and female smoking prevalence in Spain, 1982-1997: case studies in International Tobacco Surveillance. *Cancer* 100:1744-1749

Shams L, Kamitani Y, Shimojo S (2000) What you see is what you hear. *Nature* 408:708

Shams L, Kamitani Y, Shimojo S (2004) Modulations of visual perception by sound. In GA Calvert, C Spence, BE Stein (Eds): *The Handbook of Multisensory Processes.* MIT Press, Cambridge, MA, 483-502

Shelov S, Bar-on M, Beard L, Hogan M, Holroyd HJ, et al. (1995) Children, adolescents, and advertising. *Pediatrics* 95:295-297

Shimojo S, Shams L (2001) Sensory modalities are not separate modalities: plasticity and interactions. *Curr Opin Neurobiol* 11:505-509

Shimojo S, Simion C, Shimojo E, Scheier C (2003) Gaze bias both reflects and influences preference. *Nat Neurosci* 6:1317-1322

Shulman RG, Rothman DL, Behar KL, Hyder F (2004) Energetic basis of brain imaging: implications for neuroimaging. *Trends in Neurosciences* 27:489-495

Signorielli N, Lears M (1992) Television and children's conceptions of nutrition: unhealthy messages. *Health Communications* 4:245-257

Signorielli N, Staples J (1997) Television and children's conception of nutrition. *Health Communications* 9:289-301

Silva PA, Stanton WR (1996) *From Child to Adult: The Dunedin Multidisciplinary Health and Development Study.* Oxford University Press, Oxford

Singh S (2000) *Gender differences in internet use and electronic commerce,* http://web.ptc.org/library/proceedings/ptc2000/sessions/monday/m13/m132/

Slater A (2003) Bouncing or streaming? A commentary on Scheier, Lewkowicz and Shimojo. *Developmental Science* 6:242

Small DM, Zatorre RJ, Dagher A, Evans AC, Jones-Gotman M (2001) Changes in brain activity related to eating chocolate: from pleasure to aversion. *Brain* 124:1720-1733

Sorof J, Daniels S (2002) Obesity hypertension in children: a problem of epidemic proportions. *Hypertension* 40:441-447

Spear NE, Kraemer PJ, Molina JC, Smoller DE (1988) Developmental change in learning and memory. Infantile disposition for "unitization". In J Delacour, J Levy (Eds): *Systems with learning and memory abilities.* Elsevier-North Holland, Amsterdam, 27-52

Spear N, McKinzie D (1994) Intersensory integration in the infant rat. In D Lewkowicz, R Lickliter (Eds): *The development of intersensory perception: Comparative perspectives.* Erlbaum, Hillsdale, NJ, 133-161

Spitzer M (1992) Word-associations in experimental psychiatry: A historical perspective. In M Spitzer, FA Uehlein, MA Schwartz, C Mundt (Eds): *Phenomenology, Language & Schizophrenia.* Springer-Verlag, New York, 160-196

Spitzer M (1996) *Geist im Netz.* Spektrum Akademischer Verlag, Heidelberg

Spitzer M (1999) Gewalt im Fernsehen: Wir dürfen nicht zuschauen! (Editorial). *Nervenheilkunde* 18:160-161

Spitzer M (2001) Gewalt im Spiel: Von der virtuellen Realität zum Gott-Modus (Editorial). *Nervenheilkunde* 20:1-3

Spitzer M (2002) *Lernen. Gehirnforschung und die Schule des Lebens.* Spektrum Akademischer Verlag, Heidelberg

Spitzer M (2002) Fernsehen und aggressives Verhalten (Editorial). *Nervenheilkunde* 21:272-274

Spitzer M (2003) *Selbstbestimmen. Gehirnforschung und die Frage: Was sollen wir tun?* Spektrum Akademischer Verlag, Heidelberg

Spitzer M (2003) Fernsehen und Kinder in Deutschland – Emotionen, Schulen, Körper und Geist (Editorial). *Nervenheilkunde* 22:113-115

Spitzer M (2003) Models of schizophrenia: from neuroplasticity and dopamine to psychopathology and clinical management. In S Kapur, Y Lecrubier (Eds): *Dopamine in the Pathophysiology and Treatment of Schizophrenia*. Martin Dunitz Taylor & Francis Group, London

Spitzer M (2004) Neuronale Netzwerke und Psychotherapie. In G Schiepeck (Hg): *Neurobiologie der Psychotherapie*. Schattauer, Stuttgart, 42-57

Spitzer M (2004) Neuroökonomie und Voraussetzungen für Kreativität. In T Ganswindt (Hg): *Innovationen. Versprechen an die Zukunft*. Hoffmann und Campe, Hamburg, 131-145

Spitzer M (2004a) Arme virtuelle Realität: Kleinkinder und elektronische Medien (Geist & Gehirn). *Nervenheilkunde* 23:183-185

Spitzer M (2004b) Macht Punkt!: Tödliche Geschosse, Präsentations-Software und kognitiver Stil (Editorial). *Nervenheilkunde* 23:123-126

Spitzer M (2004c) Internet für die Mädchen! (Editorial). *Nervenheilkunde* 23:186-187

Spitzer M (2004d) Spannung im Scanner (Geist & Gehirn). *Nervenheilkunde* 23:363-365

Spitzer M (2004e) Soziale Neurowissenschaft: Zur kognitiven Neurowissenschaft sozialer Prozesse oder warum Vorurteile dumm machen (Editorial). *Nervenheilkunde* 23:1-4

Stein BE, Merendith MA (1993) *The merging of the senses*. MIT Press, Cambridge, MA

Stiglitz JE (2004) *Die Roaring Nineties*. Penguin Books Ltd, London

Storey ML, Forshee RA, Weaver AR, Sansalone WR (2003) Demographic and lifestyle factors associated with body mass index among children and adolescents. *Int J Food Sci Nutr* 54:491-503

Story M, Faulkner P (1990) The prime time diet: a content analysis of eating behavior and food messages in television program content and commercials. *American Journal of Public Health* 80:738-740

Strasburger VC (1992) Children, adolescents, and television. *Pediatrics in Review* 13:144-151

Strasburger VC, Wilson BJ (2003) Television violence. In DA Gentile (Ed): *Media Violence and Children*. Praeger, Westport, 57-86

Strassmann B (2003) Das geht ins Auge. *Die Zeit* Nr. 41

Stratmann D, Wabitsch M, Leidl R (2000) Adipositas im Kindes- und Jugendalter: Ansätze zur ökonomischen Analyse. *Monatsschrift Kinderheilkunde* 148:786-792

Strauss RS, Rodzilsky D, Burack G, Colin M (2001) Psychosocial correlates of physical activity in healthy children. *Arch Pediatr*

Adolesc Med 155:897-902

Stroebele N, De Castro JM (2004) Effect of ambience on food intake and food choice. *Nutrition* 20:821-838

Stroebele N, de Castro JM (2004) Television viewing is associated with an increase in meal frequency in humans. *Appetite* 42:111-113

Stumpf M (2004) Projecting information. *Science* 303:630

Subrahmanyam K, Kraut R, Greenfield PM, Gross EF (2000) The impact of home computer use on children's activities and development. *Children and Computer Technology* 10:123-144

Suedfield P, Little B, Rank AD, Rank DS, Ballard EJ (1986) Television and adults: Thinking, personality, and attitudes. In TM Williams (Ed): *The Impact of Television. A Natural Experiment in Three Communities*. Academic Press, Orlando, FL, 361-393

Suter K (2004) *Fair Warning? The Club of Rome revisited. http://www.abc.net.au/science/slab/rome/default.htm*, Australian Broadcasting Corporation

Taubes G (1998) As obesity rates rise, experts struggle to explain why. *Science* 280:1367-1368

Thalemann R, Thalemann C, Albrecht U, Grüsser SM (2004) Exzessives Computerspielen im Kindesalter. *Der Nervenarzt* Suppl 2:S186

Theunert H (2000) *Gewalt in den Medien – Gewalt in der Realität*. KoPäd Verlag, München

Thomas M, Norton R, Lippincott E, Drabman R (1977) Desensitization to portrayals of real-life aggression as a function of exposure to television violence. *Journal of Personality and Social Psychology* 35:450-458

Thomson G, Wilson N (1998) Children and tobacco imagery on New Zealand television. *N Z Med J* 111:129-130

Todorov A, Bargh JA (2002) Automatic sources of aggression. *Aggression and Violent Behavior* 7:53-68

Toni N, Buchs PA, Nikonenko I, Bron CR, Muller D (1999) LTP promotes formation of multiple spine synapses between a single axon terminal and a dendrite. *Nature* 402:421-425

Tremblay MS, Willms JD (2003) Is the Canadian childhood obesity epidemic related to physical inactivity? *International Journal of Obesity* 27:1100-1105

Troiano RP, Flegal KM (1998) Overweight children and adolescents: description, epidemiology, and demographics. *Pediatrics* 101:497-504

Tucker LA (1986) The relationship of television viewing to physical fitness and obesity. *Adolescence* 21:797-806

Tudor-Locke C, Ainsworth BE, Adair LS, Du S,

Popkin BM (2003) Physical activity and inactivity in Chinese school-aged youth: the China Health and Nutrition Survey. *Int J Obes Relat Metab Disord* 27:1093-1099

Tufte ER (2003) *The cognitive style of Power-Point.* Graphics Press, Cheshire, CT

Twitchell JB (1996) *Adcult USA. The triumph of advertising in American culture.* Columbia University Press, New York, NY

Uhlmann E, Swanson J (2004) Exposure to violent video games increases automatic aggressiveness. *J Adolesc* 27:41-52

Unz D, Schwab F, Winterhoff-Spurk P (2002) Der alltägliche Schrecken. Emotionale Prozesse bei der Rezeption gewaltdarstellender Fernsehnachrichten. In P Rössler, S Kubisch, V Gehrau (Hg): *Empirische Perspektiven der Rezeptionsforschung.* Fischer, München, 97-115

Van Eimeren B, Ridder C-M (2001) Trends in der Nutzung und Bewertung der Medien 1970 bis 2000. *Media Perspektiven* 11/2001:538-553

Vandewater EA, Shim MS, Caplovitz AG (2004) Linking obesity and activity level with children's television and video game use. *J Adolesc* 27:71-85

Van Eimeren B, Gerhard H, Frees B (2003) Internetverbreitung in Deutschland: Unerwartet hoher Zuwachs. *Media Perspektiven* 8/2003:338-358

Vroomen J, De Gelder B (2004) Perceptual effects of cross-modal stimulation: the cases of ventriloquism and the freezing phenomenon. In G Calvert, C Spence, BE Stein (Eds): *Handbook of multisensory processes.* MIT Press, Cambridge, MA, 141-150

Waelti P, Dickinson A, Schultz W (2001) Dopamine responses comply with basic assumptions of formal learning theory. *Nature* 412:43-48

Wagner H (2002) *Möglichkeiten der Werbespots im Fernsehen und im Internet. Wie Ihr Kind durch Fernsehen und Fernsehwerbung beeinflusst wird.* Wagner Verlag, Gelnhausen

Wallace MT (2004) The development of multisensory integration. In GA Calvert, C Spence, BE Stein (Eds): *The Handbook of Multisensory Processes.* MIT Press, Cambridge, MA, 625-642

Waller CE, Du S, Popkin BM (2003) Patterns of overweight, inactivity, and snacking in Chinese children. *Obes Res* 11:957-961

Wang X (2004) The unexpected consequences of a noisy environment. *Trends Neurosci* 27:364-366

Watanabe K, Shimojo S (1998) Attentional modulation in perception of visual motion events. *Perception* 27:1041-1054

Watanabe K, Shimojo S (2001) When sound affects vision: effects of auditory grouping on visual motion perception. *Psychol Sci* 12:109-116

Wazir B (2002) Video nasty humiliates homeless. *The Observer* 9. Juni 2002

Weber K (2003) Gewalt und Medien, Gewalt durch Medien, Gewalt ohne Medien? In F Rötzer (Hg): *Virtuelle Welten – reale Gewalt.* Verlag Heinz Heise, Hannover, 36-43

Webster P (2002) French link murders to cult film. *The Oberver* 9. Juni 2002

Weiß RH (2000) *Gewalt, Medien und Aggressivität bei Schülern.* Hogrefe, Göttingen

Weiss C (2004) Rede zum 20-jährigen Bestehen des öffentlich-rechtlichen Kulturkanals der drei Länder Deutschland, Österreich und der Schweiz, 19.4.2004. *REGIERUNGonline, accessed 27.6.2004*

Williams TM (Ed) (1986) *The impact of television: a natural experiment in three communities.* Praeger, New York

Williams TM, Handford AG (1986) Television and other leisure activities. In TM Williams (Ed): *The Impact of Television. A Natural Experiment in Three Communities.* Academic Press, Orlando, FL, 143-213

Wilson BJ, Kunkel D, Linz D, Potter J, Donnerstein E, et al. (1997) Violence in television programming overall: University of California, Santa Barbara study. In M Seawall (Ed): *National television violence study.* Sage Publications, Thousand Oaks, CA, 3-184

Wilson N, Quigley R, Mansoor O (1999) Food ads on TV: a health hazard for children? *Australian and New Zealand Journal of Public Health* 23:647-650

Wolf MJP (Ed) (2001) *The Medium of the Video Game.* University of Texas Press, Austin, TX

Wolf MJP, Perron B (Eds) (2003) *The Video Game Theory Reader.* Routledge, New York, London

Wong ND, Hei TK, Qaqundah PY, Davidson DM, Bassin SL, Gold KV (1992) Television viewing and pediatric hypercholesterolemia. *Pediatrics* 90:75-79

Wood W, Wong FY, Chachere JG (1991) Effects of media violence on viewers' aggression in unconstrained social interaction. *Psychological Bulletin* 109:371-383

Woodard DH, Gridina N (2000) *Media in the home: the fifth annual survey of parents and children.* Annenberg Public Policy Center of the University of Pennsylvania, Philadelphia

Woods TM, Recanzone GH (2004) Cross-modal interactions evidenced by the ventriloquism effect in humans and monkeys. In GA Calvert, C Spence, BE Stein (Eds): *The Handbook of Multisensory Processes.* MIT Press, Cambridge, MA, 35-48

Zwiauer K (2004) Lipids and lipoproteins in childhood obesity. In W Kiess, C Marcus, M Waibitsch (Eds): *Obesity in Childhood and Adolescence.* Karger, Basel, 148-159

Register

ADD 84
ADHD 83
ADS 83
aggressive Veranlagung
   und Fernsehen 195ff
Altersdiabetes 40f, 268
Amazon 141
America's Army 215
Anfälle, epileptische 226f
ARD 11, 198, 253, 266
Arteriosklerose 28f
assoziatives Netzwerk 234
Atari 207, 213
Aufmerksamkeit, 51ff, 81ff
   „Verbesserung" durch
   Computerspiele 239ff
Aufmerksamkeitsstörung 83f, 88ff,
                         227, 239f
Aufmerksamkeitssystem 70ff
Außenseiter, durch TV 227

Baby-Boom-Generation 96
Bahnung 233f
Bahnungseffekte 221f
Besitz elektronischer Geräte 229
Bildsoße 80
Bluthochdruck 33f, 86f
body mass index (BMI) 17ff, 30ff
Bogalusa Heart-Study 26
Bottom-up-Prozess 67f, 105
Bounce Illusion 64ff, 72, 105

CASPAR XIII
China 25f
Cholesterin 27f, 31f, 42, 248
Clip-Art 144
Club of Rome 49
Columbia 150f
Comicsendungen 194
Computer 7, 143ff
   als Nürnberger Trichter 121
Computer, und Gewalt 218ff
computer literacy 257f
Computerspiele 207ff
couch potato 35
Counterstrike 215

D-Box 208
Dendrit 54f
Depression 89, 155
Depressivität und Internet 228
Desensibilisierung 236f
Deutschnote 128
Die Waffe 8
Doom 208, 210, 235
Dopamin 83
Dopamin-System 216f
Dosisabhängigkeit
   des Effekts von Gewalt 201f, 252f
Dostojewski, F. 149
Dreamcast 208
Droge Fernsehen 48
Drop-Out 15

Eco, U. 148
Effektstärke 171ff, 176ff, 181ff
  bei Schulkindern 178
Einschaltquoten 262ff
Einstiegsdroge Fernsehen 137f,
                          254f
EKG 125ff
E-Learning 143ff
emotionale
  Aktivität 125ff
  Herzfrequenzerhöhung 131f
Emotionen und Lernen 132
Empathie 236f
Entwicklung 111
Entwicklung und Reifung 6
EPIC-Norfolk-Studie 34
Epidemiologie 8, 203f
epileptische Anfälle 226f
Erfahrungen, frühe 115f
Erregung 232
Everquest 230
Evolution 268
experimentelle Studie 170
Externalität, negative 245ff

Feldexperimente 168ff
Feldstudien 173ff
Fernbedienung 8f
Fernsehalltag bei Kindern 122ff
Fernsehapparat, eigener 1
Fernsehdiät 170
Fernsehkonsum 1, 122, 134ff
  in Deutschland 2
  pro Jahr 123f
Fettleibigkeit 20ff
Fettstoffwechselstörung 42f
Filmselbstkontrolle 202
Fitness, körperliche 31
Flachbildschirm 5
Framingham-Herz-Studie 43
Freizeitleser 135
Frontalhirn 82, 110

Game Boy 209
Gebühren 266ff

Gedächtnisspuren 59f, 161
  Fixierung 111ff
Gehirn 53ff
Gehirnentwicklung 93ff
  Schema 114
Geigenspieler 108
Gelenkbeschwerden
  durch Videospiele 225f
Geruchssinn 59f
Geschlechterrolle 141
Gesetze gegen Gewalt 200ff
Gewalt-Video 186ff
Gewalt 10f, 176ff
  Belohnung 215ff
  Berichte in den Medien 277ff
  Häufigkeit in den Medien 161f
  im Fernsehen 155ff, 203ff
  Häufigkeit im Fernsehen 160f
  im Labor 183f
  bei Mädchen 195f
Gewaltkriminalität 173ff
Gewaltstraftaten
  an Schulen in
  Baden-Württemberg 204
Goethe, J.W. 274
Google 140
Grammatik 63
Grundschule,
  Reduktion des Fernsehens 170

Habituierungsexperiment 61
Hand-Areal 107
Handfeuerwaffen XIV
Haushalt, Fernsehapparate 1f
Heimtrainer 49
Hemingway, E. 147
Herr der Ringe 140
Herzfrequenz 125ff
Herzinfarkt 28
Hilfsbereitschaft,
  Verminderung durch
  Videospiele 224
Hollywood 132
Horror-Video 156ff
Hua Mai 268

Hyperaktivität 85
Hypophyse 70

Imitation 233
Informationsgehalt
  von Präsentationen 149f
Informationsverarbeitung
  im Gehirn 100ff
Inhibition of Return 68ff
Intelligenzquotient (IQ) 124, 137,
                                  139
Internet XIII, 4, 140
  Spiele 230ff
Internet-Nutzung 141ff
Internet Paradox 228
Interventionsprogramm 172f
Inzidenz, Übergewicht
  und Fernsehen 24

Joggen 127

Kabelanschluss 122
Kaiser Family Foundation 51
Karten, kortikale 55, 103, 106ff
Katharsis 273f
Kaufkraft, der Kinder 95
Kernkraft XII
Kiel Obesity Prevention Study 26
Kinder 5
  als Kunden 94f
Kindergarten 123ff
Kindergartenalter
  und Fernsehen 192f
Kinderprogramm 182
Klangsoße 80
kommerzielles
  Fernsehen 9f, 94f, 165
Komplexität,
  von Gehirnfunktion 101
Konsolidierung 232
Konstruktivismus, radikaler 188
Konzentration 81ff
Körpergröße und Gewicht 18f

Laborsituation 184f

Längsschnittstudie
  zu Fernsehen und
  Aufmerksamkeit 88f
Langzeitpotenzierung 56
LAN-Party 259f
Lebensalter und Gewicht 19f
Lebensarbeitszeit VIII
Lebenserwartung, verminderte 43f
Lernen
  durch Beobachtung 268f
  Altersabhängigkeit 193
  Verallgemeinerung 78f
Lese-Rechtschreibstörung 227
Lesegeschwindigkeit 134ff
Lesekompetenz 257f
Leseleistung, Entwicklung 135f
Lesen 123ff, 126f
Liegen 127
Littleton-Massaker 211

Mädchen und Internet 140
Mahlzeit, Essen 37
Marketing für Kinder 95f
Marktmechanismus 263ff
  Versagen 248ff
McGurk-Effekt 73f, 105
Medal of Honor 239
Medienerziehung 269
Medienforschung 269
Mediengewalt,
  Auswirkungen 166ff
Mediengewaltkonsum 172ff
Medienkommission 11, 198ff
Medienkompetenz 257f, 269
Mediennutzung 133ff
Medienpädagogik 269
Medienwirkungsforschung 187f
Meinungsfreiheit 264ff
Metaanalyse 175ff, 223ff
Methodik und Effektstärken 226
MMORPG 230
Modelllernen 183, 186f
Mortal Combat 210, 232
Multimedia, Probleme mit 146ff
multimodale Wahrnehmung 74ff

Musizieren, Fernsehen   130
Myelinisierung   112
Myst   221

Nachrichtensendungen
   und Gewalt   164f
Nahrungsmittel,
   ungesunde   36f, 117f
NASA   150ff
   interne Kommunikation   152
*National Television Violence
   Study*   161ff
Natural Born Killers   156
Nebenwirkung   245ff
Nervenleitgeschwindigkeit   112
Netzwerke, neuronale   187f
Neuromodulator   83
Neuron   53f
Neuroplastizität   57, 107ff, 191ff
Neuseeland,   44f
   Langzeitstudie   29f
Nikotinkonsum   32f, 46ff
Nintendo   208
*Nonexercise activity
   thermogenesis (NEAT)*   38f
Noradrenalin   83
Noten   123ff
Nürnberger Trichter   121

Objektwahrnehmung   79f
OECD   VIII
öffentlich-rechtliche
   Sender   9f, 165f
optische Täuschungen   104
Oxytocin   70

Pacman   207
Panda-Bär   268
Patellarsehnenreflex   99f
Personalcomputer (PC)   2f, 143ff
PC-Nutzer   3
PISA-Studie   124
Playstation   208
Pong   160, 207
Positronemissions-

tomographie (PET)   216
PowerPoint   143ff, 146ff
Priming   221, 233f
Product Placement   47, 118ff
Programm   165
Programmgattung
   und Gewalt   179f
prosoziale Inhalte   250
Psychophysiologie   126ff

Querschnittstudien   13

Radioaktivität   XII
Rassel   74f
Ratschlag für Eltern   243
Rauchen   32f, 46ff, 203f
Redundanzhypothese,
   intersensorische   77
Reflex   99
Regel   60
Repräsentation,   54f
   abstrakte   101
   komplexe   108f
Resident Evil   212
Rhythmus   76f
Risikoabschätzung   44f
Risikofaktor,   42f
   kardiovaskulärer   28f
RTL   128, 266

Säugling   60
   als Wissenschaftler   64
Schädlichkeit
   von Computerspielen   243
Scheinwerfermodell
   der Aufmerksamkeit   66f
Schicht, soziale   138
Schiller, F.   147
Schröder, G.   237
Schule   121ff
Schulkinder   7f
Schulprobleme   7
Schwangerschaft   89
Scream   156, 264
Script   187

Sega 208
Sehrinde 74
Selbstmord 157ff
selektive Aufmerksamkeit 67ff
Sendung mit der Maus 134
Serotonin 83
Sesamstraße 134, 251
Society of Neuroscience VIII
Sofakartoffel 35
Soldier of Fortune 208
soziale Schicht, Lesen 138f
soziale Folgen, Internet 227ff
Sozialverhalten,
   und Fernsehen 129f
   positives 250
Space Shuttle 150ff
Spazierengehen 127
Sprachentwicklung 62, 73ff
Spuren im Schnee 58ff
Star Wars 140
Steinzeit 85ff
Strafgesetzbuch 200
Straßenverkehr XII
Stress 131f, 232
Suizide, durch Fernsehen 159
Supermarkt 268
Supersize Me 16
supramodale Wahrnehmung 75f
Süßes, Vorliebe bei Kindern 267ff
Synapse 54
synaptische Plastizität 58

Tabaksteuer 262
Tastkortex 109
Teletubbies 136f, 253f
Tetris 207, 239
Tod eines Schülers 157ff
Todesfälle
   durch Bildschirme 6, 8f, 43ff
Top-down-Prozess 67f, 105
Tötungsdelikte 203f
Trickfilm 194
Typ-II-Diabetes 40f

Übergewicht 16ff, 30ff
   in China 26
   Prävalenz und Fernsehen 24
Umweltschutz XII
Umweltverschmutzung 10, 245ff,
               261ff
Unaufmerksamkeit 85
Ursache-Wirkungs-
   Beziehung 184ff
US Army 214, 243
Verallgemeinerungsfähigkeit
   bei Kindern 78f
Verbindungen
   der Gehirnrinde 102ff
Vereinsamung und Internet 228
Verunsicherung, der Eltern 256
Videokonsum
   und Übergewicht 23f
Videospiele, Gewalt 218ff
Vigilanz 66f
Vorschulkinder,
   Uhrzeit
   des Fernsehkonsums 192f

Wahrnehmung 6
Werbespot 93ff
   Anzahl 116f
Werbung 93ff
   und Kinder 96f
Wirkungsmechanismus für
   Übergewicht und Fernsehen 34f
Wolfenstein 3D 208, 221

Zappelphilipp 88
ZDF 11, 198, 253, 266, 274
Zeit, vor dem Bildschirm 51
Zielgruppenkontaktchancen 262ff
ZNL VIII
Zucker, und Fettleibigkeit 271f
Zwei glorreiche Halunken 189ff
Zweijährige 51ff
Zwischenschicht 100f

mit Spitzers Feder ...

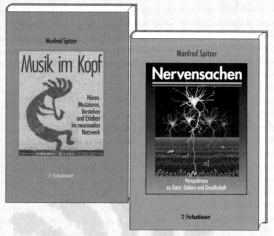

480 Seiten,
146 Abbildungen, geb.
€ 34,95/CHF 55,90
ISBN 3-7945-2174-9

363 Seiten,
47 Abbildungen, geb.
€ 34,95/CHF 55,90
ISBN 3-7945-2202-8

Manfred Spitzer
Musik im Kopf
Hören, Musizieren, Verstehen und Erleben
im neuronalen Netzwerk

Warum machen Menschen Musik? Was geschieht im Gehirn, wenn wir Musik hören, machen oder verstehen? Warum gibt es Liebes- und Wiegenlieder?

Manfred Spitzer sucht die Antworten auf solche Fragen dort, wo Musik „eigentlich" stattfindet: im Kopf, d.h. im neuronalen Netzwerk unseres Gehirns. Die Erforschung dieses Organs, das für Wahrnehmen, Erleben, Handeln und Verstehen zuständig ist, hat in den vergangenen zehn Jahren einen beispiellosen Aufschwung genommen. Was für die Musik daraus folgt, ist Thema dieses Buches:

Musik selbst ist eine Symphonie aus der Physik der schwingenden Körper und der Physiologie unseres Organismus. Wer die zugrunde liegenden Mechanismen kennt, wird Musik nicht weniger schätzen, sondern noch mehr bewundern, wird bewusster hinhören und besser musizieren.

„Ein fantastisches Buch, werde es an meine Kollegen weitergeben ..."
Wolfgang Dauner (German All Stars),
Pianist und Nestor des deutschen Jazz

„Dem bekennenden Hobbymusiker gelingt es, in seinem 450-Seiten-Buch die Qualitäten des Entertainers mit denen des exakten Naturwissenschaftlers zu verbinden ..."
Leonardo – Wissenschaft und mehr

Manfred Spitzer
Nervensachen
Perspektiven zu Geist, Gehirn und Gesellschaft

In 60 Miniaturen gibt dieses Buch informative, spannende und erstaunlich unterhaltsame Einblicke in die Funktion des Gehirns, unseres wichtigsten Organs, das gerade mal 2 % des Körpergewichts ausmacht, jedoch 20 % seiner Energie verbraucht.

Noch vor wenigen Jahren wussten wir nur wenig über dieses Organ. Und obwohl sich das gerade dank rasanter Fortschritte der Neurowissenschaften lebhaft ändert, betrachten die meisten Menschen das Gehirn nach wie vor mit einer Art resigniertem Respekt: „... spannend, aber richtig verstehen kann man das ja doch nicht ...!"

Man kann! Dies zeigt Manfred Spitzer in seinem Buch, das er für Zeitgenossen geschrieben hat, die zwar neu(ro)gierig, aber skeptisch sind. Eine Anthologie Spitzers bester Geschichten aus der Neurobiologie und ihrer klinischen Anwendung. Zugleich blickt der Autor immer über den Tellerrand hinaus in die Gesellschaft von Menschen mit Gehirnen. Nervensachen gehen uns alle an: Es geht um Ihr Gehirn und unsere Gemeinschaft.

Aus dem Inhalt:
Der 11. September und die Nervenheilkunde · Die Weisheit des Alters · Ethik im Scanner · Gewalt im Fernsehen: Wir dürfen nicht zuschauen! · Lernen im Mutterleib · Schokolade im Kopf · Sex und Testosteron · Was Ratten träumen

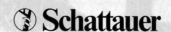

Schattauer GmbH, Postfach 10 45 43, D-70040 Stuttgart
Telefon (0711) 2 29 87-0, Telefax (0711) 2 29 87-50, E-Mail: info@schattauer.de, Internet: www.schattauer.de